中国古医籍整理丛书

临证医案笔记

清·吴篪 著

辛智科 王晓琳 校注

中国中医药出版社

·北 京·

图书在版编目（CIP）数据

临证医案笔记/（清）吴篪著；辛智科，王晓琳校注．—北京：中国中医药出版社，2015.1（2020.4重印）
（中国古医籍整理丛书）
ISBN 978-7-5132-2125-2

Ⅰ.①临…　Ⅱ.①吴…②辛…③王…　Ⅲ.①医案-汇编-中国-清代　Ⅳ.①R249.49

中国版本图书馆CIP数据核字（2014）第271569号

中国中医药出版社出版
北京经济技术开发区科创十三街31号院二区8号楼
邮政编码　100176
传真　010 64405750
保定市中画美凯印刷有限公司印刷
各地新华书店经销
*
开本710×1000　1/16　印张23　字数175千字
2015年1月第1版　2020年4月第2次印刷
书　号　ISBN 978-7-5132-2125-2
*
定价　63.00元
网址　www.cptcm.com

社长热线　010 64405720
购书热线　010 64065415　010 64065413
微信服务号　zgzyycbs
书店网址　csln.net/qksd/
官方微博　http://e.weibo.com/cptcm
淘宝天猫网址　http://zgzyycbs.tmall.com

国家中医药管理局
中医药古籍保护与利用能力建设项目
组织工作委员会

主　任　委　员　王国强

副 主 任 委 员　王志勇　李大宁

执行主任委员　曹洪欣　苏钢强　王国辰　欧阳兵

执行副主任委员　李　昱　武　东　李秀明　张成博

委　　　　员

各省市项目组分管领导和主要专家

（山东省）武继彪　欧阳兵　张成博　贾青顺

（江苏省）吴勉华　周仲瑛　段金廒　胡　烈

（上海市）张怀琼　季　光　严世芸　段逸山

（福建省）阮诗玮　陈立典　李灿东　纪立金

（浙江省）徐伟伟　范永升　柴可群　盛增秀

（陕西省）黄立勋　呼　燕　魏少阳　苏荣彪

（河南省）夏祖昌　刘文第　韩新峰　许敬生

（辽宁省）杨关林　康廷国　石　岩　李德新

（四川省）杨殿兴　梁繁荣　余曙光　张　毅

各项目组负责人

王振国（山东省）　王旭东（江苏省）　张如青（上海市）

李灿东（福建省）　陈勇毅（浙江省）　焦振廉（陕西省）

蔡永敏（河南省）　鞠宝兆（辽宁省）　和中浚（四川省）

项目专家组

顾　问　马继兴　张灿玾　李经纬

组　长　余瀛鳌

成　员　李致忠　钱超尘　段逸山　严世芸　鲁兆麟
郑金生　林端宜　欧阳兵　高文柱　柳长华
王振国　王旭东　崔　蒙　严季澜　黄龙祥
陈勇毅　张志清

项目办公室（组织工作委员会办公室）

主　任　王振国　王思成

副主任　王振宇　刘群峰　陈榕虎　杨振宁　朱毓梅
刘更生　华中健

成　员　陈丽娜　邱　岳　王　庆　王　鹏　王春燕
郭瑞华　宋咏梅　周　扬　范　磊　张永泰
罗海鹰　王　爽　王　捷　贺晓路　熊智波

秘　书　张丰聪

前 言

中医药古籍是传承中华优秀文化的重要载体，也是中医学传承数千年的知识宝库，凝聚着中华民族特有的精神价值、思维方法、生命理论和医疗经验，不仅对于传承中医学术具有重要的历史价值，更是现代中医药科技创新和学术进步的源头和根基。保护和利用好中医药古籍，是弘扬中国优秀传统文化、传承中医学术的必由之路，事关中医药事业发展全局。

1949 年以来，在政府的大力支持和推动下，开展了系统的中医药古籍整理研究。1958 年，国务院科学规划委员会古籍整理出版规划小组在北京成立，负责指导全国的古籍整理出版工作。1982 年，国务院古籍整理出版规划小组召开全国古籍整理出版规划会议，制定了《古籍整理出版规划（1982—1990）》，卫生部先后下达了两批 200 余种中医古籍整理任务，掀起了中医古籍整理研究的新高潮，对中医文化与学术的弘扬、传承和发展，发挥了极其重要的作用，产生了不可估量的深远影响。

2007 年《国务院办公厅关于进一步加强古籍保护工作的意见》明确提出进一步加强古籍整理、出版和研究利用，以及

"保护为主、抢救第一、合理利用、加强管理"的方针。2009年《国务院关于扶持和促进中医药事业发展的若干意见》指出，要"开展中医药古籍普查登记，建立综合信息数据库和珍贵古籍名录，加强整理、出版、研究和利用"。《中医药创新发展规划纲要（2006—2020）》强调继承与创新并重，推动中医药传承与创新发展。

2003～2010年，国家财政多次立项支持中国中医科学院开展针对性中医药古籍抢救保护工作，在中国中医科学院图书馆设立全国唯一的行业古籍保护中心，影印抢救濒危珍本、孤本中医古籍1640余种；整理发布《中国中医古籍总目》；遴选351种孤本收入《中医古籍孤本大全》影印出版；开展了海外中医古籍目录调研和孤本回归工作，收集了11个国家和2个地区137个图书馆的240余种书目，基本摸清流失海外的中医古籍现状，确定国内失传的中医药古籍共有220种，复制出版海外所藏中医药古籍133种。2010年，国家财政部、国家中医药管理局设立"中医药古籍保护与利用能力建设项目"，资助整理400余种中医药古籍，并着眼于加强中医药古籍保护和研究机构建设，培养中医古籍整理研究的后备人才，全面提高中医药古籍保护与利用能力。

在此，国家中医药管理局成立了中医药古籍保护和利用专家组和项目办公室，专家组负责项目指导、咨询、质量把关，项目办公室负责实施过程的统筹协调。专家组成员对古籍整理研究具有丰富的经验，有的专家从事古籍整理研究长达70余年，深知中医药古籍整理研究的重要性、艰巨性与复杂性，履行职责认真务实。专家组从书目确定、版本选择、点校、注释等各方面，为项目实施提供了强有力的专业指导。老一辈专家的学术水平和智慧，是项目成功的重要保证。项目承担单位山东中医药大学、南京中医药大学、上海中医药大学、福建中医药大学、浙江省中医药研究院、陕西省中医药研究院、河南省中医药研究院、辽宁中医药大学、成都中医药大学及所在省市中医药管理部门精心组织，充分发挥区域间互补协作的优势，并得到承担项目出版工作的中国中医药出版社大力配合，全面推进中医药古籍保护与利用网络体系的构建和人才队伍建设，使一批有志于中医学术传承与古籍整理工作的人才凝聚在一起，研究队伍日益壮大，研究水平不断提高。

本着“抢救、保护、发掘、利用”的理念，该项目重点选择近60年未曾出版的重要古医籍，综合考虑所选古籍的保护价值、学术价值和实用价值。400余种中医药古籍涵盖了医经、基础理论、诊法、伤寒金匮、温病、本草、方书、内科、外科、女科、儿科、伤科、眼科、咽喉口齿、针灸推拿、养生、医案医话医论、医史、临证综合等门类，跨越唐、宋、金元、明以迄清末。全部古籍均按照项目办公室组织完成的行业标准《中医古籍整理规范》及《中医药古籍整理细则》进行整理校注，绝大多数中医药古籍是第一次校注出版，一批孤本、稿本、抄本更是首次整理面世。对一些重要学术问题的研究成果，则集中收录于各书的“校注说明”或“校注后记”中。

“既出书又出人”是本项目追求的目标。近年来，中医药古籍整理工作形势严峻，老一辈逐渐退出，新一代普遍存在整理研究古籍的经验不足、专业思想不坚定等问题，使中医古籍整理面临人才流失严重、青黄不接的局面。通过本项目实施，搭建平台，完善机制，培养队伍，提升能力，经过近5年的建设，锻炼了一批优秀人才，老中青三代齐聚一堂，有效地稳定了研究队伍，为中医药古籍整理工作的开展和中医文化与学术的传承提供必备的知识和人才储备。

本项目的实施与《中国古医籍整理丛书》的出版，对于加强中医药古籍文献研究队伍建设、建立古籍研究平台，提高古籍整理水平均具有积极的推动作用，对弘扬我国优秀传统文化，推进中医药继承创新，进一步发挥中医药服务民众的养生保健与防病治病作用将产生深远影响。

第九届、第十届全国人大常委会副委员长许嘉璐先生，国家卫生计生委副主任、国家中医药管理局局长、中华中医药学会会长王国强先生，我国著名医史文献专家、中国中医科学院马继兴先生在百忙之中为丛书作序，我们深表敬意和感谢。

由于参与校注整理工作的人员较多，水平不一，诸多方面尚未臻完善，希望专家、读者不吝赐教。

国家中医药管理局中医药古籍保护与利用能力建设项目办公室

二〇一四年十二月

许 序

“中医”之名立，迄今不逾百年，所以冠以“中”字者，以别于“洋”与“西”也。慎思之，明辨之，斯名之出，无奈耳，或亦时人不甘泯没而特标其犹在之举也。

前此，祖传医术（今世方称为“学”）绵延数千载，救民无数；华夏屡遭时疫，皆仰之以度困厄。中华民族之未如印第安遭染殖民者所携疾病而族灭者，中医之功也。

医兴则国兴，国强则医强。百年运衰，岂但国土肢解，五千年文明亦不得全，非遭泯灭，即蒙冤扭曲。西方医学以其捷便速效，始则为传教之利器，继则以“科学”之冕畅行于中华。中医虽为内外所夹击，斥之为蒙昧，为伪医，然四亿同胞衣食不保，得获西医之益者甚寡，中医犹为人民之所赖。虽然，中国医学日益陵替，乃不可免，势使之然也。呜呼！覆巢之下安有完卵？

嗣后，国家新生，中医旋即得以重振，与西医并举，探寻结合之路。今也，中华诸多文化，自民俗、礼仪、工艺、戏曲、历史、文学，以至伦理、信仰，皆渐复起，中国医学之兴乃属必然。

迄今中医犹为国家医疗系统之辅，城市尤甚。何哉？盖一则西医赖声、光、电技术而于20世纪发展极速，中医则难见其进。二则国人惊羡西医之“立竿见影”，遂以为其事事胜于中医。然西医已自觉将入绝境：其若干医法正负效应相若，甚或负远逾于正；研究医理者，渐知人乃一整体，心、身非如中世纪所认定为二对立物，且人体亦非宇宙之中心，仅为其一小单位，与宇宙万象万物息息相关。认识至此，其已向中国医学之理念“靠拢”矣，虽彼未必知中国医学何如也。唯其不知中国医理何如，纯由其实践而有所悟，益以证中国之认识人体不为伪，亦不为玄虚。然国人知此趋向者，几人？

国医欲再现宋明清高峰，成国中主流医学，则一须继承，一须创新。继承则必深研原典，激清汰浊，复吸纳西医及我藏、蒙、维、回、苗、彝诸民族医术之精华；创新之道，在于今之科技，既用其器，亦参照其道，反思己之医理，审问之，笃行之，深化之，普及之，于普及中认知人体及环境古今之异，以建成当代国医理论。欲达于斯境，或需百年欤？予恐西医既已醒悟，若加力吸收中医精粹，促中医西医深度结合，形成21世纪之新医学，届时“制高点”将在何方？国人于此转折之机，能不忧虑而奋力乎？

予所谓深研之原典，非指一二习见之书、千古权威之作；就医界整体言之，所传所承自应为医籍之全部。盖后世名医所著，乃其秉诸前人所述，总结终生行医用药经验所得，自当已成今世、后世之要籍。

盛世修典，信然。盖典籍得修，方可言传言承。虽前此50余载已启医籍整理、出版之役，惜旋即中辍。阅20载再兴整理、出版之潮，世所罕见之要籍千余部陆续问世，洋洋大观。

今复有“中医药古籍保护与利用能力建设”之工程，集九省市专家，历经五载，董理出版自唐迄清医籍，都400余种，凡中医之基础医理、伤寒、温病及各科诊治、医案医话、推拿本草，俱涵盖之。

噫！璐既知此，能不胜其悦乎？汇集刻印医籍，自古有之，然孰与今世之盛且精也！自今而后，中国医家及患者，得览斯典，当于前人益敬而畏之矣。中华民族之屡经灾难而益蕃，乃至未来之永续，端赖之也，自今以往岂可不后出转精乎？典籍既蜂出矣，余则有望于来者。

谨序。

第九届、十届全国人大常委会副委员长

许嘉璐

二〇一四年冬

王序

中医学是中华民族在长期生产生活实践中，在与疾病作斗争中逐步形成并不断丰富发展的医学科学，是中国古代科学的瑰宝，为中华民族的繁衍昌盛作出了巨大贡献，对世界文明进步产生了积极影响。时至今日，中医学作为我国医学的特色和重要医药卫生资源，与西医学相互补充、相互促进、协调发展，共同担负着维护和促进人民健康的任务，已成为我国医药卫生事业的重要特征和显著优势。

中医药古籍在存世的中华古籍中占有相当重要的比重，不仅是中医学术传承数千年最为重要的知识载体，也是中医为中华民族繁衍昌盛发挥重要作用的历史见证。中医药典籍不仅承载着中医的学术经验，而且蕴含着中华民族优秀的思想文化，凝聚着中华民族的聪明智慧，是祖先留给我们的宝贵物质财富和精神财富。加强对中医药古籍的保护与利用，既是中医学发展的需要，也是传承中华文化的迫切要求，更是历史赋予我们的责任。

2010 年，国家中医药管理局启动了中医药古籍保护与利用能力建设项目。这既是传承中医药的重要工程，也是弘扬优秀民族文化的重要举措，不仅能够全面推进中医药的有效继承和创新发展，为维护人民健康做出贡献，也能够彰显中华民族的璀璨文化，为实现中华民族伟大复兴的中国梦作出贡献。

相信这项工作一定能造福当今，嘉惠后世，福泽绵长。

国家卫生与计划生育委员会副主任
国家中医药管理局局长
中华中医药学会会长
王国强

二〇一四年十二月

马 序

新中国成立以来，党和国家高度重视中医药事业发展，重视古籍的保护、整理和研究工作。自1958年始，国务院先后成立了三届古籍整理出版规划小组，分别由齐燕铭、李一氓、匡亚明担任组长，主持制订了《整理和出版古籍十年规划（1962—1972）》《古籍整理出版规划（1982—1990）》《中国古籍整理出版十年规划和“八五”计划（1991—2000）》等，而第三次规划中医药古籍整理即纳入其中。1982年9月，卫生部下发《1982—1990年中医古籍整理出版规划》，1983年1月，保证了中医古籍整理出版办公室正式成立，中医古籍整理出版规划的实施。2002年2月，《国家古籍整理出版“十五”（2001—2005）重点规划》经新闻出版署和全国古籍整理出版规划领导小组批准，颁布实施。其后，又陆续制定了国家古籍整理出版“十一五”和“十二五”重点规划。国家财政多次立项支持中国中医科学院开展针对性中医药古籍抢救保护工作，文化部在中国中医科学院图书馆专门设立全国唯一的行业古籍保护中心，国家先后投入中医药古籍保护专项经费超过3000万元，影印抢救濒危珍、善、孤本中医古籍1640余种，开展了海外中医古籍目录调研和孤本回归工作。2010年，国家财政部、国家中医药管理局安排国家公共卫生专项资金，设立了“中医药古籍保护与利用能力建设项目”，这是继1982～1986年第一批、第二批重要中医药古籍整理之后的又一次大规模古籍整理工程，重点整理新中国成立后未曾出版的重要古籍，目标是形成并普及规范的通行本、传世本。

为保证项目的顺利实施，项目组特别成立了专家组，承担咨询和技术指导，以及古籍出版之前的审定工作。专家组中的许多成员虽逾古稀之年，但老骥伏枥，孜孜不倦，不仅对项目进行宏观指导和质量把关，更重要的是通过古籍整理，以老带新，言传身教，培养一批中医药古籍整理研究的后备人才，促进了中医药古籍保护和研究机构建设，全面提升了我国中医药古籍保护与利用能力。

作为项目组顾问之一，我深感中医药古籍保护、抢救与整理工作的重要性和紧迫性，也深知传承中医药古籍整理经验任重而道远。令人欣慰的是，在项目实施过程中，我看到了老中青三代的紧密衔接，看到了大家的坚持和努力，看到了年轻一代的成长。相信中医药古籍整理工作的将来会越来越好，中医药学的发展会越来越好。

欣喜之余，以是为序。

中国中医科学院研究员

马继兴

二〇一四年十二月

校注说明

《临证医案笔记》，清代吴篪著。吴篪，字简菴，号渭泉，出生年不可考，卒于道光十七年（1837）或稍早，江苏如皋人。因年少多病，遂废科举之业，精究医道，能按脉自治，并为人治病。曾任金溪县丞、太和知县等职，官至山东都转盐运使。年七旬时以足疾告退，整理所治病案，著成《临证医案笔记》六卷。

全书载案九百余则，叙方四百余首。卷一列中风、伤寒等五门，卷二列肿胀、反胃噎膈等八门，卷三列头痛、心腹诸痛等九门，卷四列虚损、血证等七门，卷五列妇人经脉类、胎孕类等六门，卷六列杂证及小儿诸证门二门。各门先列医案，后附所用方药，各方在方名下叙功用主治、组成、制法、服法等。书后附有种痘法、人参真伪辨。

本次整理以清道光十七年（1837）刻本（树滋堂藏板）为底本，以1919年上海集古阁石印本（简称“集古阁本”）为主校本。

具体校注方法如下：

1. 采用简体横排形式，对原文加新式标点。

2. 原书中“右”、“左”表示前文后文者，径改为“上”、“下”。

3. 凡底本中繁体字、俗字、异体字，予以径改，不出注。人名中的异体字予以保留。底本中的通假字、古今字，原文不改，于首见处出注说明。底本中避讳字，不影响文义者不改，影响文义者改为原字，并出校说明。难字、生僻字加以注释。

4. 凡底本中有脱误衍倒之处，信而有征者，予以改正，并出校说明；无确切证据者，出校存疑。

5. 凡底本与校本文字有异，义皆可通者，原文不改，出注说明；而校本明显有误者，不再出校注。

6. 原书眉批移于相应正文下，用另体小字，前加［批］字。

7. 原书凡例各条前及正文方前原有“—”，今一并删去。

8. 原书卷题下原有“如皋吴篪渭泉著男炳辉燮堂 恩照耿斋校刊”题署，今一并删去。原书各卷末有“临证医案笔记卷之某终”字样，今一并删去。

9. 原书各卷有分卷目录，今一并提出，与总目合并后置于文前。

10. 原文中所涉人名、地名、书名、药名及专业术语等，较为生疏者出注说明。

11. 原文中引用前代文献者，出注说明。其中引用与原文无差者，用“语出”；引用与原文有出入者，用“语本”；凡称引自某书而某书不见反见于他书者，用“语见”。

12. 原文中的典故，出注说明其出处，较为生疏者简注其义。

叙

夫有非常之际遇者，必有非常之艺能，其嵚崎[①]磊落倜傥瑰玮之才发为事业者，为文章必能方轨[②]往哲，垂训来兹。如我叔外祖渭泉先生，洵当代伟人也。方其由大令[③]晋阶司马[④]，循声籍甚[⑤]，乃不数月而特擢监司，洊升[⑥]鹾使[⑦]。人知先生遭遇之隆，而不知其奇才异能，实有度越侪辈者，出为名臣，处为名医，兼而有之矣。忆嘉庆丁卯、戊辰间，先生需次[⑧]都门，与岐往来最密，稔知先生岐黄之学冠绝一时，辇下名公卿造庐求请者冠盖相望。即后宦皖省，观察[⑨]闽疆，有自彼中来者，咸啧啧称先生之政绩与医理均臻绝顶，非其伟抱宏敷，奇才出众，能若是之脍炙人口耶？读是篇，分肌擘理，井井有条，因叹先生学之富，艺之精，用心之勤，毕生精力荟萃是书。由是推此心以活民而民活，推此心以治国而国治，岂仅挟青囊[⑩]一卷，肘后奇方，自号为专门名家也哉？岐知先生最久，故深信

---

① 嵚嵜（qīnqí 钦齐）：山石怪异貌。

② 方轨：取法。

③ 大令：对知县的尊称。

④ 司马：清代分守道与分巡道多加兵备衔。吴瑭曾任“皖北道”，因称“司马”。

⑤ 循声籍甚：谓声名远播。

⑥ 洊（jiàn 见）升：再被提拔。洊，同“荐”，再的意思。《集韵·霰韵》：“荐，再也，通作‘洊’。”

⑦ 鹾（cuó 痤）使：都转盐运使的简称。鹾，盐之别称。

⑧ 需次：官员授职后按照资历依次补缺。

⑨ 观察：清代对道员的尊称。

⑩ 青囊：古时医家包裹医书的布袋，因以为医书之称。

其名实之相符，而书其梗概如此。

道光丙申年花朝①前三日愚再甥②沈岐③拜序

① 花朝：古时以二月十二日为百花生日，称“花朝节”。

② 再甥：甥孙。

③ 沈岐：江苏如皋人，嘉庆十三年（1808）进士，官至内阁学士、礼部侍郎。

序

昔宋名臣范文正公①有言：不为良相，即为良医。良相可以济天下，良医可以济一方，于此见公之素所抱负早已超越寻常，故公卒为良相。调元尝观古来鸿儒硕彦伟人长德类，皆精于医理，以抒其闳济②之怀，然以良臣而兼为良医者盖寡。夫医之为道，通阴阳，参造化，消息微茫，贯于神明，其书如《灵枢》《素问》，意蕴闳深，《难经》《金匮》，意旨深奥。仲景而后，诸家撰论，醇疵互见，未易折衷，非明于道，邃于学，胞与为怀③，沉思研究者，鲜能得其精而诣其极。粤稽龙门④所传仓公、扁鹊，蔚宗⑤所传郭玉、华佗，邈矣寡俦，敻虖⑥难企。降至唐宋，下逮元明，如思邈、叔和、丹溪、濒湖、景岳、

---

① 范文正公：即范仲淹，字希文，吴县（今属江苏）人，宋真宗大中祥符间（1008～1016）进士，官至参知政事，参与“庆历新政”，去世后谥号“文正”，因称。

② 闳（hóng 宏）济：博济天下。闳，宏大。

③ 胞与为怀：谓泛爱一切人与物。

④ 龙门：指司马迁。

⑤ 蔚宗：即范晔，南朝顺阳（今属河南）人，字蔚宗，官至左卫将军、太子詹事，撰《后汉书》纪十卷和列传八十卷。

⑥ 敻虖（xiònghū）：悠远。

立斋、抱一①、沧州②，皆有撰箸③，后先相传，方轨匪④易。我朝名家著述，如缪仲醇之《经疏》《笔记》，喻嘉言⑤之《医律》《尚论》，叶香岩之《医案指南》，徐洄溪之《经注》《轨范》，皆能辨析毫芒，津梁来学。自时厥后，能接踵前哲者，未易多觏，以斯知良医之难能而可贵也。如皋吴渭泉先生，学探五际⑥，才擅九能⑦，由宰官洊擢至转运使。顾先生于医理甚精，平时对症发药，靡不奏效如神，海内翕然⑧称之。当先生扬历皖江⑨时，调元适守濠州，幸得亲炙其休光⑩，渥邀知奖，燕坐⑪追陪，时承指示，因得稍窥灵兰奥旨，识其按病处方之微意。嗣先生擢山左⑫，未几即以疾乞归，槃娱薖轴⑬，射雉⑭

① 抱一：即项昕，元代永嘉（今属浙江）人，字彦章，晚号抱一翁，著有《脾胃后论》等。

② 沧州：即吕复，元明间鄞（今属浙江）人，字元膺，晚号沧州翁，著有《群经古方论》《内经或问》《灵枢经脉笺》等。

③ 箸：通“著”。《史记·刘敬叔孙通列传》：“及稍定汉诸仪法，皆叔孙生为太常所论箸也。”

④ 匪：非。《诗经·大雅·烝民》：“夙夜匪解，以事一人。”

⑤ 喻嘉言：“喻”原作“俞”，误，今改。

⑥ 五际：汉代翼奉以阴阳五行之说附会《诗经》，认为每当卯、酉、午、戌、亥是阴阳终始际会之年，政治必有重大变故。此指阴阳五行变化之奥秘。

⑦ 九能：古时大夫应当具备的九种才能。见《诗经·鄘风·定之方中》（毛传）。

⑧ 翕（xī希）然：一致貌。

⑨ 扬历皖江：谓在安徽任职。

⑩ 休光：对人美德之称。

⑪ 燕坐：闲坐。

⑫ 山左：即山东。山，指太行山。

⑬ 槃娱薖（kē科）轴：形容自在的隐逸生活。典出《诗经·卫风·考槃》。

⑭ 射雉：形容与家人共享天伦之乐。典出晋代潘岳《射雉赋》。

城边，堂开绿野①，德星辉里，道广太邱②。课孙余闲，著其生平临证医案，凡六卷。殁后，其哲嗣爕堂邮寄来皖，俾序之以付梓人。调元幸得观厥成书，追想音徽，弥深景黯。于虖！若先生者，殆夙具范文正公不为良相即为良医之素志，其夙所抱负早已超越寻常，故能出则为良臣，处则为良医，以大展其闳济之怀。其所撰箸，足与仲醇、嘉言、香岩、洄溪诸名宿并传不朽，无疑矣。用是不揣梼昧③，勉缀一言，以志景仰，亟为刊布，嘉惠杏林。至先生政猷治绩，伟略丰功，已照耀榑桑④，声施海岱⑤，人皆能道⑥之，兹不赘述云。

时龙飞道光⑦岁在强圉作噩⑧日月会于鹑尾之月⑨佛生之前一日⑩

受业长汀胡调元谨撰

---

① 堂开绿野：形容退休后的闲散生活。绿野，指绿野堂，唐代裴度在东都洛阳所筑别墅。

② 道广太邱：形容交游广泛。典出《后汉书·许劭传》。

③ 梼（táo 桃）昧：愚昧无知。

④ 榑（fú 扶）桑：扶桑。

⑤ 海岱：泰山至渤海的广大地区。

⑥ 能道：原字漫漶，据集古阁本补。

⑦ 龙飞道光：“道光”为清宣宗年号，1821～1850 年。又，明清时常喜在年号前加“龙飞”二字。

⑧ 岁在强圉作噩：即丁酉年，亦即道光十七年（1837）。岁，岁星。强圉，十干中“丁”的别称。作噩，十二地支中的“酉”的别称。

⑨ 日月会于鹑尾之月：即七月。

⑩ 佛生之前一日：即七月二十九日。佛，指地藏王菩萨。汉地以七月三十日为地藏王菩萨生日。

自序

余禀赋最薄，少多病，每下帷[①]辄作数日苦。同舍友有劝余习长桑书以自求导养之术者。余深韪[②]其言，因取家藏《灵枢》《素问》暨李濒湖《纲目》各书读之，时有心得，遂废举子业，博求各大家经方辨证诸书，专心研习，句梳字栉[③]。阅数年，得古人处方用意之妙，按脉自治，积痼顿痊，而肤体充实，营卫亦固。既里闬[④]中遇险异证，为之一治，十奏九效。洎[⑤]游燕赵，至京师，乡前辈以余知医，每一证辄延视，亦往往应手愈，于是公卿士大夫家车马往来，几于突不黔而席不暖[⑥]。迨匏系一官[⑦]，簿领[⑧]丛杂，由令而牧而丞，而监司[⑨]榷史[⑩]，兼三陈臬事[⑪]，权方岳[⑫]，吏事孔亟[⑬]，无暇及此，且亦

① 下帷：谓闭门苦读。

② 韪（wěi 伟）：是。

③ 句梳字栉（zhì 志）：谓逐字逐句研读。栉，梳子、篦子的总称。

④ 里闬（hàn 汉）：乡里。闬，闾里的门。

⑤ 洎（jì 既）：等到。

⑥ 突不黔而席不暖：突，烟囱。黔，黑色。烟囱没有熏黑，坐席不曾坐暖，形容忙碌。

⑦ 匏系一官：谓被官职所羁绊。

⑧ 簿领：官府文书簿册的统称。

⑨ 监司：清代布政使、按察使及各道道员对所属府、州、县有监察权，称“监司”。

⑩ 榷（què 确）史：主管专卖及税收的官员。

⑪ 臬（niè 孽）事：司法刑名之事。

⑫ 权方岳：谓代理一方长官。

⑬ 孔亟（jí 及）：紧急。

不敢以此旷职。己丑春，擢任山东都转[①]，年已七旬，以足疾告退，戢影田庐[②]，萧然无事，因思数十年来辛苦备尝，所临之证既多，所拟之方亦众。其有疾已[③]危殆，余投一二剂而若失者，当时用心处□□[④]，方多湮[⑤]没，缘箧中有《临证医案笔记》数卷[⑥]，友人力劝行世[⑦]，乃为[⑧]一一检出，区别门类，择其得心应手者，类录数则以付梓。非敢如庞安时之自言心解也，海内高明之士如匡予以不逮，则幸甚。

时道光十六年二月

雉皋[⑨]吴篪渭泉氏识于退耕思补之轩

① 山东都转：即“山东都转盐运使”。
② 戢（jí及）影田庐：退休居家。戢，敛、匿的意思。
③ 已：原字漫漶，据集古阁本补。
④ 当时用心处□□：集古阁本作“当时因公务烦劳”。
⑤ 方多湮：原字漫漶，据集古阁本补。
⑥ 记数卷：原字漫漶，据集古阁本补。
⑦ 友人力劝行世：原字漫漶，据集古阁本补。
⑧ 乃为：原字漫漶，据集古阁本补。
⑨ 雉皋：即“如皋”，古属扬州，今属江苏。

凡例

笔记中所用诸方，有开明药味者，有只写某方加减某药者，恐阅者难查，故开载于某类之后，如前类已载，只写某方见于某类，以免重复。

所开之方，有只开药品，其分量、炮制并加减服法以及治证俱未证明者，盖人受病有新久，年岁有老少，禀赋有厚薄，风气有柔强，全在临证问切，因病施药，以方合证，故不冗载。

集中自中风至杂证及妇人、小儿病，分三十七门，间附录简易数方，以备舟次旅邸及穷乡僻邑仓卒苦乏医药之需。

每看证候，先察其病情、病状、脉象，然后论证，立法用方，皆宗前贤方法，而略参己见，稍为加减之，盖缘近今知医者甚夥①，故须剖辩②明析，以免猜疑。至用方用药，旨中正和平，人所共识，凡隐僻罕见难觅非治所病专药③，概不采④录。

霍乱案⑤后附略张景岳刮沙新按，并宗林药樵治沙症⑥诸法，而其要尤在焠、刮、刺三字手法，庶令不知医者知之，以备不虞。

风寒暑湿燥火，天之六气也。六气相杂而为病，最宜细辩。若阴虚内伤，恶寒发热头痛，概指为伤寒，投以散剂，为害匪

---

① 夥（huǒ 火）：众多。

② 辩：通“辨”。《说文通训定声·坤部》：“辩，假借为‘辨’。”

③ 病专药：原字漫漶，据集古阁本补。

④ 概不采：原字漫漶，据集古阁本补。

⑤ 霍乱案：原字漫漶，据集古阁本补。

⑥ 症：原字漫漶，据集古阁本补。

浅，不可不慎之于初。

杂症如有内伤外感及老幼强弱元气虚实之不同，须详细分别，至当不易，则治法不至混淆，而取效更速。

女人之病，多于男子，其性情多郁，尤易生病。凡与男子同病者，皆列本门。其经脉、胎孕、产育、产后、乳病、杂证，俱另立一门，特载其不同，以便分析稽考。其隐疾，概不存录。

小儿之病，古人谓之哑科，以其言语不能通，病情不易测，故曰愿治十男子，莫治一妇人，愿治十妇人，莫治一小儿，此甚言小儿之难治也。兹集中所临之证，如初①感风寒，则内伤饮食，以至惊风吐泻及寒热疳痫之类，不过数种。但治小儿，当审察虚实，虚者固宜培元，实者亦不宜攻伐太峻，故有余常虑为不足，思患预防，斯少失矣。

有讳疾不言，或隐情难告，甚而隐病状，试医以脉者，不知自古神圣，未有舍望闻问而独凭一脉之理。即如气口脉盛，则知伤食，至于何日受伤，所伤何物，岂能以脉知哉？但京城内外士大夫延视之家，往往不说病源，即烦诊脉，妇女间以绸帕蒙其手，只凭切脉，然后询系何脉何病，当用何药开方立案，以试医之优劣，故笔记中间有先论脉次论证后言方之条。

笔记有姓氏有名号者，据实录之。其有不列名号姓氏者，缘京师各省人杂居甚众，暨妇女小儿，尤难缕记，故只载姓氏、病证、方药。至其人当讳，及妇女之隐疾，尤不可不讳。

余遨②游京都各省四十年来，所治奇中者广，箧中积稿颇多，而以岁久遗失者亦夥，今所梓仅十之二三，聊以明一生之

① 如初：原字漫漶，据集古阁本补。

② 余遨：原字漫漶，据集古阁本补。

苦心耳。至证同治同者删之，概不存录。

目 录

卷 一

卷 二

卷 三

卷 四

卷 五

卷　六

附

卷一

中　风

宗室①相国②禄迪园，久任盛京③，暑热露体贪凉，冬令辄于火酒内加生姜汁，饮以御冬，遂常患遍体疼痛，嗣偶然遭凉及忧虑劳役，痼疾即发，发时壮热大渴，面赤自汗，手足痛如刀刺，四肢必挨次疼到方止。余曰：脉浮弦数，缘寒暑不慎，过饮不节，风寒湿热著于筋骨肢节，《内经》所谓行痹、痛痹也。随进上中下通用痛风方，加减服之，乃愈。后伊病偶发，即用前方，余参用伤寒治法，邪在某经即以某经之药为引，先治其标，次以利湿导滞、养血舒筋之药收功，并为开药酒方饮之，旧恙悉除矣。熟地八两，枸杞四两，沉香一钱，干桑椹、女贞子、五加皮各三两，松节、黄菊花各一两，上约每药一斤，用高粱干烧酒十斤，以夏布袋盛，浸半月，不必煮，即可用矣。黄酒浸亦可。桂圆肉、荸荠随宜加之。

明相国，昏迷不语，口眼歪斜，痰喘气促，遗尿不禁，脉息坚大急疾。乃高年气血败竭，真元耗散，神魂失守之象。急用人参五钱，熟附三钱，煎汤，加姜汁灌之，以冀万一。

大司寇④姜度香，述中风半年，手足不能运掉，且遍体皮肤瘙痒，暑热露体，令人重抓为快，每日抓下皮肤甚多，形如

① 宗室：国君的同族。
② 相国：清代对军机大臣及内阁大学士之称。
③ 盛京：指今之沈阳。
④ 大司寇：对刑部尚书的尊称。

麦麸而臭。凡祛风活血润燥之药，遍尝不效。余曰：六脉不过浮迟而虚，此素受风湿，因气衰血燥，乘虚而发，可服二味消风散。用薄荷、蝉蜕等分，为末，以当归煎汤调下。后伊说服之无效。想久管刑曹①，虽办案无不留心从宽，然无心之错恐不能免，今患此②孽病，唯有悔叹而已。

王兰圃少寇③，自降郎官④后，胸多郁结，肝气时发，卒然昏愦语涩，痰涎壅盛，手足不随，诊肝脉弦急，脾部沉滑。此火衰气弱，脾虚不能运化，血虚不能营养筋骨，东垣所谓中风非外来风邪，乃本气自病也，当用六君子加熟附、姜汁、竹沥，以温中豁痰。

金筠庄中丞，自山西镌级⑤入都，途间感寒，手足麻木，抵京，忽右半身作痛，口眼㖞斜，神志恍惚。余曰：脉弱迟细，由于真阴肝肾不足，火衰气怯，忧思耗伤心脾，故致风邪乘虚中于血脉，当用大补元煎加桂、附峻补元阳，使精气渐旺，从缓调养，尚可奏效。越旬，余复视，脉证俱剧。询知另延医者，云此中风之症，切忌温补，倘误服人参、熟地，补滞经络，恐难收功，乃与以追风化痰之属，故困惫至此，惟有束手而已。

丘道长，卒然心神恍惚，不省人事，口不能言，四肢不收，痰涎壅塞，按脉浮弦数滑。系痰饮积热，阴虚火旺，痰随火涌，复招外风所致，当宗喻嘉言用竹沥汤，消风清热开痰，其神自安，此方可频服也。

---

① 刑曹：刑部。

② 此：原字漫漶，据集古阁本补。

③ 少寇：即“少司寇”，对刑部侍郎的尊称。

④ 郎官：明清时期以郎中、员外郎为六部各司正副主官，皆称“郎官”。

⑤ 镌级：降职。

竹沥　生葛汁　生姜汁各半酒杯

上三汁和匀，隔汤炖热，陆续温服。

瞿工部①，右体麻木不仁，四肢不随，语言蹇涩，气急痰喘。余曰：上部浮迟而软，足脉沉细，此年衰气血虚损，阴亏于前，阳损于后，所谓气虚则麻，血虚则木，麻木不已，而成偏枯痿废也。即用参附汤二帖，易服六君子加桂、附、当归，甚效。继以十全大补汤并八味地黄丸加减调治，始愈。

农部陈琴山太翁②，卒倒昏迷，口眼㖞斜，半身不遂，按③脉浮大滑疾。是元阳亏损，神机耗散，脾胃虚衰，痰生气壅使然，当用六君子加附子、当归、姜汁。惟老年得此中证，殊难见功耳。

温工部，面赤，汗多恶风，心神颠倒，语言蹇涩，舌强口干，忪悸恍惚，左寸脉浮洪。此心经有热，水不制火，体虚腠疏，风邪乘袭，中于胞络，兼中心也。宜用二阴煎加天竺黄、石菖蒲、薄荷、牛黄，以清心解热、散风利痰，则诸症自瘥。

景驾部④，忽昏迷，口噤舌强，不能言语，痰壅气急，诊两关浮滑弦劲。此缘食后触怒，复感外邪，气食相乘，壅滞中脘，胃气不能运行，故有中气厥逆之疾，古云中气因怒而得者尤多是也，当先行吐法。即以砂仁、陈皮、生姜、炒盐煎汤，以指探吐，吐出宿食数碗。随与乌药顺气散灌之，以先解表气而兼顺里气，次日脉缓气顺，神苏能言。更以温经祛痰、调气养营之剂，乃愈。

---

① 工部：对在工部任职者之称。
② 太翁：对他人父亲的尊称。
③ 按：原字漫漶，据集古阁本补。
④ 驾部：对在车驾司任职者之称。

海廉访①，神昏痰盛，舌强言蹇，口角流涎，四肢不随，诊脉虚浮滑。乃心脾不足，风中经络，痰涎乘虚闭其脉道而然，宜服涤痰汤，使痰消火降，则经通而舌柔矣。

雷观察，昏冒不语，口眼㖞僻，四肢战掉，身体强直无汗，脉沉迟细。此气体虚弱，腠理不密，故寒邪乘虚而入，是寒毒所中，非中风也，当投附子麻黄汤，以温经祛寒、益气回阳治法。

麻黄　白术　人参　炙草　熟附　干姜

水煎，乘热灌之。

赣州修太守②，因年老无嗣，多病时忧，晚间乘凉，忽昏倒不语，口眼㖞斜，半身不遂，脉浮迟涩。由于忧思耗神，肝肾不足，血脉不周，风邪乘虚袭之而气不匀也。即服顺风匀气散加当归，以顺气活血，服之甚效。惟气虚痰多，用六君子加石菖蒲、当归、竹沥、姜汁，服数帖，脉缓，神清能言。复以温补气血之品调治，始瘥。

曹江庐，署夔州郡篆③，立秋日，忽中风昏愦，舌强不能言语，手足不能运掉，痰涎上壅。余曰：脉虚浮大，此缘军务倥偬，忧虑劳伤心神，真气先虚，营卫空疏，致外邪乘虚而入，经所谓邪之所凑，其气必虚是也，先宜用大秦艽汤搜风活血降火。服二剂，神苏能言。易服六君子，加熟附、当归、竹沥、姜汁，颇效。予云：治已半月，客邪尽退，惟气血虚极，且命火阳衰，非用人参、桂、附、熟地之类温补元阳，难望速愈。

① 廉访：清代对提刑按察使之称。

② 太守：对知府的尊称。

③ 署夔州郡篆：谓代理夔州知州。署，临时代理。篆，指官印。

奈渠①无亲丁在署，有戚云：人参峻补热药，断不可服。改延数医，不云风，即云痰，无非攻克之药，病日增，神日败，不久而逝。余宾主最契②，虽欲救之而不能专主，惜哉！

运同③杨米人太翁，中风昏愦，语言蹇涩，手足不遂。服疏风化痰之剂，无效。余曰：脉浮洪大，按之搏指，系老年命火阳衰，脾胃虚败，气血不周，至虚反有盛候也，宜用三生饮加人参，先治其急。遂服二帖，神气稍苏，而脉变细微，防有阴阳将脱之势，亟服六味回阳饮，加五味子、肉桂，速救元阳，以冀回生，叠进数剂，甚效。后用十全大补汤、八味地黄汤、大补元煎，重加参、附而愈。

大尹④顾蕉吟，因冒暑赴省，夜行遭凉，忽然昏倒，口㖞不能言，手足不能动。服祛风化痰之剂，无效。余曰：诊上中两部浮大而软，尺脉迟细，乃肝肾亏损，阳衰气血不周，风邪乘虚而中。兹客邪虽除，惟真阴失守，孤阳发越之象，亟投地黄饮子温之，尚可望痊。遂连服数帖，甚效。仍以前方按证加减，服至半月，神志渐清，病减思食。惟嘴㖞语涩，用酒煎桂枝，软布浸搨，以鳝⑤鱼血涂口，龟尿点舌，一月后诸证悉退。第舌微强，言微涩，事多遗忘，右手足软短而拘，再用气血并补之药，加茯神、菖蒲、远志以开窍清心，威灵仙、桑枝、续断以舒筋活络，随证调治。四月后用右归丸加紫河车、虎胫骨、人参、远志、茯神，服数料，起居办公如常。

---

① 渠：他，指患者。
② 最契：谓最为投合。
③ 运同：清代盐运使的属官。
④ 大尹：对府州县长官之尊称。
⑤ 鳝：原字漫漶，据集古阁本补。

明府①吴瑞峰，口㖞言蹇，手足不随，肌体瘦弱，腰膝冷痛无力。按左关弦急，尺部沉细，乃肝肾虚损，风湿内攻，气虚则寒湿之邪凑之，血虚则不能营养筋骨，经曰风寒湿三气杂合而为痹也，宜服独活寄生汤以补正驱邪，则诸证可退。

甘道长，述前患左体偏枯，口眼㖞斜，手指麻木，肢缓骨痛。医以中风及温补之剂，不效反增，彻夜不寐，神志恍惚，事多遗忘。余曰：心脉小而坚急，两关弦滑，尺部沉细，由于真阴气血俱虚，不能滋养百骸，分务操劳，心神虚耗，皆属内伤，精血颓败使然，非外中风邪也，当宗喻嘉言用二丹丸，原文治风邪健忘，和血养神定志，内安心神，外华腠理，服之得睡，自效。

方西堂方伯②，风热心烦，四肢酸麻，脾胃热壅，饮食不下，痰涎上逆，诊脉弱弦数。乃真脏内虚，肝火上冲，升腾不息。经曰风淫于内，治以甘寒③，昔人谓风从火出，河间谓热甚生风④是也，当用千金地黄汤，盖风行必燥，按古人治风必用润药，乃真诀也，今人反以刚燥辛热之品治之，是益其疾矣。

嘉庆丙子年，余得荐举并卓异赴部，重九抵京。给谏⑤赵芸浦枉顾话旧，兼邀既望日⑥同人赏菊。乃渠望日赴银库监兑，骤然中风昏扑。余闻信即往，视其口开眼合，手撒遗尿，汗出如珠，诊六脉似有若无，如虾游水中忽一跃。此绝证既见，决

① 明府：对知府的尊称。
② 方伯：明清时对布政使的尊称。
③ 风淫……甘寒：语本《素问·至真要大论》。
④ 热甚生风：语本《素问玄机原病式·六气为病》。
⑤ 给谏：清代指六科给事中，掌封驳政令违失。
⑥ 既望日：每月十六日。

无生理，勉用参附姜汤，药[1]不入口，越日而逝。与伊久离，只能一□[2]，竟成永别，足征人生离合饮酌，皆有定数，非可强也，□□嗟叹。

尚书[3]茹古香，嘉庆丙子秋间，缘风虚多□，□[4]昏，□□□[5]，言语蹇涩，四肢麻木不随，时欲悲泣，诊脉滑大而软。此脾肺气虚，风在经络，宜进六君子加秦艽、防风、天麻。服四剂，稍效。仍以六君子加当归、石菖蒲、竹沥、姜汁，倍用人参，证减过半。兼与八味地黄丸、补中益气汤，月余而安。

董小池，肩膊酸痛，臂指麻木，腰膝冷疼，足软无力，按脉[6]沉迟细。系老年气体衰颓，真元耗散，风寒湿邪乘虚侵于肢节所致，当服独活寄生汤，预为调补，否则防有中风之虞。外用椒艾药囊，加祛风行气药，裹足套膊捏手以治之。

艾叶揉绒代絮，半斤　川椒一斤　草乌二两　蚕砂一两　羌活　独活　荆芥　防风　桂枝　川芎　姜黄　天麻　乌药　白芷　秦艽　苍术　香附　木瓜　海桐皮　蛇床子　豨莶草各一两

上共为粗末，用布袱铺如绵褥，裹足底及膝胫，即用[7]火踏，下加微火烘，踏于上，使椒艾药气得行于手足[8]，自然寒湿风毒诸气皆得消散，立能止痛，或夜卧包[9]之，达旦去之。

---

① 药：原字漫漶，据集古阁本补。
② □：集古阁本作“见”。
③ 尚书：古时中央六部的长官。
④ □：集古阁本作“神”。
⑤ □□□：集古阁本作“鼻鼾睡”。
⑥ 脉：原字漫漶，据集古阁本补。
⑦ 用：原字漫漶，据集古阁本补。
⑧ 足：原字漫漶，据集古阁本补。
⑨ 包：原字漫漶，据集古阁本补。

如膊腕臂痛麻木，用红布做夹套一个，以艾绒作绵絮，将药末撒匀盛之，烤极热，套患处过宿，冷则轮流换热。如手指麻痛，亦以布做小袋数个，分盛烤热，频换频捏，自效。

相国彭文勤公夫人，中风，神昏不语，牙关紧急，气促痰喘，筋脉拘挛，六脉浮大躁疾，有表无里。此年迈气血败竭，孤阳将脱之象，急用参附汤灌之，以尽人事而已。

大京兆阎墨园太夫人，年逾八旬，冬至日猝倒昏沉，口㖞语涩，汗出如珠，右半身不遂。众皆以高年中风，脉证已见败象，束手无方。余曰：六脉似有若无，缘年纪衰败，气血将离，厥逆气脱之候，而非真中风也。所幸尺脉重按有根。《难经》曰：上部无脉，下部有脉，虽困，无能为害，即宜重用参、附峻补元阳。遂用人参五钱，熟附三钱，煎汤，加姜汁，频频灌下，次晨脉稍复，汗亦减。仍煎人参七钱，熟附、当归、白术、炮姜各四钱，连进五日，神清能言，身稍能动。嗣以附子理中汤、六君子、大补元煎调养，三月而安。

祝京卿云：老母月前中风，神昏语涩，痰涎壅塞，治总无效。余曰：寸关脉虚浮滑，尺部细微，此命火阳衰，不能生土，而为脾胃虚寒，痰生气壅，是虚中而实，非中虚①也。即用人参三钱，熟附二钱，煎浓，加生姜汁灌之，次②日形气略苏。复进前方，痰减能言，更用六君子，加熟附、姜汁、竹沥及附子理中汤，乃痊。

太仆卿施铁如夫人，左体偏枯，四肢拘急，烦热不寐，大便燥结，脉虚弦数。乃营卫亏损，不能滋养百骸，肝血虚少，

① 虚：原字漫漶，据集古阁本补。

② 次：原字漫漶，据集古阁本补。

则燥气乘之，而木从金化，风必随之，故偏废筋急津短烦躁之证生焉，当用加味三阴煎。服一月甚效，后定此丸方，调摄半年，乃愈。

制首乌四两　当归　芍药　丹参各二两　威灵仙　牛膝　黑胡麻　五加皮　黄甘菊各两半　枸杞　阿胶各二两

上为末，用桑枝、石斛、玉竹各四两共熬膏，杵为丸。

周比部[①]太夫人，年逾八十，冬至之际，卒然昏愦不语，手足不遂，寒战汗泄。余曰：脉息细微，此高年营卫败竭，真气元阳虚脱之象。年纪脉证俱逆，法在难治，如服四味回阳饮，煎浓，徐徐灌下，或冀万一。遂服两剂，神气脉象似有生机。更用六味回阳饮，汗收能言，神清脉旺。仍以原方加白术、肉桂，连服数帖，四肢身体稍能动。易服十全大补汤、人参养荣汤、大补元煎，相间服之，调理百日而瘥。

观察张尊五太夫人，卒然晕倒，口㖞语涩，昏冒痰盛，右手麻木不仁，足软不能行。俱作中风治之，不效。余诊两关弦滑，尺脉迟细，此肝虚血燥，不能养筋，脾湿阴[②]衰，痰生气壅，以致气血不周，肝脾虚损，乃类乎中风，非真中风也，宜用六君子加归、芍、熟附、姜汁、竹沥。连服数帖，甚效，继以温补气血之剂调养而愈。

中风诸剂

上中下通用痛风方丹溪　痛风有寒有湿有热有血之不同，此治痛风之通剂也。

黄柏　苍术　南星　神曲　川芎　桃仁　龙胆草下行　防己

① 比部：对刑部司官之尊称。

② 阴：原字漫漶，据集古阁本补。

下行　白芷　羌活　威灵仙上下行　桂枝横行　红花

或面糊为丸。

二味消风散　治皮肤搔痒不能忍。

苏薄荷叶　蝉蜕

为末，食远温酒调下。

四君子汤

人参　白术　茯苓　甘草

加姜三片，枣二枚，煎。本方加陈皮，名异功散。再加半夏，名六君子汤。再加木香、砂仁，名香砂六君子汤。

大补元煎　治男妇气血大坏，精神失守，危剧等证。此回天赞化救本培元第一要方。

人参　山药　熟地　杜仲　当归　山茱萸　枸杞　炙甘草

水煎，食远温服。

参附汤　治真阳不足，上气喘急，呃逆自利，脐腹疼痛，手足厥冷，呕恶不食，自汗盗汗，气短头运等证。

人参　附子

用须参倍于附，或等分，不拘五钱或一两，酌宜用姜水煎服。

十全大补汤　治诸虚劳伤，饮食不进，久病尪羸，潮热背痛，梦遗脚软，喘嗽烦闷。

人参　白术　茯苓　炙草　熟地　当归　白芍　川芎　黄芪　肉桂

水二钟，加姜、枣煎。

六味地黄汤

熟地　山药　山茱萸　丹皮　茯苓　泽泻

本方加附子、肉桂，名桂附八味丸①；本方加黄柏、知母，名知柏八味丸；本方加肉桂，名七②味地黄丸；本方加五味，名都气丸；本方加五味、麦冬，名八仙长寿丸。

二阴煎　此治心经有热、水不制火之病，故曰二阴，凡惊狂失志，多言多笑，或疡疹烦热失血等证，宜此服之。

生地　麦冬　枣仁　生甘草　元参　黄连　茯苓　木通

水二钟，加灯草二十根，或竹叶亦可，煎七分，食远服。如痰盛热甚者，加九制胆星一钱，或花粉一钱五分。

乌药顺气散严用和　治中风，遍身顽麻，骨节疼痛，步履艰难，语言蹇涩，口眼㖞斜，喉中气急有痰。

乌药　橘红　麻黄去节　川芎　白芷　桔梗③　枳壳　僵蚕去嘴丝，炒　炮姜　炙甘草

加姜枣煎。

涤痰汤

半夏　胆星　橘红　枳实　茯苓　人参　菖蒲　竹茹　甘草

加姜煎。

顺气匀气散　治中风，半身不遂，口眼㖞斜。

白术　乌药　人参　天麻　白芷　苏叶　木瓜　青皮　甘草　沉香

加姜煎。

大秦艽汤　治中风，手足不能运掉，舌强不能言语，风邪

① 丸：原字漫漶，据集古阁本补。
② 七：原字漫漶，据集古阁本补。
③ 桔梗："梗"原作"根"，据集古阁本改。

散见，不拘一经者。

秦艽　石膏　当归　白芍　川芎　生地　熟地　白术　茯苓　炙甘草　黄芩　防风　羌活　白芷　独活　细辛

每服一两。

三生饮　治中风，卒然昏愦，不省人事，痰涎壅盛，语言蹇涩等症。

生南星一两　生附子去皮　生川乌去皮，各[①]五钱　木香二钱

每服一两，加人参一两，煎。

六味回阳饮　治阴阳将脱等证。

人参　制附子　炮干姜　熟地　炙甘草　当归身

水二钟，武火煎八分，温服。

地黄饮子　治中风，舌喑不能言，足废不能行，此少阴气厥不至，名曰风痱。

熟地黄　巴戟　山茱萸　附子　肉苁蓉　官桂　石菖蒲　石斛　茯苓　远志　五味子　麦冬

等分，每服五钱，入薄荷少许，姜枣煎服。

右归丸　治元阳不足，或先天禀衰，或劳伤过度，以致命门火衰，不能生土，而为脾胃虚寒，饮食少进，俱速宜益火之原，以培右肾之元阳，而神气自强矣，此方主之。

熟地八两　山药炒，四两　山茱萸三两，微炒[②]　枸杞四两，炒[③]　鹿角胶炒珠，四两　菟丝子制，四两　杜仲姜制，四两[④]　当

---

① 各：原脱，据《时方歌括》卷下补。原书方药用量多有缺“各”字者，今据《时方歌括》补，他见皆据校本或文义补，不赘出校。

② 山茱萸三两微炒：原字漫漶，据集古阁本补。

③ 枸杞四两炒：原字漫漶，据集古阁本补。

④ 姜制四两：原字漫漶，据集古阁本补。

归炒，三两[1]　肉桂二两，渐可加至四两　制附子自三两渐可加至五六两

上炼蜜为丸桐子大，每服三五钱，以滚水或淡盐汤送下[2]。

独活寄生汤　治肝肾虚热，风湿内攻，腰膝[3]作疼，冷痹[4]无力，屈伸不便。

独活　桑寄生　秦艽　防风　细辛　当归　芍药　川芎　熟地　杜仲　牛膝　人参　茯苓　甘草　桂心

理中汤

白术　人参　干姜　甘草

本方加附子，名附子理中汤。

三阴煎　治肝脾虚损，精血不足，及营虚失血等病，故曰三阴。

当归　熟地　炙甘草　芍药　枣仁　人参

水二钟，煎七分，食远服。

四味回阳饮　治元阳虚脱，危在顷刻者。

人参　制附子　炙甘草　炮干姜

水煎服。

人参养荣汤　薛立斋曰：气血两虚而变现诸证，莫能名状，勿论其病，勿论其脉，但用此汤，诸证悉退[5]。

人参　白术　黄芪　甘草　陈皮　桂心　当归　熟地　五味子　茯苓　远志　白芍

加姜枣煎。

---

① 当归炒三两：原字漫漶，据集古阁本补。

② 滚水或淡盐汤送下：原字漫漶，据集古阁本补。

③ 腰膝：原字漫漶，据集古阁本补。

④ 冷痹：原字漫漶，据集古阁本补。

⑤ 薛立斋……诸证悉退：语见《医方集解·理血之剂》。

二丹丸

丹参两半　丹砂五钱　天冬去心①　熟地黄各一两半②　麦冬　茯神　甘草③　人参④　远志　石菖蒲各五钱⑤

上为细末，炼蜜和丸桐子大，每服五十丸，加至百丸，空心食前服。喻氏⑥曰：按中风证，心神一虚，百骸无主，风邪扰乱，莫繇⑦驱逐使出，此方安神，益虚养血，清热息风，服之安睡，功见一斑矣。相传用愈风汤吞下，殊失立方之意⑧。

千金地黄汤

生地黄汁　枸杞子汁各二升半　生姜汁　真酥各半升　荆沥　竹沥各二升　天门冬　人参各四两　茯苓三两　大黄　栀子各二两

上十一味，以后五味为细末，先煎地黄等汁成膏，内末药，调服方寸匕，再渐加服，以利为度。喻嘉言曰：按此方补虚，清热润燥，涤痰除风，开通瘀壅，美善俱备，诚足贵也⑨。

伤　寒

相国戴莲士⑩，发热头痛，干呕烦躁。众皆以冬月伤寒，当用麻黄汤发汗。余曰：脉浮大而滑，此外感风邪，内停痰饮，

---

① 去心：原字漫漶，据集古阁本补。
② 熟地黄各一两半：原字漫漶，据集古阁本补。
③ 甘草：原字漫漶，据集古阁本补。
④ 人参：原字漫漶，据集古阁本补。
⑤ 菖蒲各五钱：原字漫漶，据集古阁本补。
⑥ 喻氏：指喻嘉言。
⑦ 繇：通"由"。《说文通训定声·孚部》："繇，假借为'由'。"
⑧ 按中风证……立方之意：语本《医门法律》卷三。
⑨ 按此方……诚足贵也：语本《医门法律》卷三。
⑩ 戴莲士：即戴衢亨，字荷之，号莲士，官至清代军机大臣、体仁阁大学士。

且脉浮而不紧，邪尚轻浅，非伤寒邪甚而深也，宜进参苏饮，去枣，加杏仁、葱白，以解表和中，则邪散而痰消矣。次日，客邪悉退，脉静身凉，惟心部虚涩，乃思虑劳心，故虚烦不寐，易服归脾汤，数帖而愈。

大司寇金兰畦，冬月发热恶寒，头痛恶风，身痛腰疼，按脉浮紧数。乃阳衰气弱，感受风寒，邪在足太阳经，即服桂麻各半汤以解肌表，有门下士①知医者云：病者年逾六旬，岂可大剂发散？只用补中益气汤足矣。又有议用参苏饮者。余曰：此冬月伤寒如疟状，当及其在表而汗散之，使不至传经入里，则病易已，否则恐有传变深重之虞。伊家信以为然，违众服之，越日寒热俱退，惟呕逆痰多，以二陈汤加生姜二帖，乃愈。后庚午嘉平②，晚餐罢忽头运神昏，恶心欲吐不出，夜半延治。诊其脉，甚和缓，惟右关滑大，予思脉中无疾，何形气困备若是？时房中列煤炉一，火盆二，薰③蒸之气满室，因悟必中煤炭毒无疑，即令扶病者坐于风凉处，用咸菜酸水灌之，以水萝卜使食之，少顷即得大吐，吐后熟睡，次早其病如失。

大银台④秦荻江，伤寒第二日，头痛发热，恶寒身痛，无汗而喘，诊脉浮紧。系风寒所伤，寒邪外束，正在太阳，宜用麻黄汤。伊戚云：年衰，恐麻黄猛烈，用荆、防、芎、苏何如？予曰：冬令严寒，必须麻、桂发汗。若服荆、防，不但不得汗，即使得汗，必致传经变证。遂以麻黄汤热饮之，更于室内多笼

① 门下士：门客。

② 嘉平：腊月的别称。

③ 薰：同“熏”。《韩非子·外储说左上》：“为木兰之柜，薰以桂椒，缀以珠玉。”

④ 大银台：对通政使之称。明清设通政使司，掌天下奏状案牍，长官为通政使。

火盆熏之，密覆厚被，半日即得透汗，次晨邪退神清。

制府①倭泽圃，自塞外回旗，感冒风邪，寒热往来，胃脘胀痛，治已半月，无效。余视其舌苔黄厚，口干唇燥，肝脉弦数，脾部沉滑，由于真气衰弱，内停饮食，外感风寒，邪气客于少阳，宜用加味小柴胡汤和解之。服二剂，甚效。惟胸满积滞痰盛，以原方加厚朴、青皮、白芥子，服数帖，诸证悉退。独大便闭结不通，以济川煎下燥粪少许，又加大黄、元明粉，服后大便欲下不下，烦躁，腹疼甚急，以手按腹则呻吟叫痛，方悟积滞已入广肠，缘津少，难以传送，即用蜜煎导法，少顷下黑粪长尺许，神气昏乱，以独参汤灌之而苏，后以人参养荣汤、五福饮、六君子汤培补而安。

工部晁棨门，感冒寒邪，头痛腰疼，恶寒无汗。服参苏饮而鼻干目赤，发热烦躁反盛，按脉浮大而长。此太阳阳明二经同受寒邪，证名合病，故邪气甚也，急投葛根汤以发汗解肌。

王上舍②，伤寒七日，四肢厥冷，恶寒昏乱。群医皆曰：伤寒传变阴证，即投回阳救急汤，方有生理。合家疑惧。余视其神迷不言，面赤唇裂，舌苔黑燥，大小便秘，脉皆沉伏，此伤寒失于汗解，以致上中二焦郁火蕴热亢极，阳证似阴也。若投桂、附，阳炽即毙。□□凉膈□，服后半日，果外寒除而内热始著，再剂而神气清，口能言。更以调胃承气汤，下燥屎甚多，乃愈。

李屏山观察，恶寒发热，头痛时作时止，腹疼粪溏，口渴而不喜冷饮。服解表之剂，无效。余曰：脉浮大无力，乃感受

---

① 制府：清代对总督之称。

② 上舍：对监生（入国子监读书的学生）之称，也用来称呼一般读书人。

寒邪，元阳大虚，邪气不能外达，正不胜邪之故①。即用大温中饮，温中自可散寒。第三日，乃郎来说老人惧服温补，改延数医，不曰三黄、白虎，则曰凉膈、竹叶石膏，今病势日增，复乞决之。予云：脉虽如昨而面赤烦躁，已有传变阴阳之象，用温剂即愈，用凉剂必坏。适张皋闻太史至，卜之吉，遂服前方，盖以厚被，即得战汗而痊。夫病证百出之时，有是病即宜是药，切勿胶执，使随众投以苦寒攻下重剂，几速其危。

刺史师禹门，发热头疼，干呕咳逆，小便不利，少腹满，不能卧，按脉浮数大。此伤寒表邪不解，水停心下，则水寒相搏，水气内溃，所传不一而然，当用小青龙汤去麻黄，加茯苓，以外发汗、内行水，则表里之邪散矣。

柳，伤寒至六日，下利不止，烦躁懊侬，治无效。有虑其久泻滑脱，当用香连丸，以固涩之药煎汤送下。余视其舌苔黄燥，六脉沉数，按其脐则痛，此协热自利，中有结粪也。即投小承气汤两剂，得燥粪数枚，诸证悉退。

孟用滋，患伤寒，发热头痛，口中不和，心烦躁乱，语言谵妄，腹满身重。有医云：表里俱有热邪，宜以大柴胡汤下之。予曰：脉浮洪滑，此三阳合病，不可汗下，急用白虎汤以清肺胃之热。主家信服，两剂诸证大减，更加花粉、麦冬、竹叶，三帖霍然矣。

安，伤寒，狂言欲走，面赤目胀，口渴唇裂，大热烦躁，诊脉洪数大。系阳邪传入胃府，热结不解，因而发狂，是为热邪已极。急投凉膈散以清膈上实热，使肠胃宣通，则阳狂诸病自已。

① 故：原字漫漶，据集古阁本补。

范，四肢发斑，细如蚊迹，舌燥①胎黄，口渴唇焦，鼻如烟煤，脉浮大弦数。此伤寒当汗失汗，表邪不解，热邪传里，里实表虚，以致阳毒发斑也。亟用消斑青黛饮去人参，以解诸经郁热之毒。幸色淡而隐，且胸腹无斑，尚易痊耳，遂连服两剂，甚效。更以犀角地黄汤加黄芩、栀子、柴胡，通身即得大汗，热邪顿解，调理乃安。

钱，身目俱黄，腹满口渴，二便不利，按脉沉实有力。系伤寒阳明病，但头汗出而身无汗，故瘀热在里，湿热相搏，郁而为黄也。当用茵陈蒿汤分泄前后，则腹得利而黄自退。茵陈蒿三钱，大黄五钱，栀子三枚，水二钟，煎一钟，服。

朱，伤寒下后，心下痞鞕，按之则痛，诊脉浮滑数。此痰热塞胸，膈上结热，病发于阳而反下之，故致小结胸也。即投小陷胸汤，以除痰去热。黄连钱半，制半夏二钱，瓜蒌实三钱，水二钟，煎八分，温服。

皖抚康兰皋②太夫人，八十有二，素禀强健，因感冒春寒，骤然形神昏乱，声唤不眠，手足厥冷，恶寒头疼。适余在省垣，诊脉沉迟细，独肺部无脉，以指□而探之，斜向左处一指许，按之似有若无。系高年气血衰颓，感伤阴寒，幸邪未深入，尚在肌表，急进理阴煎加人参、柴胡以温补阴分、托散寒邪，迟则恐有暴脱之虞。及服药后，忽烦躁大热，按肺脉已复，余脉变为浮数，中丞③甚忧。予曰：脉虽浮数而不洪，且两尺有根，

---

① 燥：原作“躁”，据文义改。

② 康兰皋：即康绍镛，字兰皋，山西人，官至清代安徽巡抚、署两广总督。

③ 中丞：清代巡抚照例加都察院右副都御史衔，因称巡抚为“中丞”。

舌润无胎，乃云腾致雨，阳回作汗之兆。但寒甚阳虚，以原方加熟附，温中自能散寒，毋过虑也。服之半日，即得津津微汗，安睡一夜，明日脉缓神爽，食粥如常。

祥太史①夫人，怀妊四月，月前感冒寒邪，曾经表散，尚觉往来寒热，心烦口苦，胸胁胀满，腹痛，胎气不安，诊脉数弦滑。此妊娠伤寒，汗后余热不解，邪气传入少阳，系半表半里之证也。宜用四物汤加柴胡、黄芩、瓜蒌、青皮，和解之中兼养营血，使邪热退而胎自安。

保定宗明府述：小女年已十八，体素虚羸，前因食后烦热脱衣，即憎寒发热。诸医皆作伤寒，治之兼旬，无效，且病势日沉，似为所误，特此远迓②，乞拯全之。予视其形瘦气怯，呼吸促急，懒言手冷，脉息微细，乃阴虚感冒，误用表散克伐，以致营卫亏损，真元耗散，子午不交，气脱证也。急投贞元饮加人参、肉桂，速济本元，尚可望痊。连进数服，甚效。惟中气不足，脾胃虚寒，易以六味回阳饮，间用附子理中汤，病日减，饮食进，脉亦旺，后以峻补气血之剂收功。

马氏，怀孕五月，患头痛项强，身热恶寒。服解表之剂，反汗出无时，诊脉浮而弱。系感冒风寒，因发散太过，致伤营卫，故表虚自汗也。用四物汤加桂枝、地骨皮，以解肌实表，则退热止汗，而胎自安。

席存濂说：内人体素虚寒，前缘感冒，发热头痛，舌干烦躁，时索水饮而不纳，服发散及凉解药，均不应。余曰：神昏不语，额手俱冷，脉浮大无力，系经迟血滞，脾肾中虚，内阴

① 太史：明清时修史事归翰林院，因称翰林学士为“太史”。
② 迓：迎接。

寒而外假热，非伤寒热病也，速与附子理阴煎以温补阴分。伊骇曰：证见烦热，尚堪温补耶？予云：温可立生，寒凉攻下必毙。次日欢笑来云：昨惧温补，另延某诊，令服三黄石膏汤，与尊方大相霄壤，无所适从，遂将两方卜之，忽风起将凉方飘去，即以温方煎服，甫及半日，病减能言矣。余复视，其神苏病退，六脉变为细弱，乃气血虚寒，更以六味回阳饮，数帖而愈。

恩氏，患寒热往来，腹胁胀痛，心烦喜呕，脉弦滑数。此感伤风寒，失于解散，邪当传里，值经水适来，则邪不入腑，乘虚而热入血室，以致寒热如疟，发作无定时也。宜用小柴胡汤和其表里，则诸症自已。

永氏，头痛发热，七日后身见红点。众皆以伤寒发斑，即用升麻犀角等汤，无效。余询其头目昏痛，项背拘急，红点轻细而色淡，右寸浮数，此风热上攻，表邪未解，客于肺经，郁而成疹，非阳明火毒斑证也。宜用消风散去人参，每服三钱，清茶调下。遂服四帖而痊。

伤寒诸剂

参苏饮

人参　紫苏　干葛　前胡　茯苓　陈皮　甘草　枳壳　半夏　桔梗　木香

加姜枣煎。本方去人参、前胡，加川芎、柴胡，名芎苏饮。

归脾汤

人参　白术　茯神　枣仁　龙眼肉　黄芪　当归　远志　木香　甘草

加姜枣煎。

麻黄汤

麻黄　桂枝　杏仁　甘草

先煎麻黄数沸，去沫，内诸药，煎热服。

桂枝汤

桂枝　芍药　生姜　甘草　大枣

本方合麻黄汤，名桂麻各半汤，治太阳症如疟状，热多寒少。

二陈汤

半夏　陈皮　茯苓　甘草

加姜煎。

小柴胡汤

柴胡　半夏　人参　甘草　黄芩　生姜　大枣

加枳壳、牡蛎，名加味小柴胡汤。

济川煎　凡病涉虚损，而大便闭结不通，则硝、黄攻击等剂必不可用，若势有不得不通者，宜此主之，此用通于补之剂也，最妙。

当归　牛膝　肉苁蓉　泽泻　升麻　枳壳

水煎，食前服。

蜜煎导法

蜂蜜，用铜器微火熬，频搅勿令焦，候凝如饴，捺①作挺子，头锐如指，掺皂角末少许，乘热纳谷道中，用手抱住，欲大便时去之。加盐少许亦可，盐能润燥软坚。

五福饮　凡五脏气血亏损者，此能兼治之，足称王道之最。

人参　熟地　当归　白术　炙甘草

① 捺：原字漫漶，据集古阁本补。

本方加枣仁、远志，名七福饮，治气血俱虚而心脾为甚者。

葛根汤

葛根　麻黄　生姜　桂枝　芍药　甘草　大枣

凉膈散《局方》

连翘　大黄　芒硝　甘草　栀子　黄芩　薄荷

加竹叶、生蜜，煎服。

调胃承气汤

大黄　芒硝　甘草

少少温服。

大温中饮　凡患阳虚伤寒，及一切四时劳倦，寒疫阴暑之气，身虽炽热，时有畏寒，即在夏月亦欲衣被覆①盖，或喜热汤，或兼呕恶泄泻，但六脉无力，肩背怯寒，邪气不能外达等证，此元阳大虚，正不胜邪之候，若非峻补托散，则寒邪日深，必致不救，温中自可散寒，即此方也。服后畏寒悉除，觉有燥热，乃阳回作汗佳兆，不必疑畏。

熟地　冬白术　当归　人参　柴胡　炙甘草　麻黄　肉桂　干姜

水煎，去浮沫，温服。

小青龙汤

麻黄　桂枝　芍药　甘草　细辛　干姜　半夏　五味子

小承气汤

大黄　厚朴　枳实

白虎汤

石膏　知母　甘草　粳米

① 覆：原字漫漶，据集古阁本补。

石膏味淡难出，先煎数十沸，再投药米，米熟汤成，温服。

消斑青黛饮

青黛　黄连　犀角　石膏　知母　元参　栀子　生地黄　柴胡　人参　甘草

加姜枣煎，入苦酒醋也一匙，和服。

犀角地黄汤

生地黄　白芍　丹皮　犀角

理阴煎　此方通治真阴虚弱，胀满呕哕，痰饮恶心，吐泻腹痛，妇人经迟血滞等证。又凡真阴不足，或素多劳倦之辈，因而忽感寒邪，不能解散，或发热，或头身疼痛，或面赤舌焦，或虽渴而不喜冷饮，或背心肢体畏寒，但脉见无力者，悉是假热之证，若用寒凉攻之，必死。宜速用此汤以温补阴分，托散表邪，连进数服，使阴气渐充，则汗从阴达，而寒邪不攻自散，此最切于时用者也，神效不可尽述。

熟地　当归　炙甘草　干姜

或加肉桂，水煎，热服。

四物汤

当归　生地黄　芍药　川芎

贞元饮

熟地黄　炙甘草　当归

水煎服。如兼呕恶或恶寒者，加煨姜三五片。

消风散

荆芥　陈皮　厚朴　甘草　防风　羌活　藿香　僵蚕　蝉蜕　川芎　茯苓　人参

为末，茶汤调下。

人参养荣汤

六君子汤

六味回阳饮

理中汤俱见中风

瘟　疫

阿少寇，头疼身痛，憎寒发热，诊脉紧洪数。此感春瘟，时气疫邪客于伏脊之前，肠胃之后，盘踞膜原而然，当进达原饮，以除伏邪而清燥热，所喜舌上白苔甚薄，热亦不重，可以不致传里，服两剂自解。

那宫詹①，面赤唇裂，壮热烦躁，舌燥苔黄，二便不通，谵语欲狂，诊脉长洪实。系感受疫气，既失疏利清解，应下又迟，以致毒邪表里分传膜原，尚有余结使然。当用三消饮，三消者，消内、消外、消不内外也。

中丞恒体斋，任江西盐道时，头疼发热，肩背恶寒。视其神倦气怯，面赤舌焦，烦热作渴，脉虚数无力，乃感时疫，脾肾中虚，正不胜邪，疫气乘虚深入阴中，阳气不足，邪不能解所致。即用理阴煎加柴胡，以温补阴分，托散表邪，使阴气渐充，则汗从阴达，邪不攻而自散矣。

吉京卿述：前病瘟疫，即服凉解攻下之剂，今热邪已退，惟胃脘饱胀吞酸，不思饮食。余诊脉弱迟细，乃禀赋素怯，因下益虚，脾寒失其健运，疫气留于心胸，故令痞满。宜服参附养荣汤，加茯苓、陈皮。如再投消导行气之品，未能许其痊期也。

松农部，患时疫七日，壮热大渴，治不得汗，反加烦躁发

① 宫詹：即太子詹事，东宫属官名。

斑，诊脉洪紧数。此温热毒盛，邪留血分，里气壅闭，则伏邪不得外透而为斑。急投三黄石膏汤，以发表清里，使内外一通，则营卫疏畅，而斑毒邪热亦从而外解矣。

洪比部云：小子年已十六，质体素弱，前感冒时气，医以表散及凉解药，反发热烦躁，面赤口渴，病势日沉。余按脉，浮大无力，此肾水不足，阴虚发热。虽染时气尚浅，无须再表，宜用六味地黄汤滋阴壮水，其烦渴自止。

承仪部①述：内子②素患肝气痰饮，前感时气，治未全愈，又增胸膈烦满，气逆，食不纳，不得卧，有时呓语喃喃，忽哭忽笑，恐成癫疾。余曰：脉弦数滑，疫邪已解，惟余热未尽，脾胃不和耳。至语言错乱，乃肝郁痰迷，旧恙复发，非癫疾也。即投服蚕煎，加羚羊角、胆星、郁金以清热化痰，兼解心肝郁结，则诸疾自可渐退。

□长周静溪，瘟疫愈后偶伤饮食，即胸满腹胀，吞酸多痰，发热不眠。视其舌燥胎厚，右关滑大，此新愈之后胃气初醒，饮食不节，脾虚不能胜谷，所谓纵食则食复③也。宜用温胆汤加神曲、山楂、瓜蒌，以温胆和胃、消导豁痰。

池州何太守，发热困倦，肩背畏寒，躁扰不安，面赤烦渴，而不喜冷饮，六脉浮数无力。系年衰体弱，元阳大虚，感受阴邪时疫，邪气不能外达，正不胜邪之候。即服大温中饮峻补托散，则假热诸证自已。

---

① 仪部：古时礼部有仪部司，长官为仪部司郎中。

② 内子：对他人称自己的妻子。

③ 纵食则食复：语出《景岳全书》卷十三。

寺丞[1]桑丽臬云：赴通仓[2]盘粮，觉受暑热，归时发热头疼、烦躁作渴，余诊脉浮洪数。此感暑月时行瘟热，故表里俱热，而实非伤暑也，宜用羌活升麻汤以清热解毒，兼治内外。遂服两剂而痊。

荣给谏，患头面俱肿，目不能开。询其初则恶寒壮热，继而头面肿浮，兼之咽[3]喉紧涩，舌燥口渴，诊脉浮大洪数。此染天行时疫，热毒积于上焦，以致头面俱肿，即大头瘟也。亟用普济消毒饮加大黄、石膏，以散肿消毒，兼泻诸经之火。

玉内翰[4]述：因饱食贪凉，得时疫热病。服解散药，不效。又以大黄丸下之，反觉精神散失，时有脱象，且胸中嘈杂，腹泻盗汗。余视其形气恍惚，手足逆冷，脉沉细无力，此心肾亏损，阴虚发热，错服解散攻剂，以致五脏气血皆伤。亟投人参三钱，附子二钱，五味子五分，以固阳气而免暴脱，服二帖，神清病减。更用五福饮加附子、干姜，数剂而瘥。

武明府，患憎寒壮热，舌燥口渴，咽喉不利，脉洪数滑。此感受时行瘟疫，热毒上浮，客于三阳之经，故头目颈项咽喉俱肿，腮面红赤，俗云大头瘟病是也。急服普济消毒饮，并取侧柏叶自然汁，调蚯蚓泥，敷肿痛处，自消。

艾佩兰，感受瘟疫，身目发黄，烦热作渴，按脉洪数。系疫邪传里，遗热下焦，故小便不利，邪无疏泄，经气郁滞，传而为疸。即服茵陈三物汤，使疫热除，则湿热黄病自退。

张庭栋述：前患时疫，始而发汗，继服凉解及攻下之剂，

① 寺丞：官府中的佐吏。
② 通仓：设于通州的粮仓，与设于京城的“京仓”合称“京通二仓”。
③ 咽：原作“胭”，据集古阁本改。
④ 内翰：清代指内阁中书，掌撰拟、记载、翻译、缮写等事。

反为目涩，舌燥唇焦，昼夜烦躁不安。诊脉虚细数，缘数下亡阴，重伤津液，以致阴亏血燥，正气虚弱。虽脉证俱虚，而忌参、术骤补，反助其壅郁，宜服清燥养荣汤。大抵时疫愈后，调理之剂投之不当，莫如静养节饮食为第一。

徐□，头痛壮热，脉浮洪数，此染天行瘟疫，郁热自内达外。即用肘后水解散，表里两解。虽一二日之浅可以汗下兼行，不必同于伤寒之治法也。

王，初病恶寒①发热，烦躁吐蛔，诊脉洪数大。系疫邪传里，郁热如沸②，故蛔动不安，下既不通，必反于上，因呕出蛔，成蛔厥也。急投白虎汤加苦楝根、雷丸、贯众、黄芩，以治③胃热，则伏邪除而蛔自安。

比部方荼山云：日前壮热烦躁，口舌干渴，今忽头面俱肿，项强睛暗，咽喉肿涩，医以荆防败毒散及白虎汤，俱莫能愈。余曰：脉洪紧数，此染时疫疠气，邪热客于心肺之间，上攻头面而为肿盛，乃大头天行之疾。亟用普济消毒饮加大黄，以泻诸经之热，则肿毒自然消散矣。

侍御④宋小坡云：日前感冒风邪，发热身痛，即服表散之剂，无效，已六日不解，转增头眩火盛，烦躁口渴，胸中胀闷，大小便秘。余曰：脉洪数大，此感春瘟时疫，邪毒陷于膈间，以上诸症皆上中二焦之火为患也。亟投凉膈散推荡其中，以去胸膈实热。

同里薛藜樵大尹，乾隆癸丑初夏奉差抵京，患烦躁壮热，

---

① 王初病恶寒：原字漫漶，据集古阁本补。
② 如沸：集古阁本作“不达”。
③ 治：集古阁本作“清”。
④ 侍御：侍御史，掌监察等事。

鼻血面赤，舌燥唇裂，大小便秘。余视其神迷言涩，脉浮洪数，系染瘟疫，热积三焦，闭塞经络，津液耗烁，营卫不通而然，即用三黄石膏汤以发表清里，次日病势稍缓。原方减豆豉、麻黄，加犀角，第三日病如故，乃心火上盛，中焦燥实，更用凉膈散加石膏，第四日病略减。原方以芦根煎汤代水，第五日神苏能言，鼻衄止，舌刺退。惟脉弦，口苦而渴，以柴胡清燥汤，第六日烦躁更甚，舌复生刺，脉数而实，用承气养荣汤，第七日病少退。第八日，原方倍加大黄，下燥屎甚多，第九日下后热病始除。惟胸膈不清，咳嗽有痰，以蒌贝养荣汤数剂。计用大黄七两，石膏十三两，静养一月，乃痊。伊祖茂园先生，医名最重，尤长于伤寒时疫，迎养在直①。嗣乃翁吟轩太守来都，述其老人言此孙之病，如在署必误药②，得失心重，不敢放手用药。且到七八日间复用峻下重剂，若非京居多年，常临瘟疫，确有把握者，断难捷如桴鼓也。

□□□小山如君，夏患热病，始以羌、防解表，继以三黄□□③攻里，均无效。余诊六脉浮洪滑大，此水亏火盛，少阴④不足，阳明有余也，固不宜发表，亦不必凉攻，只用玉女煎加栀子、地骨皮、茯苓、竹叶、灯心，以清热壮水。午前服之，至夜半烦渴顿止，再剂而瘳。

□工部，发热头眩，因素怕服药，只吃神曲葱姜茶，淹缠旬日，方来延治。余视其神迷困惫，肢体振战，筋惕肉瞤，循衣撮空，脉见细微，由于瘟疫初染，不即清解，火邪壅闭，气

---

① 直：直隶省。

② 药：原字漫漶，据集古阁本补。

③ □□：集古阁本作“石膏”。

④ 少阴：原字漫漶，据本篇“瘟疫诸剂”玉女煎方补。

血虚耗，精神迨[1]尽，邪火独存，故邪热一毫未除，而元气时有脱象。补之则邪毒愈甚，攻之则几微之气不胜其攻，不得已勉用陶氏黄龙汤，补泻兼施，或可回生于万一。

农部柳宜斋如君，感冒风寒，昼夜神魂不安，按脉浮弦数。询知时疫所干，经水适来，疫邪不入于胃，乘势入于血室，热与血搏，结而不行，故夜则发热，心烦谵语，胸胁痞满也。即投小柴胡，去人参、姜、枣，加川芎、当归、石膏、竹叶，以和解之。

张西崖刺史夫人，年已六旬，感冒发热。医以时疫治之，令服败毒散，讵[2]病势反沉。余视其神昏气促，烦热多汗，两手揉胸，脉浮虚数，乃禀赋素弱，感受暑热，误作风邪表散，致肺金津液耗涸而伤元气。亟先服生脉散保肺生脉，再论调摄之方。

驾部吴黼亭夫人，头痛壮热，心烦躁乱，舌燥口渴，时欲饮水，按脉洪大而长。此感春瘟时疫，失于凉解，误服香燥之剂，致热伤肺胃，邪毒炽盛，津液内烁。亟用白虎汤加花粉、淡竹叶，以清肺胃实热，服之稍效。以原方重用石膏，加麦冬、山栀、黄芩，越日烦渴减而目赤唇裂，胸膈不利，易用凉膈散，服二剂，诸症渐退。惟大便闭结，更以承气养荣汤，下胶滞甚多，旋用清燥养营汤，数帖而瘥。

张氏，发热神昏，声哑喉痛，口干舌赤，脉虚浮数。此缘禀赋素弱，传染疫疠，不正之气从口鼻吸入，由肺而流□□□□□[3]。即宜清解上焦，兼以芳香宣窍逐秽，使邪去而

---

① 迨：当作“殆”。

② 讵（jù句）：不料。

③ □□□□□：集古阁本作“入膻中，邪在中宫，药解上焦”。

正复[①]也。生地、元参、桔梗、连翘、犀角、山栀、牛蒡子、郁金、石菖蒲，加淡竹叶、灯心，水煎，温服。

忆乾隆癸丑春夏间，京都疫气流行，沿门阖境，传染相似，亲戚不相访问，染者难救。经曰：冬伤于寒，春必病温。是瘟病本即伤寒，无非外邪之病，但染时气而病，无少长率相似者，是即瘟疫之谓。然而伤寒瘟疫，多起于冬不藏精及辛苦饥饿之人，盖冬不藏精，则邪气乘虚而入，而饥饿劳倦之流，受伤尤甚，故大荒之后必有大疫也。是年延视者接踵，余初宗吴又可《瘟疫论》，未尽得手，仿用东垣普济消毒饮及白虎汤、凉膈散、三黄石膏汤等方，均重加石膏，无不应手奏效。考元朝泰和二年[②]，东垣制普济消毒饮以济人，全活甚众，时人皆曰天方，足征古人制方之妙，迄今犹灵效如神。

解瘟疫热毒法

瘟疫八九日后，已经汗下不退，口渴咽干，欲饮水者，以蚯蚓粪名曰六一泥不拘多少，擂新汲水，饮之。及内饮雪梨浆，或用井花水调玉泉散，俱妙。其热甚者，用新青布以冷水浸过，略挤干，置患人胸上，以手按之良久，布热即易之，须臾当汗出如水，或作战汗而解。夏月极热用此法，他时不可用。

避疫法

瘟疫乃天地之邪气，若人身正气内固，则邪不可干，自不相染，故避之之法惟在节欲节劳，而于房室劳倦之后尤不可近，仍勿忍饥以受其气，皆要法也。至于却邪之法，则如《刺法论》

① 复：原字漫漶，据集古阁本补。

② 元朝泰和二年：“泰和”为金章宗年号，泰和二年即1202年，元（蒙古）建国为1206年，则“元朝”当是“金朝”。

所云：天牝从来，复得其往，气出于脑，即不干邪。盖天牝者，鼻也，鼻受天之气，故曰天牝。气自空虚而来，亦欲其自空虚而去，即天牝从来，复得其往也，正以气通于鼻，鼻通于脑，毒入脑中而流布诸经，令人相染矣。气出于脑谓嚏之，或张鼻以①泄之，或受气于室，则泄气于外，而大吸清气以易之，则邪从鼻出而毒气自散，此却邪于外之法也。又如想心如日等法，盖胆属少阳，为中正之官，少阳气壮，则脏气赖以俱壮而邪不能入，此强中御邪之法也。凡探亲诊疾，事有不容已者，但知此诸法，则虽入最秽之地，自可保其无虑。

一方，治天行时气，宅舍怪异，用降真香烧焚，大解邪秽，小儿带之，能解诸邪，最验。

一法，以福建香茶饼，不时噙口中，大辟伤寒瘴气秽恶。

《医统》曰：男子病，邪气出于口；女人病，邪气出于前阴。其相对坐立之间，必须识其向背，或以雄黄末涂鼻孔中，行动从容，察位而入。凡入病家，此亦医人之不可不知也。

瘟疫诸剂

达原饮

槟榔　厚朴　草果仁　知母　芍药　黄芩　甘草

水煎，温服。

□槟榔能消能磨，除伏邪，为疏利之药，又除岭南瘴气②，厚朴破戾气所结，草果辛烈气雄，除伏邪盘踞，三味③协力，直达其巢穴，使邪气溃败，速离膜原，是以为达原也。热伤津

① 鼻以：原字漫漶，据《景岳全书》卷十三补。
② 气：原字漫漶，据集古阁本及《瘟疫论》卷上补。
③ 味：原字漫漶，据《瘟疫论》卷上补。

液，加知母以滋阴，热伤营气，加白芍以和血，黄芩清燥热之余，甘草为和中之用，以后四味不过调和之剂，如渴与饮，非拔病之药也。

三消饮

槟榔　草果　厚朴　白芍　甘草　知母　黄芩　大黄　葛根　羌活　柴胡

加姜枣煎。

清燥养荣汤

知母　天花粉　当归身　地黄汁　白芍　陈皮　甘草

加灯心煎服。

承气养荣汤

知母　当归　芍药　生地　大黄　枳实　厚朴

加姜煎服。

蒌贝养荣汤

知母　花粉　贝母　瓜蒌实　橘红　白芍　当归　紫苏子

加姜煎服。

柴胡清燥汤

柴胡　黄芩　陈皮　甘草　花粉　知母

加姜枣煎服。

参附养荣汤

当归　白芍　生地　人参　附子　干姜

黄龙汤陶氏

大黄　厚朴　枳实　芒硝　人参　地黄　当归

活人败毒散

羌活　独活　柴胡　前胡　川芎　枳壳　桔梗　茯苓　甘草

加姜二片，薄荷少许，煎。如口干舌燥，加黄芩。本方加人参，名人参败毒散。

三黄石膏汤 治疫疠，大热而躁。

石膏 黄芩 黄柏 黄连 栀子 麻黄 豆豉

水二盏煎一盏，连进三四盏则愈。

水解散《肘后》 治天行一二日，头痛壮热。

麻黄 桂心 甘草 白芍 大黄 黄芩

羌活升麻汤 治暑月时行瘟热，病宜清热解毒，兼治内外者。

羌活 升麻 葛根 人参 白芍 黄芩 黄连 石膏 甘草 生地 知母

水二钟，加姜枣煎。

玉女煎 治水亏火盛，六脉浮洪滑大，少阴不足，阳明有余，烦热干渴，头痛牙疼，失血等证，其效如神。

生石膏 熟地 麦冬 知母 牛膝

水煎，温服。

温胆汤

陈皮 半夏 茯苓 甘草 枳实 竹茹

加姜枣煎。

普济消毒饮东垣 治大头天行，初觉憎寒体重，次传头面肿盛①，目不能开，上喘，咽喉不利，口渴舌燥。

黄芩 黄连 陈皮 甘草 元参 连翘 板蓝根 马勃 鼠黏子 薄荷 僵蚕 升麻 柴胡 桔梗

为末，汤调，时时服之。

---

① 盛：原字漫漶，据《东垣试效方》卷九补。

福建香茶饼 能辟一切瘴气时疫，伤寒秽气，不时含口中，邪气不入。

沉香 白檀各两 儿茶二两 粉草五钱 麝香五分 冰片三分

上为极细末，糯米调饮汤，为丸黍米大，噙化。

生脉散

人参 麦冬 五味子

茵陈三物汤

茵陈 黄连 栀子

雪梨浆 解烦热，退阴火，此生津止渴之妙剂也。用清香甘美大梨，削去皮，别用大碗盛清冷甘泉，梨薄切，浸于水中，少顷水必甘美，但频饮其水，勿食其柤①，退阴火极速。

玉泉散 亦名六一甘露饮，治阳明内热，烦渴头痛，二便闭结，瘟疫斑黄，及热痰喘嗽等证此益元散之变方也，其功倍之。

石膏六两，生用 粉甘草三两

上为极细末，每服一二三钱，新汲井水或煎汤调下。此方加朱砂三钱，亦妙。

理阴煎

大温中饮②

五福饮

白虎汤

小柴胡汤

凉膈散俱见伤寒

六味地黄汤见中风

服蛮煎见杂证

---

① 柤（zhā 扎）：渣滓。

② 大温中饮：原字漫漶，据集古阁本补。

暑　证

□使章桐门①相国，于丙子夏来安庆鞫案②，并护抚篆③。因病飞扎④调诊，述自云南公干，复至皖江⑤，长途仆仆数月，年衰难胜劳役，眠食不适，前忽身热心烦，气短倦怠，口渴多汗，呕逆泄泻。医者云是中暑，服四味香薷饮，吐泻更甚。余曰：脉浮虚涩，缘劳倦既以伤脾，暑热又以伤气，乃阴暑内伤不足之候，当进四君子汤加扁豆、葛根、砂仁、草果，以清暑益气、理脾利湿。遂服二帖，烦热退，渴汗止。惟气怯喜呕，腹痛便溏，皆虚寒所致，易服附子理中汤，数帖而安。

叶健菴⑥抚军，年逾七旬，壬午夏余，同僚谒见时，视其正举茶杯，忽手软杯堕，神昏气促，多汗烦热，诊脉浮虚数。由于伏暑薰蒸，高年气虚难支，热伤元气所致。经曰：脉虚身热，得之伤暑⑦。凡暑热中人，其气必虚，以火能克金而伤气也。即用生脉散以保肺生脉，服药至半夜，神苏气缓，汗敛热减。又进一剂，次日脉静身凉，以原方倍加人参服之，乃愈。中丞云：昨既伤暑热，何以不用香薷饮？答以因无客症故也。又问：夏月生脉散可常服否？余曰：昔孙真人治夏月热伤元气，人汗大泄，欲成痿厥，用生脉散以泻热火而救金水，君以人参

---

①　章桐门：即章煦，字曜青，号桐门，浙江人，官至清代兵部尚书、协办大学士、太子太保。

②　鞫（jū 拘）案：也作“鞫按”，审讯拷问（案件）。

③　护抚篆：署理巡抚之职。篆，印信。

④　扎：同“札”，书信。

⑤　皖江：长江安徽段两岸地区。

⑥　叶健菴：即叶世倬，字子云，号健菴，上元（今属江苏）人，官至清代福建巡抚。

⑦　脉虚……伤暑：语出《注解伤寒论》卷二。

之甘寒，泻火而补元气，臣以麦门冬之苦甘寒，清金而滋水源，佐以五味子之酸温，生肾津而收耗气，此皆补天元之真气，非补热火也。又云：夏月服生脉散、肾沥汤三剂，则百病不生。李东垣亦言生脉散、清暑益气汤乃三伏泻火益金之圣药。中丞信服，两月精神胜常。

龚仪部，素患虚劳失红，因天热纳凉，病头痛发热，烦渴多汗，咳嗽吐血，食少体倦。服发散寒凉药，病反沉困，按脉浮虚芤。乃真阴金水①不足，暑热伤气，虚火乘肺证，咳嗽激动阳络，而逼血上溢也。宜服四阴煎以保肺清金，但脉虚气耗，秋令可忧耳。

张尊五观察，酷暑自山右②旋京，患头痛自汗，心烦躁乱，渴欲饮水，诊脉洪大滑数。此阳暑所伤，上焦火盛，邪在阳明，肺受火克而然。当投白虎汤，辛寒以清肺生津，则暑热自解。

梁鹤庄太守，长夏身热心烦，口渴多汗，胸满恶食，困倦气促。按寸脉浮虚，右关沉滑。此体质素怯，饮食生冷不慎，而暑湿之邪俱伤气分也。宜用清暑益气汤以益气强脾，则湿除热清，诸证自愈。

噶侍卫，醉饱后烦躁口渴，小水不利，发热泄泻，诊脉浮数大。系中暑湿，表里俱热，暑热皆阳邪，在表则发热，在里则泄泻，在上则烦渴，在下则小便秘。宜投玉泉散，灯心竹叶汤调下，以解暑利水，使上下三焦湿热从小便而出，则烦渴热泻自止。

札工部，出差旋京，患头疼烦躁，肌体壮热，大渴多汗，

---

① 水：原作“木”，据文义改。

② 山右：太行山之右，今山西一带。

二便闭结，按脉浮洪数。由于盛暑烈日，长途劳苦，以致触冒暑热，热毒伤阴，仲景谓之中暍是也。即进玉泉散以清阳明内热，则烦渴头痛自已。

达农部，身热头痛，自汗烦渴，腹满身重，小便不利，脉浮滑数。系酷热伤气，暑毒入心，盖暑必兼湿，暑湿相搏而成斯疾。宜投四苓散加黄连、朱砂、灯心、竹叶，煎服，以利湿清热，使暑湿热邪皆从小水而出也。

荣，据述缘欲后受寒，脐腹疼痛。服桂、附热药，反身热烦躁，口渴舌焦，小便赤涩，诊脉浮大数滑。此先伤暑热，后犯房劳，复以热证而误用热药所致。即投白虎汤以清暑热，次日病势反增，询悉怕服凉药。余曰：脉证并非阴寒，矧当此酷热烦渴，尚堪温补耶？问：思西瓜否？答以想甚。即令买瓜，凭其尽量而饮，逾时病除过半。惟腹中稍有隐痛，遂用调气和营之剂而愈。

清，云前为酒食所伤，自服大黄丸，反头痛胸满，发热烦渴。按右寸浮虚，右关沉滑，乃暑湿伤气，饮食伤脾。当以辛香温散，清暑渗湿，消酒食而快脾，升清阳而生津。砂仁、草果、乌梅、甘草、扁豆、葛根、神曲、赤茯苓、泽泻。

祝霞章，头晕烦渴，腹痛便泻，气促困倦，脉虚沉迟。此高年阳衰气弱，纳凉饮冷太甚，脾土受伤，致中阴暑使然。当用冷香饮子以消暑温脾，制附子钱五分，草果、陈皮各一钱，甘草八分，水盏半，姜三片，煎八分，去渣温服。

蔡西林，七旬有三，体胖痰多，夏月患头痛恶寒，烦热无汗，恶心胸满，肢节疼痛。服表散凉解及香薷饮，无效。余按左脉迟细，右关沉滑，缘纳凉太过，饮冷伤脾，为阴寒之气所遏，使周身阳气不得伸越而然。宜用大顺散散寒燥湿，利气调脾，升伏阳于阴中，亦舍时从证之治法。服药半日，忽烦躁大渴，自饮冰水而不纳，举家惶急，复延视之。余曰：此伏阴在内而邪不易解，今得姜、附热药，乃阳回宣动佳兆，可毋虑。病者云欲呕不能，即令以指探吐，得宿食痰涎甚多，少顷胸膈宽而病势减。以原方加扁豆、半夏，次晨客证俱退。惟气弱痰喘，饮食不思，改用六君子加熟附、干姜，数剂而愈。

辛太史，长夏恶心呕泻，胸腹胀满，身重足软，小便赤涩，脉虚沉滑。由于口腹不节，过食生冷肥腻，以致寒凉伤脏，脾湿停痰。宜服陈平汤加藿香、制附子、砂仁，以温中燥湿。此非治暑，乃治暑月饮冷受伤之脾胃耳。

查钦高，发热头痛，无汗恶寒，肢体酸疼，按脉浮迟。此畏暑贪凉，感伤阴暑，以致寒邪袭于肌表，而外病为风寒也，宜用芎苏饮以温散之。

程，头痛恶寒，身热心烦，懒言恶食，诊脉浮大而虚。乃避暑纳凉，感受风寒，故致阴邪抑遏阳气。但气体虚弱，不可发汗，即服补中益气汤以补中气，使元气渐充，则寒邪自散矣。

黄，脉浮虚而滑，此缘长夏炎蒸，湿土司令，暑必兼湿，故症见发热头痛，烦渴吐利，以湿胜则气不得施化也。宜用消暑丸，不治其暑而治其湿，使暑热之气俱从小便下降，则脾胃和而烦渴自止。

王得辉，脉浮虚数，此感伤暑气，且纳凉饮冷太过，阳气为阴邪所遏，反中入内，故见皮肤蒸热、头痛烦渴、自汗肢倦之恙。宜投四味香薷饮，以散暑和脾。

盛氏，寒热交作，霍乱吐泻，诊脉浮数滑。乃饮食失调，内伤生冷，外感暑邪，脾胃受伤，阴阳相争而然。当服阳和汤加香薷，以拒诸邪而调和六气。

曹氏，脉浮迟涩，此脾肺气虚，暑湿内伤，致头重吐利，身倦神昏，外感而兼内伤之症。宜用十味香薷饮祛暑清湿，解表而调和中宫。

汪女，两寸浮虚而数，乃暑气入心，邪热郁于肺金□□①，皮肤蒸热，烦渴汗多，咳嗽喘急。宜用泻白散加黄芩、知母、麦冬、茯苓、淡竹叶，以清上焦之热，则烦热汗渴咳逆喘促自止。

胜工部，空心赴席，回时胸胀烦渴，恶心欲呕，□□□□②，不省人事。余视其面垢自汗，手足微冷，牙关紧闭③，六④脉俱伏，惟右关稍滑，此冒暑早饮，过食生冷水果⑤、辛⑥甘厚味，以致寒凉伤脏，食填胸中，胃气不行，遏抑其阳，所谓中暑兼食中也。即取砂仁、陈皮、生姜各六钱，盐三钱，煎汤，抉开口灌之，以指探吐，得吐出宿食痰涎数碗，神气苏醒能言。以和胃二陈煎加熟附、神曲，温中而消酒食，一服顿安，随用缩脾饮理脾消暑而痊。

按陈无择⑦曰：凡中暍死者，治之切不可用冷，惟宜温养。道途中无汤，即以热土熨脐中，仍使更溺其上，取以罨⑧于脐上，概可见矣。凡觉中暑，急嚼生姜一大块，水送下。如已迷

---

① □□：集古阁本作“达于”，从下读。

② □□□□：集古阁本作“吐食甚多”。

③ 紧闭：原字漫漶，据集古阁本补。

④ 六：原字漫漶，据集古阁本补。

⑤ 果：原字漫漶，据集古阁本补。

⑥ 辛：原字漫漶，据集古阁本补。

⑦ 陈无择：即陈言，宋代医家，名言，字无择，青田（今属浙江）人，著有《三因极一病证方论》等。

⑧ 罨（yǎn 掩）：敷。

闷，嚼大蒜一大瓣，水送下。如不能嚼，水研灌之，立醒[①]。按王节斋[②]曰：治中暑之法，若吐泻，脉沉微甚者，不可用凉药，可用附子大顺散或附子理中汤，加芍药。若夏月多食冷物及过饮茶水，致伤脾胃，则吐泻霍乱，故治暑药多宜温脾消食、治湿、利小便，医者要识此意[③]。

暑证诸剂

大顺散

干姜　肉桂　杏仁　甘草

四阴煎　此保肺清金之剂，故曰四阴，治阴虚劳损、相火炽盛、津枯烦渴、咳嗽吐衄、多热等证。

生地　麦冬　白芍　百合　沙参　生甘草　茯苓

水煎，食远服。

清暑益气汤

黄芪　人参　白术　苍术　神曲　青皮　陈皮　甘草　麦冬　五味　当归　黄柏　泽泻　升麻　葛根

加姜枣煎。

五苓散

猪苓　茯苓　白术　泽泻　肉桂

每服三钱，服后多饮热水。本方去肉桂，名四苓散。

补中益气汤

黄芪　人参　甘草　白术　陈皮　当归　升麻　柴胡

加姜枣煎。

---

① 凡中暍死者……立醒：语本《三因极一病证方论》卷二。

② 王节斋：即王纶，明代医家，字汝言，号节斋，著有《明医杂著》等。

③ 治中暑……要识此意：语本《明医杂著》卷三。

四味香薷饮 治一切感冒暑气，皮肤蒸热，头痛头晕，自汗肢冷，或烦渴，或吐泻。

香薷 厚朴姜汁炒 扁豆炒 黄连各二分①

冷服。香薷辛热，必冷服者，经所谓治温以清，凉而行之②也，热服作泻。本方除扁豆，名黄连香薷饮。本方除黄连，名三物香薷饮，再加茯苓、甘草，名五物香薷饮，再加木瓜，名六味香薷饮，再加人参、黄芪、白术、陈皮，名十味香薷饮。

六和汤

砂仁 藿香 厚朴 杏仁 半夏 扁豆 木瓜 人参 白术 赤茯苓 甘草

加姜枣煎。

缩脾饮

砂仁 草果 乌梅 甘草 扁豆 干姜

消暑丸

醋煮半夏二两 茯苓 甘草各一两

上为末，姜汁糊丸勿见生水桐子大，每服三钱，以热汤下。有痰，生姜汤下。

泻白散 治肺火，皮肤蒸热，洒淅寒热，日晡尤甚，咳嗽气急。

桑白皮 地骨皮各一钱 甘草五分 粳米百粒

易老③加黄连。

和胃二陈煎 治胃寒生痰，恶心呕吐，胸膈满闷，嗳气。

---

① 二分：原字漫漶，据集古阁本补。

② 治温以清……行之：语本《素问·五常政大论》。

③ 易老：即张元素，金代医家，字洁古，易州（今属河北）人，著有《医学启源》《脏腑标本寒热虚实用药式》等。

干姜炒，一二钱　砂仁五分　陈皮　半夏　茯苓各一钱半　甘草炙，五分

水一钟半，煎七分，不拘时温服。

四君子汤

六君子汤

附子理中汤俱见中风

白虎汤

芎苏饮俱见伤寒

生脉散

玉泉散俱见瘟疫

平陈汤平胃散合二陈汤

湿证黄疸

大司马①玉砚农，在口外感受寒湿，回京后大便常年溏泻，食少，迟于运化，卧则心跳不安，精神萎顿。余诊之，曰：脉沉迟细弱，由于气血两虚，真阳不足，思虑劳伤过度，以致命火渐衰，不能生土，而为脾胃虚寒，故食减便溏，神疲气怯也。宜服人参养荣汤，继以右归丸去当归，加人参、补骨脂、石菖蒲、远志、茯神，用枣肉为丸，以峻补元阳，兼养心气，服后则起居饮食胜常矣。

庆蕉园制军②，壬午春赴浙阅武，仲夏回闽，自叹年衰不能耐劳，一路多病难支，昨旋署，又患寒热交作，霍乱转筋，烦渴呕逆。余曰：面赤唇焦，舌干胎白，脉浮滑数，皆由脾湿

① 大司马：明清时对兵部尚书之称。

② 制军：清代对总督之称。

胃弱，饮食不调，内伤酒酪生冷，外感暑湿热邪所致。即用六和汤，去参、术，加香薷、滑石、威灵仙，以调和脾胃，则诸邪自散，服两剂，证减二三。以原方去香薷、滑石，加黄芩、木通，病退过半。惟肝脉弦数，舌燥胎黄，口苦烦渴，乃热邪传入少阳，以小柴胡去半夏、姜、枣，加花粉、知母、木通、竹叶、灯心，服数帖，乃安。

道长张船山，头晕痰多，痞满食少，恶心吐泻，小水短涩，诊脉弦滑数。此过饮不节，酒湿伤脾，盖酒为大热有毒无形之物，又水之所酿成，故热而兼湿，过饮则湿热积于肠胃而成酒积也。宜服葛花解酲汤，以解酒利湿、调气温中，使湿热从小便出，则诸疾自已。

景京卿，右关沉滑，系生冷伤脾，寒湿食滞，以致胸胀呕泻、肚腹疼痛。即服七德丸加制半夏，以和胃调气。

农部柳宜斋，脉虚迟缓，此阳气不足，脾受寒湿。按湿中无火，则湿气不化，而留聚为寒，致生呕吐痰饮泄泻之疾，当用六君子加熟附、干姜、肉豆蔻，以温燥脾土，则寒湿除而吐泻亦止。

孙，头项腰脊俱痛，四肢沉重，脉浮迟涩。系湿气在表，兼伤于风，风湿相搏，故遍身重痛也。当投羌活胜湿汤，辛温升散以解表，使湿从汗出，则诸邪散矣。

金，脉沉迟弱，系伤冷湿之邪，着于下焦，致□□□□①，腹痛。所以饮食如故，便利不渴者，乃外感之湿邪兼②肾虚也。宜投肾着汤加熟附、泽泻、杜仲，辛热以散寒③，淡渗以行水，

① □□□□：集古阁本作“便利不渴”。
② 兼：原字漫漶，据集古阁本补。
③ 散寒：原字漫漶，据集古阁本补。

加意受暖，自可渐痊。

陆，患胸胀呕逆，身体重著，腰腿疲痛，大便溏泻。诊左关弦急，右关迟涩，此木来侮土，湿伤脾胃，土虚不能健运，故有胀逆重痛诸疾。即服百一除湿汤加熟附、干姜、石菖蒲，以辛苦温散，使正气通畅，则诸症自除。

张，右关沉迟而滑，由于脾湿胃弱，复为酒食腻物所伤，故痰饮痞膈，满闷呕泻，所谓湿从内生，脾虚多病湿也。宜服藿香平胃散加枳壳、山楂、干姜、神曲、泽泻，以燥湿强脾、涤痰导滞之法。

马，体重腹疼，汗出恶风，麻木身痛，气上冲，脉浮迟。此表腠不密，感诸风湿所致。即用防己黄芪汤加芍药、桂枝、茯苓、苍术，以祛风燥湿。

周，脉浮数大，系湿热内甚，土虚不能防制，致心腹胀满，小水并于大肠，故小便不利而大便滑泻也。宜用大橘皮汤以清热利湿、行气补脾。

余，脉沉迟细，关节疼痛而烦，小便不利，此中伤湿气，着于经络而成湿痹。当用五苓散以利小便，其湿自除。凡治湿之法，古人云宜理脾清热利小便为上，故曰治湿不利小便，非其治也①。

湿热阳黄：孔，身目俱黄，色光而润，脉见沉实。此阳明实热内攻，故但头汗出，腹满口渴，二便不利，瘀热在里则郁而为阳黄也，当用茵陈蒿汤。按成无己②曰大热寒以散之③，发黄者湿热甚也。

---

① 凡治湿……非其治也：语本《仁斋直指方论》卷三。

② 成无己："成"原作"陈"，误，今改。

③ 大热寒以散之：语本《注解伤寒论》卷五。

阳黄：赵，面目发黄，烦渴腹满，小便短赤，一身不痛，诊脉实数滑。系脾胃受湿，实热在里，湿热相搏，郁久发黄。凡黄病与湿病相似，但湿病在表，一身尽痛，黄病在里，一身不痛。即服茵陈将军汤分泄前后，则腹得利而解矣。

阳黄：邱，身面发黄，肢体烦痛，积热闭结，小水热痛赤□①，脉②洪滑有力。由于脾土受湿，湿多成热，热则生黄，此所谓湿热甚，故郁而为黄。即用大分清饮加茵陈、大黄、黄芩，清火邪、利小便，湿热去则黄自退。

阳黄：范，面目俱黄，发热烦渴，小便赤涩，脉虚浮数。乃胃有湿热，郁而为黄。身已发热，则势外出而不内入，无须汗下，惟用柏皮栀子甘草汤以清热利湿耳。

阴黄：托，身目俱黄，胸腹痞满，食少便溏，脉沉迟细。此服大黄下药太过，虚其脾胃，亡其津液，渴饮水浆，脾土为阴湿所加，与邪热相会发黄而为阴黄之症也。即用四君子汤加熟附、炮姜，以燥湿祛寒，温中补土，可冀渐痊。

阴黄：朱，遍身发黄，色暗不明，体冷自汗，大便溏泻，脉虚沉细。此内伤不足，土受寒湿，以致脾肾虚寒，而发为阴黄也。当用茵陈姜附汤吞八味丸，以散寒燥湿，兼补阴中之阳虚。

谷疸：福，身体尽黄，寒热不食，食即头眩，心胸不安，脉浮迟涩。由于脾衰胃弱，湿热在里，饮食伤脾，谷气不消而成谷疸也。即服茵陈蒿汤，自效。

女劳疸：杨，目黄如金，头眩汗出，手足中热，薄暮即发，

---

① □：疑为“涩”。

② 脉：原字漫漶，据集古阁本补。

诊脉虚弦数。此御女劳伤，真阴亏损，房帏伤肾，而得女劳疸也。当服六味地黄汤加黄柏、栀子、茵陈，以壮水滋阴，兼利湿热。

酒疸：奇，脉浮数滑，系过饮无度，酒毒湿多成热，热则致目发黄，故心中懊侬，烦热作渴，小便不利，而得酒疸之候。《内经》曰目黄者曰黄疸，目者宗脉所聚，诸经有热，上熏于目，故目黄也[1]。宜投四苓散加茵陈、枳椇子，以解酒毒、除烦、利湿热，其黄自退。

黄汗：蒋，大病愈后发黄，汗出染衣，色如柏汁，脉虚细数。由于伤寒汗不能透，表邪不解，自表传里，而湿热郁于阳明，致出黄汗也。先用茵陈饮以清利湿热，然后调养元气。

冯，缘讼案拖累，骤然目黄，呕吐苦汁，肉振汗多，精神困倦恍惚，左关弦急。此因恐怖伤胆，肝郁气滞，而得胆黄之疾，胆既受伤，则脏气之损败可知。即用六味回阳饮加肉桂、黄芪、五味子，以甘温峻补元阳，犹可望痊。若服克伐分利之剂，则危如压卵矣。

湿证黄疸诸剂

葛花解酲汤

葛花　豆蔻　砂仁　木香　青皮　陈皮　人参　白术　茯苓　神曲　干姜　猪苓　泽泻

羌活胜湿汤

羌活　独活　川芎　藁本　防风　甘草　蔓荆子

如身重，腰中沉沉然，中有寒湿也，加酒洗防己、附子。本方除独活、蔓荆子、川芎、甘草，加升麻、苍术，名羌活除

---

① 内经曰……故目黄也：语本《杂病源流犀烛》卷十六。

湿汤。

肾着汤

干姜　茯苓　甘草　白术

有寒者，加附子。

大橘皮汤

滑石　甘草　赤茯苓　猪苓　泽泻　白术　肉桂　陈皮　木香　槟榔

加姜煎。

茵陈蒿汤

茵陈　大黄　栀子

本方加厚朴、枳实、黄芩、甘草，名茵陈将军汤。

上加生姜、灯草，煎服。

防己黄芪汤

防己　黄芪　甘草　白术

加姜枣，水煎，温服。

百一除湿汤　治中湿，身体重著，腰腿痠疼，大便溏，小便或涩或利。

半夏曲　苍术　厚朴　茯苓　陈皮　藿香　炙甘草

茵陈姜附汤

茵陈　干姜　附子

柏皮栀子甘草汤

柏皮　栀子　甘草

七德丸　治生冷伤脾，初患泄痢，肚腹疼痛，凡年壮气①血未衰，及寒湿食滞，凡宜和胃者，无不神效。

---

① 年壮气：原字漫漶，据《景岳全书》卷五十一补。

乌药　吴萸　干姜　苍术[1]　木香　茯苓　补骨脂

神曲糊丸。

茵陈饮　治挟热泄泻热痢，口渴喜冷，小水不利，黄疸，湿热闭涩等证。

茵陈　焦栀子　泽泻　青皮　甘草　甘菊花

六味地黄汤

八味地黄汤

人参养荣汤

四君子汤

六君子汤

右归丸

六味回阳饮俱见中风

小柴胡汤见伤寒

四苓散

五苓散

六和汤俱见暑证

藿香平胃散见疟疾

大分清饮见泄泻

---

① 苍术：原脱，据《景岳全书》卷五十一补。

卷二

肿　胀

宗室禄迪园相国，戊辰仲夏，其太翁年已七十有八，向来饭食甚少，惟好饮酒，缘坐功多年，精神素健，忽下身浮肿，饮食不进，彻夜不睡，烦渴津少，治总无效。余视其肿从足起，上至脐腹，按之随手而起，如裹水之状，肾囊肿如碗大，脉息微细。此火衰土败，过饮无节，湿热积渐，日久致成水鼓。年高得此，服药无益，只宜服生脉散，既能保肺复脉，又可生津止渴，或有生机。遂连服半月，神气苏，肿稍退，能食粥。嗣逐日往视，俱用原方，或偶嗽有痰，加橘红数分，日渐见好。服至两月后，饮食大进，肿退囊消，自五月至八月服人参二斤余而愈。友人问曰：此等危证，仅用生脉散，竟能成功，何也？余答曰：伊虽老而禀质厚，且闭关打坐三十余年，肝肾不亏，此番之肿，不过好饮受湿耳。因高年，不敢轻投重剂，惟用生脉散治之。盖人参甘寒，能泻火热，益元气；麦冬足清阳明之湿热，泻热除烦，行水生津；五味子益气生津，除烦热，消水肿。况时当溽暑，火旺烁金，服之尤宜。老年得此清虚之品，且又对证，所以成功。

大司空①吴白华夫人，年已七旬，素有脾虚泄泻，复患胸痞腹胀，气喘痰盛，饮食不思。治已半年，不效。余曰：脉沉

---

① 大司空：《周礼》“六官”有“司空”，掌水利、营造等事，后世以称工部尚书。

细弱，系元阳不足，脾胃虚寒，中气不健，致三焦胀满，而成气虚中满之恙。经曰足太阴虚则鼓胀①，又曰脏寒生满病②也，即进四君子加熟附、炮姜，温中补土，单救脾气，以冀渐痊。

德京卿，患胸腹胀满，饮食不纳。余视其肢体无恙，惟胀在腹，脉弱迟细。此酒食厚味过度，戕伤脏气，故脾土受亏，转输失职，正气不行，清浊相混，致成单腹胀症，所谓外虽坚满而中空无物，其象如鼓，即鼓胀是也。亟服参术膏，兼吞金匮肾气丸，速救本源。然病成单鼓，使非尽扫尘务，加意珍摄，恐难全愈。

夔州太守张兰沙，任农曹时，醉后乘凉露卧，即遍身痠痛，肢体皆肿，二便不通。医治两月，不效反增，痰喘气急，食不进，不得卧，烦躁欲绝。余诊之，曰：脉盛弦滑而促，皆由酒湿伤脾，露体贪凉，感受风暑湿邪，湿热相乘，著于经络肢节，以致三焦壅滞，通身肿胀，日久则胸膈胀满弥甚。按证虽重，幸年壮脉实，尚可治，亟投廓清饮加乌药、木通，先治其标。遂服二帖，甚效。更用五皮饮加木瓜、威灵仙、白芥子，服数剂，肿渐消，脉亦缓，气苏痰减，食粥便通。后以清利舒筋、理气养血之剂，调治三月，始得全痊。

阳水：戈道长，遍身尽肿，口渴便秘，脉浮弦数。此湿热阳水浸淫三焦，以致清不升，浊不降，隧道阻塞使然。宜用疏凿饮子以解表疏风、祛胀攻坚、淡渗行水，使上下内外分消，其势亦犹疏江凿河之意也。

阴水：甘，肢体浮肿，色悴声短，便利不渴，诊右关沉细。

---

① 足太阴虚则鼓胀：语本《灵枢·经脉》。

② 脏寒生满病：语出《素问·异法方宜论》。

乃脾胃虚寒，土不能制水，故阴水妄行而浮肿。以无郁热，故口不渴而便不秘。即投实脾饮先实脾土，使木不克土而肝和，则土能制水而脾实矣。经曰湿胜则地泥①，泻水正所以实土也。

风水：韩，一身悉肿，恶风不渴，续自汗出，按脉浮有力。此风水在肌肤之间。经曰肝肾并浮为风水②，水在皮肤，故脉浮，里无热，故不渴，病本于风，故汗出恶风也。当用金匮越脾汤③加附子，以泻肺清胃，发越脾气，通行津液，则风水从毛孔中出矣。

麻黄　石膏　甘草　熟附子

加姜枣，水煎，温服。

杨，左关弦急，右脉迟细，是肝木乘土，脾胃受克，阳虚气弱，故恶心多痰，肿胀气急，食减便溏。宜服六君子加白芍、木瓜、肉豆蔻、益智仁、炮姜，以补土平肝、益气化痰，否则恐有中满之虞。

沈，皮肤肿满，脉浮气喘，系脾虚不能制水，故传化失常，肾水泛滥，反渍脾土，壅塞经络，散溢皮肤而然。当服五皮饮以下气行水、渗湿健脾，于散泻之中犹寓调补之意。皆用皮者，水溢皮肤，以皮行皮也。

虫蛊胀：衡，患腹胀大，按之有块，形如抱瓮，肢体瘦削，发热不退。医惟以清热消胀之剂投之，半年不效。余诊脉滑而数，望其唇则红，按其腹则疼，问素嗜肥甘否，曰嗜，因思孙

---

① 湿胜则地泥：语出《素问·五运行大论》。

② 肝肾并浮为风水：语本《素问·大奇论》。

③ 越脾汤：《金匮要略·水气病脉证并治》作“越婢汤”。

一奎①曰诸凡腹疼者，唇色必淡，不嗜饮食②，今见证如此，为蛊胀也无疑。遂用阿魏积块丸，每服一钱，服后果下蛔虫数十条，虫下则热渐减，胀渐消，五下后更用消蛊汤数剂，乃愈。

上焦水溢：陈敬斋，肢体俱肿，少腹不急，喘满气促。医者用实脾导水之剂，兼旬无效。余诊右寸数大，尺脉虚数，此阴虚劳损，火烁肺金，肺热则失其下降之令，以致水溢高原，淫于皮肤而为水肿。经曰：三焦者，决渎之官，水道出焉。上焦不治，水溢高原，中焦不治，水停中脘，下焦不治，水畜膀胱是也。宜投麦门冬汤，盖麦冬清肺，开其下降之源，粳米益脾，培乎生金之母。服之颇效，易以金匮肾气汤，随症加减，三月始愈。

结阳症：卢，视其四肢肿满，热郁不散，脉洪大而数，此为结阳症。经曰结阳者肿四肢③，盖素尝气疾，湿热加之，气湿相争，故为肿也。即宜用犀角汤以清热制火，升清胜湿，利水泄热散结，自效。方书云：今人见手足关节肿痛，全以风治之误矣。

唐云：前患咳嗽气喘，今变肿胀，口渴溲短。今按脉浮数大，乃风邪袭肺，郁而为热，失于下降，脾肺气虚，故气不通利而致肿满。当散风行水，宣其经隧，则肿消喘止。

杏仁　前胡　麻黄蜜炙　款冬花　桑白皮　茯苓皮　陈皮　大腹皮

加姜枣，水煎，温服。

---

① 孙一奎：明代医家，安徽休宁人，字文垣，号东宿，著有《赤水玄珠》《医旨绪余》等。

② 诸凡腹疼者……不嗜饮食：语见《证治准绳·类方》第二册。

③ 结阳者肿四肢：语出《素问·阴阳别论》。

江，中满寒胀，食入反出，四肢厥逆，二便不通，诊脉沉迟小。系脾胃虚寒，多食生冷腻物，而成腹中寒胀、心下痞满之疾。《内经》云胃中寒则胀满①，脏寒生满病也，宜用中满分消汤。按李东垣曰：中满治法，当开鬼门，洁净府。开鬼门者，发汗也；洁净府者，利小便也。中满者，泻之于内，谓脾胃有病，令上下分消其湿，下焦如渎，气血自然分化②。

汪，少腹肿胀，烦渴咽干，小便热秘。按两手脉浮洪数，是湿热下注，壅滞不通，而为肿胀急满。速用八正散加木香、灯草，以利湿泻热行气，使三焦通利，水乃下行。经谓：三焦者决渎之官，水道出焉；膀胱者州都之官，津液藏焉，气化则能出矣。三焦之气一有不化，则不得如决渎而出矣。

孟，脉浮滑数，系酒食厚味过度，湿热壅滞胃脘，致胸膈胀满，气道不清，小水不利。当服廓清饮加乌药、山楂，并用蒜瓣以滚汤煮微热留性，少蘸盐醋，常以佐饮食，大能破气消滞，亦佳法也。

朱，脉沉迟弱，此饮食生冷不节，脾土虚寒，中气不运，故恶食便溏，腹肿胀满而然。宜用厚朴温中汤加熟附、干姜，以除湿散满、行气温中。

永，呕噫胀痛，脉弱沉滑，系饮食所伤，以致脾胃虚弱，水谷聚而不化，寒湿抑遏而胀。即投香砂调中汤，自效。

方，问其腹中胀满，按之不痛，饮食不思，大便稀溏，神疲气倦，脉浮迟涩。乃中气虚寒，脾土受伤，则失其健运之职，以致气虚中满，盖中满者亦谓之胀也。宜服补中益气汤加附子、

① 胃中寒则胀满：语出《灵枢·经脉》。
② 中满者……自然分化：语本《兰室秘藏》卷上。

干姜，以补气治胀满，《内经》所谓塞因塞用也。

郭，小腹胀满，足跗浮肿，胸膈痞闷，饮食不消，胁痛便溏，诊脉虚沉滑。系火衰土弱，脾胃虚寒，元气不足，清阳下陷使然。当服四君子加肉桂、附子、干姜、升麻，以温中益气。第年迈久病，殊难见功耳。

姚，足膝浮肿，胀满呕恶，四肢身腹俱痛。服行气导滞化痰之剂，而痞闷肿胀更甚，按脉沉弱无力。乃脾胃阳虚，寒凝于中，而气弱不能运化所致。宜用附子理中汤，使脾得温补，则肢节运动，而诸证自已。

吴，呕吐食减，胃脘膨闷，少腹肿胀，小水短涩，诊右关沉细。系脾土虚弱，水谷之湿内停，致升降之机失司。宜通太阳膀胱、利湿祛邪之法。

焦白术　制半夏　茯苓皮　陈皮　大腹皮　猪苓　泽泻　制厚朴　汉防己

加姜皮，水煎，温服。

德，腹大脐肿，腰痛，不得溺，饮食不纳，诊脉虚细数。乃肾阴亏损，火烁肺金，二经既虚，渐成水胀之疾。宜晨服六味地黄丸，夕服补中益气汤，使脾肺肾之气交通，则水谷自然生化。

李氏，胸中气凝，胀满上冲，饮食不下，按脉沉细涩。系忧虑结聚，元阳受损，故胃脘气逆而胀也。当服良方温胃汤。

制附子　制厚朴　当归　白芍药　党参　炙甘草　陈皮　炮姜各一钱　川椒去合口，炒出汗，三分

水一钟半，姜三片，煎一钟，食远服。

祝氏，左关弦劲，右关沉滑，此木邪侮土，脾弱多痰，怒气逆于中焦，胀痛连于胸胁。宜服排气饮加白芥子、制半夏，

使肝气条达，则胀满痰滞自已。

肿胀诸剂

金匮肾气丸 治肺脾肾俱虚，遍身肿胀，小便不利，痰气喘急，非此药不效。

熟地 山药 山茱萸 丹皮 茯苓 泽泻 牛膝 车前子 肉桂 附子

蜜丸桐子大。

疏凿饮子 治通身水肿，喘呼气急，烦躁多渴，大小便不通，服热药不得者。

羌活 秦艽 槟榔 商陆 椒目 大腹皮 茯苓皮 木通 泽泻 赤小豆

加姜皮煎。

实脾饮

白术 茯苓 甘草 厚朴 大腹皮 草豆蔻 木香 木瓜 附子 黑姜

加姜枣煎。

五皮饮 治水病肿满，上气喘急，或腰以下肿。

五加皮 地骨皮 茯苓皮 大腹皮 生姜皮

一方五加易陈皮。罗氏五加易桑白皮，治病后脾肺气虚而致肿满。

中满分消汤

川乌 干姜 毕澄茄 生姜 黄连 人参 当归 泽泻 青皮 麻黄 柴胡 吴茱萸 草蔻仁 厚朴 黄芪 黄柏 益智仁 木香 半夏 茯苓 升麻

水煎，温服。

廓清饮 治三焦壅滞，胸膈胀满，气道不清，小水不利，年力未衰，通身肿胀，或肚腹单胀，气实非水等证。

枳壳　厚朴　大腹皮　白芥子　萝卜子　茯苓　泽泻　陈皮

水煎，温服。

厚朴温中汤

厚朴　陈皮　甘草　木香　草蔻　干姜　茯苓

阿魏积块丸　治癥瘕积聚痞块，一应难消难化，腹中饱胀，或虫积疼痛，皆能取效若神，不伤元气。

京三棱　莪术各用醋煨　自然铜　蛇含石各烧红醋淬七次，二钱　雄黄　蜈蚣全用，焙燥，各一钱二分　辰砂八分　木香钱半　铁华粉用糯米醋炒，一钱　芦荟　天竺黄　阿魏　全蝎洗，全用，焙干，各四钱　沉香八分　冰片五分

上为细末，用雄猪胆汁杵炼，为丸梧子大，每服七八分，重者一钱，蛊下积消为度，不必尽剂。

消蛊汤

半夏　莱菔子炒　甘草炙，各八分　砂仁　肉豆蔻　紫苏茎叶　陈皮　青皮　枳壳　三棱　蓬术　槟榔　肉桂　白豆蔻　毕澄茄　木香各五分

生姜二片，枣二枚，煎服。

犀角汤

犀角　元参　升麻　木通　芒硝　麦冬　连翘　柴胡　沉香　麝香　甘草

香砂调中汤

藿香　砂仁各钱二分　苍术米泔浸一夜，炒，二钱　厚朴姜制　陈皮　半夏　茯苓　枳实麸炒，各一钱　甘草三分

参术膏

人参　白术等分

用水煎膏化，服之。

八正散

车前子　木通　瞿麦　萹蓄　滑石　甘草梢　栀子　大黄

加灯草，或加木香，煎。

麦门冬汤　治水溢高原，肢体皆肿。

麦门冬五十枚，去心，姜汁炒　粳米五十粒

四君子汤

六君子汤

六味地黄汤

附子理中汤俱见中风

生脉散见瘟疫

补中益气汤见暑证

排气饮见霍乱

反胃噎膈

刘安林提督①，带兵至夔府②防堵时，饮食不能消化，且每食至胃脘，少顷辄出，诊脉沉弱涩。皆由历碌戎行③，饥饱失调，寒积中焦，以致胃阳衰败，则宿食不能运化，其气逆而成反胃也。当进五君子煎加熟附、炮姜，以温中益气、健脾养胃。

阿侍卫，缘好食水果，饮冷酒，患恶心呕吐，痰多食少，腹痛便溏，饮食难化，食入反出，按脉沉迟细。此酷饮无度，伤于酒

① 提督：武官名，清代各省绿营最高主官。

② 夔府：夔州，今重庆奉节一带，为府治所在，因称。

③ 历碌戎行：谓军旅急迫匆忙。历碌，车轮声。戎行，军旅之事。

食，纵食生冷，败其真阳，致损胃气而然。宜服六君子加熟附、干姜、肉豆蔻，以温中补土、化痰实肠。

花总戎①，述胃脘干燥，食下作痛，良久吐出，大便燥结。余曰：脉沉细弱，由于军营终朝劳役，饮食起居不时，气血俱虚，寒积下焦，所以食入幽门，丙火②不能传化，故久而复出，乃命门阳虚，致成反胃也。宜服六味回阳饮，并用韭汁牛乳饮加生姜汁，时时呷之。如行营无乳，或用豕膏③，亦妙，总以润燥养血为上策。

徐，胸膈胀满，饮食不纳，大便艰难，气不得下，脉弦滑数，皆由忧郁气滞，肝虚血燥，瘀血痰火，停阻胃脘，以致浊阴不能下降，故上则噎塞，下则便秘也。即用通幽汤，滋阴以养血，润燥而行血，加槟榔、大黄下坠而破气滞，使幽门通利，则膈噎得开，胀满俱除，是浊阴得下归地之法。连服数帖，下燥粪瘀血甚多而痊。

范氏，年近七旬，呕吐多痰，食不得入，日进粉饮腐浆数钟，且吐其半，脉弱沉细。系中气虚寒，气郁生痰，痰气阻滞胃脘④，妨碍道路，故饮食难进，噎塞所由成也。用理中汤加半夏、姜汁、蜂蜜，遂服四剂，甚效，十帖，得食粥糜，更以十全大补汤加姜汁、白蜜，服药一月，乃安。

德，诊脉弦滑，此由性急喜怒太过，七情伤于脾胃，郁而生痰，痰与气搏，升而不降，故致胸膈痞闷，呕逆噎塞，饮食不下也。宜投五噎散，以治诸气结聚，化痰下气，止噎进食。

---

① 总戎：即总兵，清代高级武官，位在提督之下。

② 丙火：指小肠。

③ 豕（shǐ 史）膏：猪脂。豕，猪，

④ 脘：原作“腕”，据集古阁本改。

周，诊寸关洪大数滑，系肺胃火盛，痰饮阻滞，气逆冲上而食不得入，所谓气有余便是火①，火则生痰作呕。观王太仆②曰内格呕逆，食不得入，是有火也③，宜用枇杷叶煎加甘蔗汁、麦冬、竹茹，以清肺和胃、降火消痰，则噎膈自通。

李兰坡二尹④云：因食后触怒，即胃口胀痛，呕逆痰涎，饭不得下，惟粥饮、黄酒、人乳不吐。余诊两关弦滑，此由忧思伤脾，郁结伤肝，以致痰与气搏，阳气内结，阴血内枯，而使噎塞不通也。当投二陈汤加郁金、枇杷叶、当归、白芍，用秫米煎汤代水，入姜汁、竹沥冲服，可期奏效。

杨云：呕吐反胃，饮可下而食不下，大便闭结细如豆粒，医治四月无效。余诊脉弦急数，乃年高营卫亏损，胃脘干槁，则血液枯竭，遂成肠结，粪如羊矢⑤。服药殊难见效，勉用五汁安中饮润燥养血，以冀万一。

顺天⑥刘别驾⑦，脉虚迟小，此由气血亏损，复因思虑忧恚，致伤脾胃，血液渐耗，郁气生痰，痰则室而不通，气则上而不下，故食虽入胃而反出也。用六君子加当归、白芍、苏子，入白蜜、竹沥、姜汁，以补脾下气、清痰利膈，犹可望痊。若妄行峻利香燥等剂，恐难痊愈。

惠，脉沉细涩，此气血俱虚，真火衰微，胃寒脾弱，不能

---

① 气有余便是火：语出《丹溪心法》卷一。

② 王太仆：即王冰，中唐人，号启玄子，曾任太仆令，后世因称“王太仆”，为《素问》作注，其书为今传《素问》之祖本。

③ 内格呕逆……是有火也：语出《素问·至真要大论》王冰注。

④ 二尹：明清时对县丞或府同知的别称。

⑤ 矢：通“屎”。《庄子·人间世》：“夫爱马者，以筐盛矢。”陆德明释文：“矢，或作‘屎’，同。”

⑥ 顺天：顺天府，明清时于国都北京所设行政机构。

⑦ 别驾：官职名，府尹的佐吏。

消谷，故致宿食不化，朝食暮吐，暮食朝吐，饮食虽入，良久复出，而成反胃也。即服附子理中汤，间投八味丸，以补火生土。

佟，食久而吐，大便不实，胸膈痞闷，呕逆吞酸，脉伏迟细。是由脾胃虚寒，命火阳衰，土无以生，亦犹釜底无薪，不能腐熟水谷，故胀满翻腾，即王太仆曰病呕而吐，食入反出，是无火也①。用六君子加炮姜、白豆蔻、黄连制吴茱萸，早吞八味丸，补命门火以生脾土，服药月余，乃愈。

朱说：每食至胃脘，少顷或半日必呕吐复出，食完不化，痰涎亦多。余诊脉弱沉迟，是脾胃虚伤，寒积中焦，运行失职，饮食不能输化，浊气不能下降，故食虽入胃，复反而出，即洁古②之中焦吐③也。宜服附子理中汤加半夏、姜汁，以温胃止呕。

觉罗麟道长，形容消瘦，气逆痰喘，食不得入，大便燥结，脉见弦数而无和缓之象。总由气血亏损，胃脘干槁，血液衰耗，阴枯阳结而成噎膈。即服二汁饮，以甘寒辛温和胃清膈，第中衰耗伤得此，不能徒恃药饵。张鸡峰④云：膈噎是神思间病，惟内观静养者可治。此言深中病情⑤。

赵中翰，胸膈不利，痰逆喘满，大便秘结，脉弦数滑。此血液衰耗，胃脘干槁，痰火气阻，故食物难入而成噎膈。当服

---

① 病呕而吐……是无火也：语本《素问·至真要大论》王冰注。

② 洁古：即张元素，金代医家，字洁古。详参卷一暑证“易老”条注。

③ 中焦吐：病证名，见《活法机要·吐证》，由食与气相假为积而致，或先痛后吐，或先吐后痛。

④ 张鸡峰：即张锐，宋代医家，蜀地人，字子刚，著有《鸡峰普济方》。

⑤ 噎膈……深中病情：语见《古今医统大全》卷二十七，称“张鸡峰曰”。

人参利膈丸加枇杷叶、竹沥，以利脾胃壅滞、清膈间痰火，使浊阴便降，而噎塞可以宣通矣。

吴驾部，胸中痞满，嗳气干呕，饮食不下，脉虚迟涩，由于病后失调，胃气弱而不和，虚气上逆，故致噎食之疾。当服代赭①旋覆汤以镇虚逆，使气降胃和，则饮食得下矣。

全氏，怒后食饭，患胸膈膨胀，气逆上冲，食不能入，按脉弦滑数。由于忧愁郁结，适与气食相逆，痰涎结聚，壅滞胃脘，阴阳不得升降，遂致噎塞。即用七气汤加陈皮、白芍、官桂，以行气消痰，则郁解结散，而胸次自通。

陈氏，大便闭结，发热消瘦，虚烦口干，食不得下，脉虚细数。皆由忧思郁结，胃脘干槁，火盛血枯，瘀血痰饮阻滞胃口，故食入反出也。即服五汁安中饮，以冀渐愈。

凡反胃证得药而愈者，切不可便与粥饭，惟以人参五钱，陈皮二钱，陈老米一两，作汤细啜，旬日后方可食粥。盖仓禀未固，不宜便进米谷，常致不救。

附录简易数方，以备采择。

甘蔗汁二分，姜汁一分，每服一碗，日三服，即不吐。

柿饼，烧灰存性，酒服一钱，数服即效。

千叶白槿花，阴干为末，老米汤调送一钱，日服三四次，最有效。

芦根五两，水二杯煎一杯，温服，时时呷之，尤效。

杵头糠②，布包，时时拭齿，另煎汤，时时呷之，效。

---

① 赭：原作“赭”，据集古阁本改。

② 杵头糠：舂米时粘在杵头的米糠皮。

反胃噎膈诸剂

韭汁牛乳饮丹溪

牛乳半升　韭菜汁少许

滚汤顿服。

五汁安中饮张任侯

牛乳六分　韭汁　姜汁　藕汁　梨汁各一分

和服。

通幽汤

生地　熟地　桃仁　红花　当归身　炙甘草　升麻

代赭旋覆汤仲景

旋覆花即金沸草　代赭石　人参　甘草　半夏　生姜　大枣

七气汤

半夏　厚朴　茯苓　紫苏

加姜枣煎。

局方五噎散　治胸膈痞闷，诸气结聚，胁肋胀满，痰逆恶心，不进饮食。

白术　南星制　半夏曲　枳壳麸炒　青皮　草果　麦芽　大腹皮　干姜　丁香各一钱　甘草五分

水一钟半，姜五片，煎七分，不拘时服。

发明人参利膈丸①　治胸中不利，痰逆喘满，利脾胃壅滞，治噎膈圣药。按此方必噎膈而大便秘结者乃可用。

人参　当归　藿香　木香　槟榔　枳实　甘草　厚朴　大黄

上为末，滴水丸桐子大，每服二三钱，白汤送下。

---

①　发明人参利膈丸：“发明”指《医学发明》，一卷，金代李东垣撰。该书“膈咽不通并四时换气用药法”有利膈丸，即是此方。

枇杷叶煎　治五噎，立效。

枇杷叶　橘红　生姜

水一钟半煎七分，作二次温服。

二汁饮　治反胃。

甘蔗汁二分　生姜汁一分

二味和匀，每温服半碗，日三服，则吐止。

豕膏

先以当归半斤浓煎取汁，炼过猪油一斤同炼，去其水气，乃入白蜜一斤，再炼少顷，滤净收贮，不时挑服，用治老人之秘结及噎膈闭结等证，必无不效。如果阳气不行者，仍加生姜四两，同当归煎入，或宜酒者以酒送服，亦可。或气有不利者，加杏仁二两，去皮尖，同前煎入，皆妙。或有滞者，当以饧代蜜，更妙。是即《内经》以辛润之①也。

六君子汤

六味回阳饮

理中汤

附子理中汤

十全大补汤

八味地黄汤俱见中风

五君子煎见血症

二陈汤见伤寒

脾　胃

钦使②大司寇陈望坡，道过临淮，晤述一路劳役，精神疲

---

① 以辛润之：语出《素问·至真要大论》。

② 钦使：犹言"钦差"，指负有皇帝钦命的大臣。

惫，手足厥冷，谷道不消，大便溏泄。所带藿香正气并枳实消痞及六合定中等丸，服俱无效。余曰：脉沉迟弱，此脾肾虚寒，火衰不能生土，长途饥饱劳倦，脾虚不能健运所致，非疏散消耗药可愈。当进附子理中汤加肉豆蔻、益智仁、补骨脂，晨服八味桂附丸，以补正气而壮元阳，使胃强脾健，元气日充，则起居精神自必胜常。

抚军①张兰渚，食后胃脘膜胀，饮食不纳不消，倦怠多痰，诊脉虚迟涩。由于案牍思虑过度，劳伤心脾，命火不充，阳衰气弱而然。盖胃司受纳，脾主运化，若能纳而不化，此脾虚之兆。今既不能纳，又不能运，此脾胃之气俱属大虚。即用六君子加附子、干姜、当归、枣仁，补阳益气养营，使气足脾运，则寒痰除而谷食倍进矣。

皖藩②徐月樵，呕恶痰多，饮食少思，腹胀隐痛，大便溏泄，按脉迟细软。系火衰气弱，脾阳不足，胃有寒湿。盖土为万物之母，脾土虚寒，则失其健运之职，故饮食减少，兼寒则呕吐，兼湿则濡泄也。当用香砂六君子加熟附、炮姜、益智仁，以补阳益气、燥湿除痰。

鹾政额秋药，饮食不思，胃口胀闷，烦渴不寐，咽干口疮，便不通爽。诊右关数滑，乃胃有伏火，热伤肺胃津液，以致虚痞不食，九窍不和，皆属胃病也。宜甘凉和胃，使之通降，以清虚热。

石斛　麦冬　竹茹　茯苓　枇杷叶　枳壳　橘红　半夏曲

水煎，加甘蔗汁少许和服。

---

① 抚军：对巡抚之称。

② 藩：藩司，清代对各省布政使之称。

大京兆[1]汪时斋，患呕恶膨胀，食少痰多，大便溏泄，精神疲倦。诊右关细软，尺部沉弱，乃元阳不足，命门火衰，不能生土，脾土之真阴受伤，中州之冲和有损，致为虚寒之候。宜服六君子加熟附、益智、石菖蒲，兼进附子理中汤。遂服数帖，诸证顿减，嗣以人参养荣汤加减为丸而瘥。

道长毛少山云：新岁应酬烦扰，饮食偶伤，即胸膈痞满，胁肋胀痛，呕逆便溏。医以枳术消痞等剂，反致食减痰多，精神疲倦。予曰：两关弦滑，尺脉沉细，此肝郁气滞，脾湿痰停，真阳不足，火衰不能生土，脾虚不能运化而然。即用景岳白术煎送神香散，可期奏效。遂服数剂，痛胀大减。以原方加人参、干姜、熟地，诸症渐退。易用大补元煎暨十全大补汤、右归丸，服温补药百剂，始得全愈。

署宁国温太守，初病呕吐痰涎，继则呃逆连声不已，脉见弦滑。此由木郁气滞，痰饮阻于胃脘，不得升降，脾胃已虚，阳火暴甚，直冲而上出于胃，入于肺而作声也。当用丁香柿棉汤加陈皮、半夏、茯苓、甘草，以祛痰降气，则呃逆自止。

石锦图述：时疫病愈，因饮食叠进，患胃口痞满，胸胁膨胀，恶食，精神疲惫。予曰：右关弦滑，此病后失饥伤饱，脾胃虚弱。盖饥则胃空，而胃家元气必伤，过食则胃实，而脾家之营气亦困，遂致痞满恶食，形神肌色日渐萎弱也。即用枳实消痞丸，消补兼施，使气足脾运而痞自化。

周丹华来函云：向缘火衰土湿，每饭后必腹痛而泻，近来夜睡时刻甚少，日间食少无味，不能健饭。予覆[2]曰：想系忧

---

① 大京兆：唐代设京兆尹，管辖长安京畿地区。清代北京地区为顺天府，长官为府尹，因称“大京兆”。

② 覆：回复。

思劳伤心脾，命火不充，土虚不能运化，气血两虚，故见诸症。当用人参养荣汤与归脾汤相间服之。

那比部，缘暑热炎蒸，多食瓜果冰水，即头疼头重，腹痛便泻，胸膈胀满，饮食不纳，脉沉迟小。此避暑贪凉，外感阴邪，内伤生冷，寒湿滞于肠胃，脾虚不能运化，皆虚寒所致也。宜用厚朴温中汤，使寒散气行，则痛泻胀满自已。

朱，据述素来好饮，食少痰多，近患呕吐泄泻，胸中胀满，小便赤涩。服平胃消导等剂，不应。余诊右关弦滑，此由过饮无度，脾湿停痰，湿热之毒积于肠胃而然。宜投葛花解醒汤以调气温中，化痰疏滞，使湿热从小便出，则酒积除，脾胃健而吐泻自止。

陈，问知素性善怒，昨因醉饱之后骤然昏倒，不省人事，痰喘气促。医以通关散搐鼻，不嚏，以苏合丸灌之，亦不纳。余视其沉昏不语，手足逆冷，六脉沉细，独右关伏而不见，此暴怒伤肝，痰壅膈中，火气上冲，食填太阴，故卒中痰迷。汤药难进，法当涌之，使不化之食从上而出，则塞者通矣，亦木郁达之①之法也。令以鹅翎蘸桐油探吐，即吐痰食甚多，再探再吐，气通而苏。随以二陈汤加枳壳、砂仁、藿香、神曲、石菖蒲服之，乃愈。

陶氏说：素病肝气，胸胁时常胀痛，饮食不纳不消，近则烦渴易饥，且喜食茶叶生米，不知何病，医治无效。余诊右关洪数而滑，此肝郁气滞，阴虚内热，胃有伏火，所以烦渴易饥，能消茶米。即用清胃散加石膏、麦冬、天花粉、炒山栀，以清上中二焦积热，或可渐效，否则恐成消渴之虞。

---

① 木郁达之：语出《素问·六元正纪大论》。

张氏，脉弦沉滑，此由肝郁木旺，克制脾土，气不运化，积滞生痰，壅塞中脘，故致呕吐痰涎，气逆胀满。宜服二陈汤加白术、干姜、香附、益智仁，以调中解郁、降气利痰。

蔡氏，左胁下坚硬高突，着而不移，呕逆胀痛。左关弦急，此缘嗔怒伤肝，邪气居于厥阴，致肝之成积，所谓肥气①是也。先用四物汤加肉桂、香附、莪术、桃仁、红花，辛温以入血络，再议消补兼施之法。

周氏，吞酸呕吐，胸膈痞闷，饮食不消。诊两关弦数而滑，由于诸气郁结而不得发越，阴阳不得升降，故有痰火聚于中焦，脾虚不能运化所致。即用越鞠丸加半夏、茯苓、木香、砂仁，以理诸气，使气畅则郁舒，而饮食自然健运矣。

脾胃诸剂

丁香柿蒂汤 治久病呃逆，因于寒者。

丁香 柿蒂 人参 生姜

一方加陈皮、半夏、茯苓、甘草、良姜。

越鞠丸

香附 苍术 抚芎② 神曲 栀子等分

曲糊为丸。

枳实消痞丸

枳实 黄连 厚朴 半夏曲 麦芽 人参 白术 茯苓 炙甘草 干姜

蒸饼糊丸。

清胃散

---

① 肥气：病名，五积之一，属肝之积。见《难经·五十六难》。

② 抚芎：江西抚州出产的芎䓖。

黄连　丹皮　生地黄　当归　升麻

一方加石膏。

白术煎

白术用冬术，五七钱，土炒　肉桂一二钱　陈皮酌用或不用

水一钟半煎七分，温热服。若治虚寒泻痢呕吐等证，则人参、炙甘草之类当任意加用；若治中虚感寒，则麻黄、柴胡亦任意加用。

神香散　治胸胁胃脘逆气难解，疼痛呕哕胀满，痰饮膈噎，诸药不效者，惟此最妙。

丁香　白豆蔻或砂仁亦可

二味等分，为末，清汤调下五七分，甚者一钱，日数服不拘。若寒气作痛者，姜汤送下。

六君子汤

附子理中汤

人参养荣汤

八味桂附丸

大补元煎

右归丸俱见中风

归脾汤

二陈汤

四物汤俱见伤寒

十全大补汤见中风

厚朴温中汤见肿胀

葛花解酲汤见湿症

呕　吐

瑚淡如制府，任都统①时患呕吐气逆。诊左关弦数，右关浮滑，乃肝气内逆，痰饮聚于胸次，伤及胃中之阳，故恶心呕逆，清涎上涌，食物吐出也。宜进二陈汤加生姜、益智仁、藿香，以和胃化痰、温中调气。

学士张佩青云：素好食牛羊厚味，每胸膈胀满，自以大黄煎汤代茶服之，得泻为快。嗣则呕吐酸痰，服大黄，反吐而不泻。余曰：脉沉迟弱，系过食肥腻，及克伐受伤，以致胃土阳虚，元气亏损，阴血并耗。即用六君子加炮姜、熟附，以温中补土、助阳益气。

观察吴渭崖，久患呕吐，医令常服香砂六君子，奈闻药气即吐。余诊右关虚滑，尺部迟涩，系脾肾中亏，胃气虚弱，故一闻香燥刚剂，不能容受，入口便吐。宜服六味回阳饮加茯苓，补阳之中寓以温润，使阳旺胃强，则呕吐自已。连进数剂，甚效。后以八味地黄汤、理阴煎、养中煎相间服之，乃痊。

饶州②官太守，每食后即呕吐，凡补脾胃、理气化痰之药，遍尝不愈。余曰：右关浮大而软，此胃虚土弱，谷气少而药气多，且过服辛宣燥剂，可以治脾湿不可以治中虚，可以理气壅，不可以理气弱。宜用大半夏汤，以补胃虚而止呕，否则恐有反胃之虞。

大尹钟醴泉，呕吐清水如注，食下不化，肢冷腹痛，按脉沉迟细。乃阳衰气弱，胃土虚寒。盖胃本属土，非火不生，非

① 都统：清代八旗军高级军职，为一旗的长官。
② 饶州：地名，今江西省鄱阳县。

暖不化，是土寒者即土虚也，土虚者即火虚也。宜用二术二陈汤加人参、干姜、熟附，自效。

北城齐吏目[1]，右关滑数，系饮食不节，酒湿伤脾，胃中有热，膈上有痰，故呕吐恶心、胸膈胀痛、小水短赤。议投二陈汤加枳壳、山楂、黄连、泽泻、竹茹、姜汁，以清胃利湿、顺气化痰。

章，饮食入胃，声与物俱出，脉沉迟细。皆因脾胃虚弱，饮食不调，寒气犯胃，以致气逆而食不得下，《机要》云有声有物谓之呕也[2]。宜用六君子汤加熟附、干姜、益智仁，以温补脾土。

景，脉息沉迟，系寒湿伤胃，痰饮滞于胸中，故常作恶心呕吐。即用和胃二陈煎加厚朴、藿香，其呕恶胀满可止。

武，右关滑大而实，询缘每餐必过饱，饮食叠进，以致伤饥失饱，脾虚失其健运，故呕吐时作也。《脉解篇》曰：太阴所谓食则呕者，物盛满而上溢，故呕也。宜节饮食，禁油腻腥膻诸物，每食后服保和丸三钱，姜汤下，消补兼施。

祁，脉浮数滑，乃外感风邪，内伤饮食，故呕吐头痛，憎寒壮热，胸膈满闷。即投藿香正气散，以辛温宣通、散寒利膈，使正气疏畅，则邪逆自除。

鹤铨部[3]乃郎，十三岁，喜食瓜果生冷，病呕吐腹胀。幼科以清利导滞之剂，不效，复加大黄，因而更损胃气，遂致吐

---

① 吏目：官署中的佐吏，掌文书。

② 机要云……谓之呕：按《机要》所指不详，“有声有物谓之呕”见《幼幼集成》卷三，则“《机要》”或是“《集成》”之误。

③ 铨部：主管官吏选拔的部门，多指吏部。铨，选授官职。

蛔。初吐尚少，日甚日多，诸医但知攻虫，旋去旋生，百药罔效。后延余诊视，脉沉细涩，形气羸困，既伤生冷，复误于苦寒克伐，故脾胃虚寒，阴湿气聚，至吐蛔日多者，以胃寒无食，仓禀空虚，蛔因求食而上出也。如但事攻虫，虫去复生，非徒无益，而脾必败坏。急当温养脾胃，以杜寒食化生之源，遂用温藏丸加附子，服未半月而愈。

贻京卿述：偶遇公事掣肘，心绪作恶，即呕吐酸水，烦热燥渴，胁肋胀痛。余诊两关弦数，多因郁怒不适，肝气内逆，木邪侮土，胃火上冲所致，经曰诸逆冲上，皆属于火，诸呕吐酸，暴注下迫，皆属于热是也。即用大清饮加麦冬、竹茹、青皮、栀子，以降火解郁，则呕胀自止。

张，呕吐气逆，心烦躁乱，舌燥口渴，脉洪大有力。此邪在阳明，胃火上冲，肺受火克，表里俱热所致。即用白虎汤加竹叶、麦冬、山栀，以清肺金而泻胃火，服二剂，邪退呕止，更以甘凉清热之剂而痊。大都呕吐多属胃寒，而复有火证，如此者，经曰诸逆冲上，皆属于火，即此是也。

胡，据述十六岁时患呕吐酸水，腹胁疼痛。每治吐以补脾温中利湿之剂，治痛则用姜、茱、桂、附香窜热药，随发随治，终不能愈。余诊左关弦急而数，此湿热郁于肠胃，肝木克制脾土，胃气虚则呕吐，肝火盛故吐酸水，及痛连腹胁，是肝胆之火，而非虚寒也。当用龙胆泻肝汤，以清肝胆三焦之热，自可渐痊。嗣伊曰：前蒙惠之方，适旧恙正发，依服数剂而呕吐止，再服则腹痛除。以十年痼疾，众医皆用温补，而公独以凉药得愈，可闻教乎？予曰：体壮阳旺，脉病又属火证，投以泻火之品，所谓药病相当耳。

周，呕吐烦渴，气逆上冲，脉浮虚数。乃暑热客于肺胃，虚热上逆，故多渴多呕而欲吐。当用竹叶石膏汤，清热以退炎蒸，其呕渴自解。

恒方伯述：脾胃素弱，前月暑热，多食瓜果，即腹痛泄泻，泻止又患呕吐。适友人送红豆丸，服之稍减。近则谷食不纳，呕逆更甚，医治两月无效。余视其形气困惫，手足逆冷，脉息细微，只因中气虚寒，复为生冷所伤，以致元阳亏损，脾胃虚败之极。速用四味回阳饮，以冀回阳于万一，服一剂而呕少止，再剂便能食粥。随进附子理中汤、六君子汤，前后凡三十余剂，俱大加参附，复元①如故。

农部柳宜斋太夫人，体素羸弱，缘避暑受凉，即恶寒呕吐，嗣则时吐酸水不已，且粥汤诸药入口即吐。众医束手，无策可施。余诊之，曰：左关弦急，右关数大，总由年衰气怯，饮食不调，触冒微寒，误投桂附温补，以致肝气上逆，胃津耗竭，虚火上冲，非胃寒症也。急用甘蔗汁、姜汁和匀，陆续与服，暂从清膈和胃之法，庶乎可疗。次日吐少减，易以枇杷叶、姜汁、石斛，冷服二帖，呕吐减半，思饮粥汤。惟神气困惫，以前药加人参、麦冬，甚效。又加半夏、橘红、茯苓，连服数剂，酸痰呕吐俱止，亦能食粥酣睡。后以六君子等汤培补，得愈。

钟氏，因食凉面冷茶，患吞酸呕吐，半月不食，诊脉沉迟细。良②由胃中虚冷，脾胃气弱，故谷食不纳不消，气逆而呕出也。当用藿香安胃散加熟附、半夏，以益气暖胃，使脾健而呕止，自能食谷。

阿氏，呕逆不已，脉虚弦数，乃气郁痰凝，胃热上冲，肝

---

① 复元：复原。

② 良：确实。

胆之火助之，肺金之气不得下降也。即投橘皮竹茹汤，以清肺和胃，肺金清则肝气亦平矣。

托氏，询知缘事忤意，即患胸胁胀痛，呕吐酸水，得食辄呕。诊左关弦劲而数，此由暴怒伤肝，肝火燥盛，气逆上干肺胃，故致呕吐不已也。即投左金丸，用半夏、竹茹、麦冬、枇杷叶煎汤送下，以平肝解郁、清金和胃。

孟氏，胸膈胀满多痰，恶心呕吐，按脉弦滑数。系郁怒致动肝气，胃受肝邪，胃虚则痰饮留于胸中，所以气逆作呕也。当服和胃二陈煎加沉香、枳壳，以疏肝下气化痰，其满闷呕逆自止。

金氏，饮食入胃，少顷吐出，甚至闻食则吐，服药亦吐，烦闷膈满，作渴喜凉。余诊脉洪数滑，由于胃中郁热，痰火壅滞中脘，《机要》云有物无声谓之吐，乃胃火上冲而然也。宜服安胃饮加石膏、竹茹，则吐逆烦渴自愈。

呕吐诸剂

左金丸

黄连六两，姜汁炒　吴茱萸一两，盐水泡

水丸。

养中煎　治中气虚寒，为呕为泄者。

人参　山药　扁豆　炙草　茯苓　干姜

水煎，温服。

竹叶石膏汤

竹叶　石膏　人参　甘草　麦冬　制半夏　粳米

加姜煎。

保和丸

山楂三两　神曲炒　茯苓　半夏各一两　陈皮　莱菔子微炒

连翘各五钱

曲糊丸，麦芽汤下。

大半夏汤 治反胃不受食，食入即吐。

半夏 人参 白蜜

二术二陈汤 治一切呕吐清水如注。

苍术 白术 半夏 茯苓 陈皮 甘草

加生姜煎。

橘皮竹茹汤 治久病虚羸，呕逆不已。

橘皮 竹茹 人参 甘草 半夏 麦冬 赤茯苓 枇杷叶

上加姜枣，水煎，温服。

藿香安胃散东垣 治脾胃虚弱，不能进食，呕吐吞酸，腹痛，不能腐熟。

藿香 人参 陈皮各一钱 丁香五分 生姜十片

水一钟半煎七分，食远服。

红豆丸罗太无 治诸呕吐逆，膈气反胃，亦治寒湿。

丁香 胡椒 砂仁 红豆各二十一粒

为细末，姜汁糊丸皂角子大，每服一丸，以大枣一枚去核填药，面裹煨热，去面细嚼，白汤下，日三服。

安胃饮 治胃火上冲，呃逆不止。

陈皮 山楂 麦芽 木通 泽泻 黄芩 石斛

水煎，食远服。

温脏丸 治诸虫积，既逐而复生者，多由脏气虚寒，宜温健脾胃，以杜其源，此方主之。

人参随宜用，无亦可 白术米泔浸炒 当归各四两 芍药酒炒焦 茯苓 川椒去合口者，炒出汗 细榧肉 使君子煨，取肉 槟榔各二两 干姜炮 吴茱萸汤泡一宿，炒，各一两上为末，神曲糊丸桐子大，每服五七十丸或百丸，饥时白汤下。

大清饮 治胃火烦热，狂班[①]呕吐等证，可与白虎汤出入酌用。

知母 石斛 木通各一钱半 石膏生用，五七钱

水一钟半煎七分，温服或冷服。或加麦门冬。

六君子汤

六味回阳饮

四味回阳饮

理中汤

八味地黄汤俱见中风

二陈汤

白虎汤

理阴煎俱见伤寒

和胃二陈煎见胁痛

藿香正气散见疟疾

姜汁饮见反胃

龙胆泻肝汤见眩运

霍 乱

观将军，统兵西川[②]，驻老木园军营时，忽霍乱吐泻，憎寒壮热，口渴便赤，诊脉浮虚数。此外感暑热，湿气内伤，饮食生冷，伤脾则泻，伤胃则吐，以致阴阳不和，清浊相干也。

---

① 班：通“（辨）斑”。《说文解字注·文部》：“斑者，‘辨’之俗……又或假‘班’为之。”

② 西川：地名，今属四川。

宜进六和汤，以甘温辛香酸淡调和六气。遂服二剂，吐泻顿止。

保定庆方伯，岁杪①自省回旗，除夕多食肥腻酒果，忽夜间霍乱转筋，呕吐泻利，胸腹胀痛。元旦②未便延医，自服大黄丸，病势反增，诊脉浮弦滑。系脾胃素弱，始为寒气所客，继为酒食所伤，阴阳否隔，上下奔迫使然。用藿香正气散加木瓜，叠服三帖而愈。

松茂承观察，驻夔府堵御③时，猝患霍乱转筋，吐泻并作，头疼寒热，按脉浮弦数。乃感受时气寒湿，复伤饮食生冷，故厥气上逆，清浊不分，而挥霍撩乱也。当服不换金正气散加赤苓、苏叶、木瓜，以散邪利膈、去湿导滞，使胃和气舒而客证自退矣。

胡，诊脉弦滑不匀，此情志郁结，外受时疫，一时清浊相混，阴阳乖隔，故心腹绞痛，吐利交作，烦躁闷乱，遂成痰饮霍乱之恙。即用二陈汤加藿香、苏叶、乌药、生姜，以解郁化痰、散邪舒气。

阿，询知呕吐大泻后，患腿筋拘挛急痛，疼迫小腹。按肝脉弦劲，右关沉弱，皆缘暴吐泻后肝胃气血骤损，津液顿亡，枯削于筋，宗筋失养，变为转筋扰乱之恙。当用四君子加木瓜、肉桂、当归、白芍，以益气健脾、养营温经，则转筋疼痛自已。

景，据述前缘饱餐脍炙④，恣饮乳酪，避暑当风取凉，即憎寒壮热，头痛气喘，胸膈胀满，呕吐泻利。余曰：脉浮数滑，由于内伤饮食厚味，外受暑湿风邪，风冷之气归于三焦，传于

① 岁杪（miǎo 秒）：岁末。

② 元旦：农历正月初一。

③ 堵御：筑堤防水。

④ 脍炙：脍，细切的鱼肉；炙，烤肉。

脾胃，脾受寒湿，则水谷不能运化，乃为挥霍变乱也。即用不换金正气散加葛根、苏叶、山楂、神曲、枳壳，解散而兼消导。

安，呕恶泄泻，发热烦渴，脉沉迟小。系感冒暑湿阴邪，酒食生冷不节，故脾胃受伤，而为霍乱反覆不安也。即投缩脾饮加神曲、泽泻、煨姜，以理脾清暑、消食利湿。

屠怡泉大使①，患上吐下泻，头疼寒热，胸腹胀痛，脉浮数大。此内伤饮食生冷，外感暑热不正之气，以致暑食两伤，阴阳扰乱也。即投藿香正气散以散邪利膈，其霍乱吐泻自止。

汪，患呕吐溏泻，身热头痛，胸腹胀满，便秘烦渴，脉浮滑数。乃暑湿伤脾，胃口不清，温凉不调，故阴阳扰乱，湿热邪甚于下而然。宜服五苓散以利湿泻热，则诸症自除。

邵，胸膈搅痛，胀急闷乱，欲吐不出，欲泻不行，按右关沉滑。系内有饮食停阻，外受寒邪闭遏。盖邪浅者易于行动，故见吐利。兹邪深者，阴阳格拒，气道不通，故成干霍乱，俗名搅肠痧也。亟先用盐汤探吐，一以去其滞隔，一以通其清气，使清气得升，浊气得降，从泻而出，自愈。遂如法行之，得吐积滞痰涎，随用排气饮，二剂而痊。大凡邪在上焦，伤食霍乱，痰涎气壅，胸膈胀痛等证，皆宜先用吐法，实有回生之功。

黄，问其因遇疾风暴雨遭凉，即患心腹绞肠大痛而不吐泻，昏沉躁乱，手足逆冷，六脉沉伏。此感受痧气阴毒，入于血分，乱于肠胃，以致升降不利，清浊相混，遂为干霍乱兼痧之疾病。虽危急，当先用放痧法，可愈。以针刺委中穴，刺出紫血甚少，又刺十指近甲处出血，随以华陀危病方，令其冷热任意饮服后，神苏痛缓。旋以宝花散，病退过半，继用和胃健脾之剂调理而

---

① 大使：清代低级官吏。

安。大都霍乱痧症，毒入血分宜针刺放血，毒入气分宜刮出厉气。此证极重，若不用放血之法，难如此速效也。

周氏，患心腹绞肠大痛，上欲吐而不能吐，下欲泻而不能泻，气闭手冷，昏闷不醒。脉急微细，此中痧气，阴毒阻塞中焦，上下否隔而成霍乱。痧毒入于气分，即用刮痧法，并服宝花散，刮出满背红点，痛减神苏，随用解郁顺气之药而愈。

王氏，只生一子，惊风而殇，适伊姑[①]寿旦，未敢放声哭泣，猝然霍乱转筋，胸腹疼痛，目吊痰涌，手足厥冷，两关滑大弦急。乃痰食气凝，邪结中焦，抑遏肝胆之气不得宣通所致。即用烧盐一撮，热水调服，以指探吐，吐出宿食痰涎数碗，痛减膈宽。旋用局方四七汤加乌药、木瓜、茯苓、陈皮，以温中解郁、舒筋化痰。

按霍乱吐泻搅痛后，胃气未清，邪气未净之时，凡一切食饮之类无妨稍迟，万勿急与粥汤，致邪滞复聚，则为害不小，亦不可妄用凉药。道光元年夏间，霍乱痧疫遍行，余有随人陈姓患霍乱痧症，当用刮放之法，并服宝花散，其痧毒已退，甚为平静。讵跟伊小子见其形体委顿，与粥汤食之，前症复发，医药不及而殁。其害如斯，故记之以为戒。

附景岳刮痧新按

向[②]余荆人[③]年及四旬，于八月终初寒之时，偶因暴雨后中阴寒痧毒之气，至二鼓时骤然呕恶，胸腹搅痛，势不可当。暮夜不及购药，以盐汤探吐之，痛不少减，遂连吐数次，乃气愈

① 姑：婆婆。
② 向：往昔。
③ 荆人：对人称己妻的谦词。

升而痛愈剧，甚至上塞喉嗌[1]，声不能出，水药毫不可入，危在顷刻。余忽忆先年曾得秘传刮痧法，用热汤一大碗，入香油一二匙，别择一光滑细口磁[2]碗，蘸油汤内令其暖而且滑，然后两手覆执其碗，于病者背心轻轻向下刮之，以渐加重，碗干而寒，则再浸再刮，良久胸中胀滞渐觉下行，始能出声，顷之腹中大响，遂大泻如倾，其痛遂减，幸而得活。泻后得睡一饭顷，复通身搔痒之极，随发出疙瘩风饼如钱大者不计其数，至三四更而退。愈后细穷其义，盖以五脏之系咸附于背，故向下刮之，则邪气亦随而降，凡毒气上行则逆，下行则顺，改逆为顺，所以得愈。虽近有两臂刮痧之法，亦能治痛，然毒深病急者非治背不可。至风饼疙瘩之由，正以寒毒之气充塞表里，经脏俱闭，故致危剧。今其脏毒既解，然后经气得行，而表里俱散矣。可见寒邪外感之毒，凡脏气未调则表亦不解，表邪未散则脏必不和，此其表里相关，义自如此，故治分缓急，权衡在人。继后数日，闻一魏姓者亦于二鼓忽患此症，治不得法，至五鼓痛极而毙。遇与不遇，诚有幸有不幸也。

上张氏刮痧新按，余昔任闽省粮道[3]时，曾刊于林药樵《沙证全书》[4] 之后。缘每遇霍乱痧证，皆用刮刺之法，甚效，故录之，以备行旅乡僻苦无医药之需，亦良法也。

---

① 喉嗌：咽喉。

② 磁：通“瓷”。《五杂俎·物部》：“今俗语窑器谓之磁器者，盖河南磁州窑最多，故相沿名之。”

③ 粮道：清代设督粮道与粮储道，分掌粮食漕运与储备，皆称“粮道”。

④ 林药樵沙证全书：明清之际福建林森（字药樵）向王凯授《痧书》，经王凯于清康熙间增补，成《痧症全书》三卷。

又针灸法

刺委中穴出血，或刺十指头出血，皆是良法。今西北人凡病伤寒，热入血分而不解者，悉刺两手、腘中出血，谓之打寒，盖寒随血去，亦即红汗之类也。故凡病受寒霍乱者，亦宜此法治之。今东南人有刮痧之法，以治心腹急痛，盖使寒随血聚，则邪达于外，而脏气始安，此亦出血之意也。

霍乱吐泻不止，灸天枢、气海、中脘三穴，立愈。

霍乱危急将死，用盐填脐中，灸二七壮，立愈。

转筋，十指拘挛，不能屈伸，灸足外踝骨尖上七壮。

救急良方

霍乱绞肠痧，以针刺其手指近甲处一分半许，出血即安。仍先自两臂捋下，令恶血聚于指头，后刺之。

又治转筋法，男子以手挽其阴，女子以手揪①两乳。此《千金》法也。

霍乱诸剂

排气饮　治气逆食滞胀痛等证。

陈皮　木香　藿香　香附　泽泻　乌药　厚朴　枳壳

宝花散　治痧之仙剂。

郁金二钱　细辛一两　降香三钱　荆芥四钱

共为细末，每服三匙，清茶稍冷调服。此方凡痧俱可用，屡试屡验，霍乱痧在所必需。继察其或食积，或痰涎，或血滞，或气阻，以及风寒暑湿燥火，随症施治，神而明之，存乎

① 揪：《备急千金要方》卷二十作“挽”。

其人①。

局方四七汤

人参　官桂　半夏　甘草

加姜煎。

华陀危病方

吴茱萸　木瓜　食盐各五钱，同炒焦

砂罐水三碗煮百沸，随病人冷热，任意服之，即苏。

六和汤

缩脾饮

五苓散俱见暑证

不换金正气散

藿香正气散俱见疟疾

六君子汤见中风

二陈汤见伤寒

疟　疾

肃亲王②之二阿哥敬公述：患疟，每日申酉时但热而不寒，烦燥③口渴，欲呕，至夜半热渴方退。医治两月，不效。余诊脉洪弦数，此夏伤于暑，热邪内蓄，表虽解而火独盛，致成瘅疟④在内。经曰肺素有热，气盛于身，发则阳气盛，阳气盛而不衰，故致消烁脱肉，命曰瘅疟⑤是也。即进柴胡白虎煎加知

① 神而明之存乎其人：典出《周易·系辞上》。
② 肃亲王：清代世袭亲王爵位，清太宗皇太极长子豪格始封。
③ 烦燥：烦躁。燥，心焦急。
④ 瘅（dān丹）疟：但热不寒的疟疾。
⑤ 肺素有热……命曰瘅疟：语本《素问·疟论》。

母、花粉、竹叶，遂服三剂，热渴减半。惟余热未尽，津液不足，虚羸少气，易用竹叶石膏汤，甫二帖，津生热退，脉静身凉，疟止而安。

相国曹丽笙述：患疟，间一日发，自酉时起，直至子丑而寒热退，食少痰多。邪热虽轻，而精力衰惫难支，即冀截之。余曰：脉虚细涩，此屡散之后，取汗既多，以致过伤正气，而正不胜邪，故虽只微邪，犹然不息。即进补中益气汤，内加半夏，重用人参、煨姜，但使元气之虚者一振，散者一收，则久疟无不顿愈。此不截之截也。

少司马[①]万和圃夫人，患恶寒发热，寒多热少，口苦耳闭，四肢厥冷，腹痛泄泻，饮食入口即呕。治已月余，无效。诊脉虚迟细，由于感冒暑热成疟，阴阳未分，失于和解，惟事苦寒，脾胃受伤，正气大虚所致。亟用附子理中汤温补中焦，可冀渐愈。少马[②]信，服数剂甚效。更用六君子加姜附，间服四味回阳饮、补中益气汤调摄而安。

光禄卿[③]范叔度五媳，疟疾未止，又兼患痢，疟发间日，寒多热少，痢下日夜无度，脓血稠黏，腹痛后重，汤饮不纳，势已濒危。余曰：肝脉弦数，脾部沉滑，此风暑之邪客于少阳，湿热郁积于肠胃，不得宣通，故疟痢并作。亟用芍药汤先治其痢，行血则脓血自愈，调气则后重自除。证虽棘手，尚无妨也。服二剂，痢痛减半。以原方去大黄、肉桂，加柴胡、升麻，服之甚效。改用黄芩汤送香连丸，服数帖，痢止。更以小柴胡、补中益气汤调理半月，疟亦全愈。

---

① 少司马：明清时对兵部侍郎之称。

② 少马：即少司马。

③ 光禄卿：官名，掌宫廷膳食及朝会酒宴、祭祀祭品等事。

学士陆璞堂，疟疾每日一发，热多寒①少，咽干口苦。诊两关弦数而滑，由于夏伤风暑湿邪，客于半表半里之间，兹秋气收敛之际，表邪不能发越，故进退不已，往来寒热，而成阳疟也，宜服清脾饮。定方后，伊以方有柴胡，畏不敢服，又言其乡云间②盖不用此，亦不知其所以然。余曰：疟必起于少阳胆经，犹咳之不离于肺也。查柴胡味苦微寒，无毒，为足少阳表药。凡治疟疾，俱宜和解，必须此药为引。若不用此，或不服药者③，亦能止，但未免留连时日耳。于是信，服两剂而寒热减半。易用小柴胡汤加归、芍，以和营卫，数帖而愈。

工部吴循之，夏穿重裘，尚觉怕冷，而又自汗不止。问因暑热贪凉，感冒风邪，医疑是疟，屡经汗散，无效。按脉沉迟细，此气虚表弱，易感风寒，阳虚不能卫外，故津液不固，易泄而且畏风，非疟症也。投以玉屏风散加桂枝、芍药，以益卫固表，其汗自止，服之甚效。更以原方去桂枝，加人参、熟附，叠服数帖，脉旺气充，皮衣尽脱。继以补中益气汤，得愈。

学士吴山尊，脉浮弦数，此夏至时行风暑之邪客于三阳经，病致成阳疟。即用三解汤加半夏、黄芩，感邪尚浅，其疟易愈也。

柴胡　麻黄　泽泻　制半夏　黄芩

加姜枣，水煎，温服。

粤东都转④翟云庄，擢滇臬⑤，入都途间患疟，行至濠梁⑥，

---

① 寒：原字漫漶，据集古阁本补。
② 云间：今上海松江的旧称。
③ 者：集古阁本作“疟”，从下读。
④ 都转：即都转盐运使，主要处理各地盐务事宜。
⑤ 臬（niè 聂）：明清时称各省提刑按察使为“臬司”。
⑥ 濠梁：犹言“濠上”。濠，古水名，在今安徽凤阳县境内。

来署就治。视其形气委顿，脉虚弦数，此缘盛暑贪凉，先伤于暑，次感于风，客于营卫之间，腠理不密，复遇风寒，闭而不出，邪深在脏为阴，故致疟发间日也。先用追疟饮并何人饮，继以休疟饮及补中益气汤，随证加减，服药兼旬，其疟遂止。忽皮肤肿满，病者甚惧。余曰：此罗氏所谓病后脾肺气虚而致肿满[①]。用加味五皮饮治之，嗣客证悉退。惟脉虚沉细，精神疲惫，以人参养荣汤、大补元煎、七福饮、六君子等汤相间服之，俱重用人参、桂、附，峻补元阳，调治四旬，全愈而长行矣。

保工部乃郎，九岁，初得疟疾，隔日寒热，饮食不纳，形体羸瘦，脉弱弦迟。此年幼气血俱虚，余气有未能却，而真阴有未能静，故久疟连绵不已者。即用人参七分，煨姜三钱，多多煎服，自止，不问新久兼效，使元气既复，则无有不愈也。

同里周依兰，自岭南至赣州郡，患发热头疼，呕吐腹胀，乍热乍寒，有时迷闷狂妄。余曰：脉弦紧数，皆由感受岚瘴之毒，血瘀于心，涎聚于脾，遂成瘴疟。即投藿香正气散，以辟恶祛邪、散逆除痰，服数帖，颇效。更以六和、小柴胡等汤调治，乃痊。

黄，患疟，三日一作，沽[②]已经年，发在日暮，寒多热少，不饥不食，精力日就狼狈，按脉沉迟细。乃阴亏阳衰，邪气深入阴分，中气虚弱，不能胜邪，所以绵延不休也。当投何人饮加桂、附，以温中散寒，必使自阴而渐阳，自迟而渐早，由重而轻，以冀痊可。

---

① 罗氏……而致肿满：语见《医方集解·利湿之剂》。

② 沽：通“苦”。《说文通训定声·豫部》：“沽，又假借为‘苦’。”

学士莲龛，疟发间日，先热后寒，渴欲饮冷，脉浮弦数。此避暑当风乘凉，先伤于风而后伤于寒，故先热而后寒，病以时作，在《内经》所谓温疟是也。宜用小柴胡汤去半夏，加花粉、知母、山栀、竹叶，以清热和解，自效。

查，按脉浮弦迟，由于纳凉之风寒，沐浴之水寒，先受于腠中，复因秋风凉肃而发，故先寒后热，而成寒疟也。即用二柴胡饮加羌活、防风、川芎，以散外邪从汗出，退则寒热头痛自解。

桂，诊脉沉迟涩，此缘阳气素虚，时当盛暑，乘凉饮冷，多感阴湿，阳不能制阴，遂成牝疟①，故但寒而不热也。宜用二陈汤加桂枝、苏叶、柴胡、川芎、生姜，以散风除湿、化痰利气。

张，病疟，日作寒热，身重，骨节烦疼，胀满自汗，呕逆痰涎，脉滑弦迟。此缘汗出澡浴，腠理开泄，湿舍皮肤，痰积中脘，遂成湿疟。宜服藿香平胃散加草果、茯苓、威灵仙，以燥湿化痰，自效。

吉，左关弦数，右关滑大，系疟邪未清，过食伤脾，以致食滞痰生，食则胀满腹痛，是谓食疟②而然。宜用大和中饮加柴胡、草果、半夏、神曲，以和解消导之。

盛氏，脉虚弦数，乃禀质薄弱，气血虚损，感邪极深，而邪气居于阴分，故久疟不已，似成劳疟之象。即宜滋阴益气，兼和营卫，以冀渐早减轻，方是佳兆。

何首乌七钱　鳖甲四钱，酥炙　当归二钱　党参三钱　柴胡

---

① 牝（pìn 聘）疟：疟疾之多寒者。牝，泛指阴性事物。

② 食疟：病名，因饮食停滞，损伤胃气而致疟者。

白芍　贝母　牛膝各钱半　橘红一钱

加姜枣，水煎，空心服。

顾女，年十六，患疟，三日一作，腹胁下结成癥癖。医药年余，服攻块之剂，多不愈，诊脉虚弦数。此感邪极深，邪伏肝经血分，故致营卫亏损，肝脾俱虚，遂成疟母，乃肝之积也。即用休疟饮加鳖甲、白芍、肉桂、莪术，以益阴补虚，使元气复，脾胃健，则疾疟止而积块消矣。

景氏，怀孕三月，暑热乘凉，忽寒热往来，心烦喜呕，胸胁痞闷，诊脉滑弦数。此避暑受寒，邪客于半表半里，阴出于阳，争阴胜则寒，阳入于阴，争阳胜则热，阴阳相搏，而疟作矣。宜用小柴胡合四物汤，以解表清里养血，则疟止而胎安。

褚氏，胎前患疟，间日一发，热多心烦，口苦喜呕，按脉疾弦数。乃血虚有热，夏伤于暑，客于少阳胆经而成热疟。即宜和解以止疟，凉血清热以安胎。

生地黄　当归　芍药　川芎　柴胡　黄芩　知母　麦冬　竹叶

上井水、河水各一钟，煎一钟，露一宿，五更空心服。

刘氏，产后患疟，寒甚热少，早晏①不一，头疼腹痛，脉浮弦紧。此缘临盆不谨，衣薄受凉，致成寒疟。当用四物汤加桂枝、炮姜、益母草、柴胡，以散寒邪，和营卫，祛恶露，则疟自止。

按丹溪曰：凡疟数发后，便宜截而除之，久则发得中气虚弱，致病邪愈深而难治。余按截疟诸方，虽不可执，亦不可无，第有效于此而不效于彼者，亦以人之气血阴阳各有不同故耳。

---

① 晏：晚。

兹录简易数方于后，以备苦无医药者之需。

一方，截疟神效，用常山末二钱，乌梅肉四个，研烂酒调，临发日早服。世俗畏常山发吐，不知其有神功，但炒透即不吐耳。

一方，不问新久疟，用常山一两，锉碎，以黄酒浸一宿，瓦器煮干，为末，每服二钱，水一盏煎半盏，去滓停冷，五更服之，不吐不泻，效。

一方，治疟神效，用蒜不拘多少，研极烂，和黄丹少许，以聚为度，丸如芡实大，候干，每服一丸，新汲水空心面东吞下。

一方，何首乌忌铁为末，酒调下三钱，临发先服，或煎汤服。

一方，桃仁一味，研烂，不犯水，加黄丹丸，五月五日合。

一方，生鳖甲不见汤煮者醋炙黄，为末，乌梅肉为丸，每服三钱，必效。

一方，治久疟阴疟。荞麦、细曲，不拘多少，用活鳖去头滴血丸之，阴干，未发之先预服三钱，白汤滚下。

一治疟疾奇方：青蒿，采叶子晒干，研末，或为丸，头一日晚预服三钱，次早用热黄酒服三钱，姜汤亦可，浑身热者黄酒服。或暑天走路，喉干口热者，冷水服，即能解暑除热。此药又能治阴虚聋哑。

一治久疟效方：大枣肉二个，去皮核，斑蝥二个，焙研，同入枣肉研匀，加熟猪油少许，捏成饼子指头大，贴在两眉中间印堂上，一周即愈。

一方，治疟疾，不拘老幼，一服即愈。苦参一味，为细末，用好醋打面糊，丸桐子大，临发之日早晨用桃枝七寸、柳七寸泡汤一茶钟，服三钱。

一方，治小儿温疟，鸡肫黄皮，煅灰存性，男雄女雌，乳和服之。

一方，治各种久疟，夜明砂为末，每用冷茶服一钱，立效。

一方，治疟疾，用公道颗草尖煎水，于未发之前先洗足，即愈。

又方，用旱莲草捶烂，置左手寸口上，以古钱压定，将帛系住，良久起小泡，谓之天灸，止疟甚效。

疟疾诸剂

柴胡白虎汤　治阳明温热，表邪不解等证。

柴胡　石膏　黄芩　麦冬　甘草

加竹叶二十片，水煎服。

黄芩汤

黄芩　芍药　甘草　大枣

藿香正气散

藿香　紫苏　白芷　大腹皮　茯苓　白术　陈皮　半夏曲　厚朴　桔梗　甘草

加姜枣煎。

清脾饮

青皮　厚朴　柴胡　黄芩　茯苓　白术　甘草　半夏　草果

加姜煎。

芍药汤　治下痢脓血稠黏，腹痛后重。

芍药　归尾　黄芩　黄连　大黄　木香　槟榔　甘草　肉桂

每服五钱。痢不减，加大黄。本方除肉桂、甘草，加枳壳，名导滞汤，一作导气汤。

大和中饮　治饮食留滞积聚等证。

陈皮　枳实　砂仁　山楂　厚朴　泽泻　麦芽

水一钟半煎七分，食远温服。

何人饮　截疟如神，凡气血俱虚，久疟不止，或急欲取效者，宜此主之。

何首乌　当归　人参　陈皮　煨姜

追疟饮　截疟甚佳，凡血气未衰，屡散之后而疟有不止者，用此截之，已经屡验。

何首乌　当归　甘草　半夏　青皮　陈皮　柴胡

用井水、河水各一钟，煎一钟，露一宿，次早温服。

休疟饮　此止疟最妙之剂也，若汗散既多，元气不复，或以衰老，或以弱质，而疟有不能止者，俱宜用此，此化暴善后之第一方也。其有他证，加减俱宜如法。

人参　白术炒　当归各三四钱　何首乌制，五钱　炙甘草八分

水一钟半煎七分，食远服，渣再煎。或用阴阳水①各一钟，煎一钟，柤亦如之，俱露一宿，次早温服一钟，饭后食远再服一钟。

藿香平胃散又名金不换正气散

藿香　半夏　苍术　厚朴　陈皮　甘草

加姜枣煎。

玉屏风散

黄芪　防风　白术

为末，每服三钱。

四味回阳饮

① 阴阳水：新汲的井水和多次沸腾的沸水（百沸汤）。见《本草纲目》卷五。

六君子汤

附子理中汤

大补元煎

人参养荣汤俱见中风

小柴胡汤

二陈汤

七福饮

四物汤俱见伤寒

六和汤

补中益气汤俱见暑证

竹叶石膏汤见呕吐

二柴胡饮见腰痛

香连丸见痢疾

痢　疾

宗室晋公，泻痢月余，绝谷数日，自虑难痊。余曰：脉沉细微，此虚寒久痢，过服苦寒攻击，致元气脾肾俱损，脂膏剥削受伤，故腹痛后重不已，愈痛则愈欲下泄，愈泻则愈痛而脱肛也。亟进真人养脏汤温补固涩，服之甚效。以原方加升麻、熟附，痢减肛收。更用异功散加温补升提之品，乃安。

相国王惺园，七十有六，患痢两月，医论寒热虚实不一，延余决之。按脉大滑数，缘湿热蕴积，初作失于清解，郁久则营卫俱伤，气血皆滞，致大便下迫不止。虽年高久痢，而幸非虚证，宜宗①河间用芍药汤，行血则脓血自愈，调气则后重自

① 宗：效法。

除。遂服二剂，下积滞甚多。惟脉尚大，后重未解。以原方去大黄、槟榔，加升麻提之，服之脓垢后重俱止。至①腹中尚有微痛，乃营气不和，肝木乘脾，以芍药甘草汤和之，继用归芍异功散调摄而痊。

祝侍御，泻痢不止，肠鸣切痛，闻食则呕，诊脉浮大无力，右尺倍觉濡软。系火衰不能生土，致脾肾虚寒而成冷痢。且肾为胃关，开窍于二阴，未有久痢而肾不亏者，故治痢不知补肾，非其治也。即用胃关煎加桂附，可期奏效。

瑞司马，脉大滑实，此过食肥甘厚味，停蓄中焦，不得施化，致胸腹胀满，痞闷不安，积滞作痛而成实痢。当服枳实导滞丸以推荡之，先去其积，积去其痢自止。此通因通用，痛随痢减之法也②。

安，久病痢疾，脉沉细弱。此过服苦寒攻下，以致脾胃受伤，营卫俱虚。即以十全大补汤服数帖，颇效。易用补中益气汤加炮姜、桂、附，服药月余，乃瘥。

白，下痢赤白，脓血相杂，里急后重，胸腹胀满，舌燥胎厚，脉浮数大。由于饮食不节，停滞中脘，寒暑所伤，湿热蒸郁而成。即以大黄三钱煎汤，送香连丸二钱，以行气导滞、燥湿清热，其痢自可渐痊。

倪，久痢不止，不饥不食，脉迟细涩。缘过服攻击重剂，以致正气受伤，脾胃虚损。即投附子理中汤，温补中焦、升阳益胃治法。

托，久下脓血，色如猪肝，频出无禁，脉息细微。乃脏腑

---

① 至：至于。

② 此通因通用……痢减之法也：语出《景岳全书》卷二十四。

俱虚，脾气败极，故肠胃下脱，俗名刮肠痢是也。若再投痢药，则迟误匪浅，急用济生六柱汤加益智仁、白芍，或可冀其万一。

武，下痢半年，米谷不化，肠鸣腹痛，脱肛红白，日夜无度，按脉虚沉细。乃虚寒久泻，元气受伤，脾肾俱损，以致气脱形脱也。即服诃子散，用人参汤空心调服，以固虚脱而止久泻。

钱，泻痢三月，屡止屡发，诊脉弦滑数。此湿热郁于肠胃，既失清解，又因兜涩太早，以致积热未除，而成休息之疾。宜服香连丸，用异功散加枳壳煎汤送下。

勒公相①，总统川陕军务，驻达州行营，时夏秋交际，患痢，治总无效。彼时居停②张兰沙太守随营总理粮饷，飞札代延，兼程而往。询其先得泄泻，后患痢疾，便如鱼脑，肠鸣切痛，闻食则呕，已濒于危。简③所服，皆芩、连、木香、枳、槟、归、芍等剂，有进大黄下药及异功散者，俱疑而未果。余曰：诊得脉虽洪大，按之无力，候至右尺，倍觉涩软，由于戎幄焦劳，饮食不节，起居不时，胃弱阳虚，寒伤肠胃，以致下为飧泄，久为肠澼④，命火阳衰，不能生土。营卫脾肾大虚之后，亟须参附，尚可回阳。遂用四味回阳饮加白术，连服三帖，痢痛大减。更以六君子加桂、附、炮姜，呕痢自止，亦思食粥。再用补中益气汤加姜、附，间以六味回阳饮，服药旬余而安。

---

① 公相：对显宦高爵者的尊称。

② 居停：居停之处的主人。

③ 简：查阅。

④ 肠澼（pì 僻）：痢疾的古称。见《素问·通评虚实论》。

制府孙平叔[①]，当编修时，秋初患痢，凡枳朴香连等剂服之，月余无效。余诊右关滑大有力，由于酒醴不节，饱食太甚，停滞中脘，湿热壅甚，积于肠胃，致成实痢失下之证。亟用芍药汤去肉桂、甘草，加石菖蒲、枳实，下出秽物有限。其痢虽减，而脉尚有力，仍以前方倍加大黄，便出积滞如鱼肠者甚多，调理半月而安。

中丞吴剑楼，任宁国府时，长夏在省，患痢月余。诸医无效，转乞方伯札调诊视。余往诊之，曰：久痢气血两虚，速当温补，痢疾之药一概停止。即用十全大补汤加炮姜、熟附，速投数剂，兼进补中益气汤加炮姜、桂、附，服药十余剂而愈。

成，下痢已久，乍作乍止，身发热，脉滑数。由于邪气未曾涤尽，初愈即恣食厚味，遽止而复作者，休息痢是也。宜宗喻氏用逆流挽舟之法，以活人败毒散引其邪而出之于外，其痢自止。

扎，餐泄[②]三月，复患血痢，脉迟细弱。乃属阳虚阴脱，元气脾胃虚极，故先泄而后痢也。即用附子理中汤，服数剂甚效，更以八珍汤加升麻、炮姜升举之药，乃愈。

施，久患白痢，邪迫而后重，至圊[③]稍减，饮食不思，精神日败，按脉迟细涩。乃胃弱气虚，土不能生金，肺与大肠气伤而下坠也。即服补中益气汤加熟附、炮姜，连服十剂，痢减过半。兼用十全大补汤二十余日，霍然起矣。

伊，右关沉滑，此因过食生冷瓜果，脾经受湿，脾虚则不

---

① 孙平叔：即孙尔准，字平叔，嘉庆间进士，曾任翰林院编修，官至闽浙总督。

② 餐泄：水谷不化的泄泻。

③ 圊（qīng 青）：厕所。

能统摄，故致血痢腹痛。当投芍药地榆汤，以燥湿强脾、清热凉血。

焦苍术　地榆　芍药　阿胶　卷柏

水煎，温服。

曹，两寸浮数，左关弦滑，此心肺邪热，肝经郁结，以致热毒成痢，下血不止也。宜清肺养肝、和营调气，其血痢可止。

郁金　槐花　甘草　黄芩　芍药　阿胶

水二钟煎八分，空心送香连丸二钱。

陆，泻痢红白，腹痛后重，烦热口渴，小水短赤，诊脉浮数大。系感受暑邪湿热，滞于肠胃，失于清解，而成热痢也。宜退热除湿，散逆和营。

香薷　黄连　阿胶　赤茯苓①　黄芩　白芍　甘草　木香　槟榔

黄，疟后患痢，腹疼后重，脓血相杂，按脉沉迟涩。系胃弱阳衰，中气虚寒，其窘迫后重者，乃清气下陷耳。当用补中益气汤加炮姜、熟附、粟壳②，以升提温补，可冀渐痊。

朱，久痢不食，脉见虚数，乃胃中湿热之毒薰蒸清道而上，以致胃口闭塞，而成噤口之证。即宗丹溪，用人参、黄连等分煎浓，加姜汁，细细呷之，如吐再吃，但得一呷一咽，胸次一开，自然思食。外用田螺捣如泥，纳脐中，引火热下行，最妙。

松，痢疾噤口，食不得入，且到口即吐，按脉浮数。此邪在上膈，火气冲逆使然，宜用清热开通法。

黄连　木香　桔梗　橘红　茯苓　石菖蒲　石莲肉

---

① 苓：原字漫漶，据集古阁本补。

② 粟壳："粟"原作"栗"，据集古阁本改。

庆氏，怀妊泻痢，腹痛气坠，呕酸食少，胎气不安，诊脉虚迟缓。乃气血不足，胃弱阳虚，以致脏寒气滞而成此证。宜服温胃饮加芍药、木香、砂仁、升麻，温中祛寒，和营调气，以止痢而安胎。

蔡氏，妊娠下痢，腹痛后重。余曰：凡受胎五月，脉当但疾不散，今六脉虚缓，乃血虚气滞，寒侵脏腑，则寒邪下迫，而成虚痢。宜用胶艾汤加白术、续断、木香、炮姜，以养血补阴，益阳调气。

史氏，产后病疟，又患痢疾，脓垢后重，腹胁疼痛，诊脉弦滑数。皆缘新产衣被单薄，感邪客于少阳，饮食失调，损其胃气，故疟痢并作。当服小柴胡汤加归、芍、青皮、木香、草果、知母，以和解清热调气治法。

吴氏，怀孕患痢，下血鲜红，脉大滑数。系冲任经虚，阴络受伤，血为热迫，以火性急速，故随溢随下也。宜用四物汤加黄芩、白术、阿胶、银花、续断，以清热凉血，则痢止而胎安。

少司农韩兰亭述：向患痢经年，百药无效。适有戚好自蜀来都，带有一药，名鸦胆子，大如豌豆，去壳用仁，味极苦，能治久泻热痢，屡试屡效，须忌食鸭百日，否则必发。当信，用七粒，以龙眼肉包裹，开水送下，半日腹痛异常，连泻十余阵，下浊垢甚多。越日腹痛消减，仍进七粒，又次日再投七粒，痢大减。改用五粒，连服四日，竟获全愈。自后京师盛行此药。闻此药兼治便血，曾晤舒益斋太守，云：素患肠红①，任长沙府时，有友人传治便血偏方，令先服凉血疏风药数帖，继用鸦

① 肠红：便血。

胆子七粒，以圆肉裹之，滚汤下，两服可愈。惟包之不紧，入胃，必吐出苦水如胆汁，然无害，以米汤饮之即止。按鸦胆子，《本草纲目》暨本草诸书俱未载，大概味苦性寒而涩，出产西川，湖南、贵州亦出，治热痢久痢见效。如初痢寒痢，似非所宜，且入胃即吐，其性味苦寒可知，故记之，以为好学者续增本草之备云尔。

痢疾诸剂

芍药甘草汤 治腹中不和而痛。

白芍药 炙甘草等分

加黄芩，名黄芩芍药汤。

枳实导滞丸

大黄 黄芩 神曲 茯苓 枳实 黄连 白术 泽泻

蒸饼为丸。

诃子散

罂粟壳 诃子 干姜 橘红

为末，空心服。

香连丸

黄连十两，吴茱萸五两同炒，去茱萸用 木香二两四钱，不见火

醋糊丸，米饮送下。

济生六柱汤

人参加倍 白术 熟附 煨木香 肉豆蔻 诃子肉各等分

每三钱，姜三片，盐少许，空心服。

真人养脏汤

罂粟壳 诃子 肉桂 白术 肉豆蔻 木香 人参 当归 白芍 甘草

温胃饮

治中寒呕吐，吞酸泄泻，不思饮食，及妇人脏寒呕恶，胎气不安等证。

人参　白术　扁豆　陈皮　干姜　炙甘草　当归

水煎，温服。

四物汤合四君子，名八珍汤。

四君子汤

附子理中汤

异功散

六君子汤

四味回阳饮

六味回阳饮俱见中风

四物汤

小柴胡汤俱见伤寒

补中益气汤见暑证

芍药汤见痓疾

胃关煎见泄泻

胶艾汤见胎孕

活人败毒散见瘟疫

泄　泻

制府方莱青，述曩①在口外，饮食不调，且好食瓜果生冷，遂得脾泻病。数年来治难全愈，每上差随扈②，深虑有误。余曰：脉沉迟涩，此肾命火衰，寒湿侵脾，大抵多由泛用消食利

① 曩（nǎng）：从前。

② 随扈：跟随皇帝出行护驾。扈，随从。

水之剂，损伤真阴元气，不能主持，致成久泻。当进胃关煎加熟附、肉豆蔻，再用一炁①丹途次随带，常服最妙，使脾肾充固，则久泻自已。

中丞胡果泉，脾虚溏泄，经年不已，续觉腰痠足软，精神日衰，不能耐劳，按脉弱沉细。乃思虑过甚，劳伤心脾，阳虚气怯，火衰不能生土，以致脾胃虚寒，大便不实也。宜服右归丸去当归，加人参、补骨脂、肉豆蔻，益火之原，以培右肾之元阳，则神气自强，虚泻亦止。

京卿常子千，泄泻呕逆，小便不利，烦热口渴，诊脉浮虚数。系感暑湿热邪，脾土受伤，盖湿胜则脾不运，土不能制水，并于大肠则泄泻，水停心下则呕逆，暑先入心，故烦渴。宜用五苓散以利湿泻热，使表里两解，则诸证自退。

贺虚斋侍御，食瓜果肥腻过多，患恶心呕吐，暴泻如水，疲倦懒言，周身汗出，四肢厥冷。余曰：脉虚微细，固系饮食生冷伤胃，亦感染不正之气，呕吐伤脾，泻多亡阴，则气随泻去，而见阳衰气竭之象也。先用洁古浆水散温中和胃，继以参附峻补元阳，尚可望痊。奈举家无主，不能信从，惟用消导清利之剂，竟致不起。

顾太史，久病飧泄，脉沉迟细。此由脾胃虚弱，脏腑停寒，虚滑气脱，故每食必泻。即用大断下丸加人参，所谓虚者补之、滑者涩之②是也。

少宰③文远皋，夏初泄泻，米谷不化，见食则恶。自服五

① 炁（qì气）：同“气”。《玉篇·火部》：“炁，古‘气’字。”
② 虚者……涩之：语本《妇人大全良方》卷八。
③ 少宰：明清时对吏部侍郎的尊称。

苓散及大黄丸，无效。诊脉虚弦滑，系饮食太过，肠胃受伤，致清气下降而不升，冲和之气不能化而令物完出，经曰清气在下，则生飧泄①，又曰春伤于风，夏生飧泄②也。即用升阳除湿汤，遂服四剂，乃止。

观察陈莼溪，脉弱沉迟，此脾肾虚寒，火衰土弱，饮食失调，酒湿伤脾，致有呕恶痛泻之疾。当服五德丸，加苍术、肉豆蔻、胡椒。若不节酒果厚味，恐难速效。

杨农部，每五更时必泄泻数次，两年不愈，诊脉虚迟小。此脾肾虚寒，元阳不足。盖肾为胃关，开窍于二阴，所以二便之开闭皆肾脏之所主，今肾中阳气不足，则命门火衰而阴寒独盛，故于子丑之后，当阳气未复、阴气盛极之时，即洞泄不止也。须用胃关煎吞八味地黄丸为宜。

少尉王秀川乃郎，十岁，患泄泻月余，绝谷数日，形气虚怯，倦怠懒言，两足浮肿，肢体厥冷，脉息细微。予曰：始由生冷饮食伤脾，复服苦寒克伐重剂，以致阳虚气竭，脾土败极，证甚棘手，勉用四味回阳饮，速救元阳虚脱。遂叠服数剂，更以六君子及补中益气汤，俱加桂、附、炮姜，服药月余，竟获全愈。

参军查蔼亭，酒后露体纳凉，即餐泄身热，胸膈胀满，水谷不化，泻后气坠，按脉浮数滑。乃脾受湿热，风邪干胃，木来侮土，清气下陷而然，经曰清气在下，则生餐泄③，湿胜则濡泄④也。宜服升阳除湿汤。

---

① 清气……飧泄：语出《素问·阴阳应象大论》。

② 春伤于风……飧泄：语出《素问·阴阳应象大论》。

③ 餐泄：《素问·阴阳应象大论》作“飧泄”。

④ 湿胜则濡泄：语出《素问·六元正纪大论》。

朱篠斋明府云：次子年方舞象①，大便溏泻，小便短赤，食少体瘦。余曰：想系饮食冷滞所伤。凡脾虚作泻而小水不利者，以土不制水，清浊不分也。宜先服胃苓汤以微温而利之，继用资生丸健脾开胃，实肠止泻，常服尤佳。

朱素人，醉饱贪凉，脱衣露卧，即吐泻交作，小便短涩，胸膈胀硬，不能躺卧，诊脉大滑数。此外有所感，内有所伤，纵肆酒果肥甘，湿热痰食壅滞上焦所致。宜先用烧盐，熟水调服，以指探吐，即吐出宿食痰涎甚多。旋用葛花解酲汤，以温中利湿而瘥。

李星涛，溏泻呕恶，完谷不化，食少痰多，诊脉弱沉滑。系高年丹田不暖，尾闾②不固，阴中少火，中焦易寒③，以致脾胃阳虚，不能运化。即用六君子加桂、附、干姜，服之颇效，易以附子理中汤并胃关煎而痊。

蔡西林，年衰体胖，时多痰喘，五更溏泻，久不能愈，诊脉弱沉涩。系下元虚寒，火不生土，以致命门不暖，关门不固，脾肾肠虚而然也。宜服五味子丸加附子治之。

人参　白术　北五味子　破故纸各三两　山药　茯苓各两半　吴茱萸汤泡　川巴戟去心　肉果面煨，各一两　龙骨两半，煅　制附子一两

上炒，为末，酒糊丸桐子大，每服百余丸，食前白汤或米汤任下。

姚云：好饮多泻，若一日不泻，反觉热闷，以致精神困倦，饮食不纳。余诊脉旺有神，向缘禀赋素厚，胃气强盛，随饮随

---

① 舞象：成童之年，男子十五岁至二十岁。

② 尾闾：海水所归处，见《庄子·秋水》，此指下焦。

③ 丹田不暖……中焦易寒：语本《景岳全书》卷二十四。

泻，虽泻不致伤气，而得泻反以去湿。按朱丹溪曰：因伤于酒，每晨起必泻①。又王节斋曰：饮酒便泻者，此酒积热泻也②。须先服大分清饮加葛花分利湿热，继用六君子调补虚气为宜。

清，自利水泻，腹痛肠鸣，按脉弦数。乃阴阳气血不和，木盛克土，故痛一阵，泻一阵，即火泄证也。当投痛泻要方，以散肝燥湿醒脾，使气行则痛泻自止。

施述：泄泻经年，食少痰多，胸中胀满，四肢倦怠。常服六君子汤，无效。余曰：右关缓弱，是脾胃虚寒，阳气不升，脏气不固。所服之方，深合病情，即以此方加炮姜、熟附、肉果、升麻，以温中益气、升阳实肠。盖汤者荡也，治泻非宜，必须为丸，使丸药入胃，停留片时，药性既发，然后敷布，方能见功。遂如法服之而痊。

康，大便溏泻，小水不利，饮食减少，诊脉沉虚软。乃阳虚气弱，寒湿伤脾所致。宜服异功散加白芍、炮姜、木香、肉豆蔻、泽泻，以补土利湿。

高，腹中痛泻，凡消食利水之剂，遍尝不效。予按左关弦急，右关虚缓，由于木强土弱，盖脾虚故泻，肝实故痛。与食伤不同，凡食伤腹痛，得泻便减，今泻而不止，故责之土败木贼也。当服六君子加煨木香、砂仁、白芍、益智仁，以补脾疏肝，使气行则痛泻自止。

吴，久患溏泻腹痛，所泻之粪澄澈清冷③，泻出色④白。服分利固涩之剂，无效。余曰：脉弱迟细，系脾土伤湿，中焦虚

① 因伤于酒……晨起必泻：语出《丹溪心法》卷二。
② 饮酒便泻……热泻也：语本《明医杂著》卷二。
③ 清冷：原字漫漶，据集古阁本补。
④ 泻出色：原字漫漶，据集古阁本补。

寒，脾虚不能健运，故糟粕不化，泻出色如鸭粪，所谓鹜泄是也。宜用附子理中丸以温中祛寒，自愈。

观察孙渊如，任刑曹①时，夏间水泄，完谷不化，不思饮食，四肢困倦，小便黄赤，诊脉虚迟涩。此感受风暑湿气，脾寒胃弱，而致飧泄，经曰春伤于风，夏生飧泄，谓完谷也。宜用升阳除湿汤加人参。遂服三剂而痊。

河院张芥航，在京候选县令时，缘醉饱后胸膈膨胀，恶心多痰。自屡服熟军丸，遂泄泻不止，见食则恶，神疲气倦，懒于言语，诊脉虚迟细。皆由酒食不节，误服大黄攻击之药，致脾胃受伤，元阳败极，清气不能上升，则脾虚下陷之泄也。亟用补中益气汤去当归，加熟附、炮姜、肉豆蔻，重用人参，日进二剂，四日而泻遂止。但尺脉沉微，痰多食少，余曰：此火衰不能生土，肾虚水泛为痰，非八味地黄丸不可，应与前方并进。后以大补元煎暨十全大补汤，相间投服百剂，始能全愈。

梁，暴得泄泻，小便不利，胸腹胀满，烦热口渴，诊脉浮数滑。皆由酒湿伤脾，口腹不慎，积热内盛，以致水土相乱，并归大肠。即投大分清饮加黄连、枳实，去其湿热，泻而利之，故曰治泻不利小水，非其治也②。

冯述：大便泄泻，脐腹隐疼，谷食少思。常服香砂六君子汤，不应。予云：脉虚迟涩，此缘命门火衰，不能生土，脾肾虚寒，脏气不固而然。当用八味地黄汤送四神丸，大补下焦元阳，使火旺土强，则腹疾自愈矣。

景氏，怀孕四月，泄泻呕恶，胸膈胀闷，按脉滑数。乃脾

---

① 刑曹：官府中分管刑事的属官。曹，分科办事的官署。

② 治泻……治也：语出《景岳全书》卷二十四。

胃虚弱，过食酸冷之物，湿热壅于中焦，胎气滞满而然。宜用小和中饮加半夏、砂仁、藿香，则呕泻止而胎自安。

祥氏，产后脉迟沉细，脐腹疼痛，泄泻。此缘坐草艰难，过劳心力，感受阴邪以致寒侵脏腑，泄泻不止①。当服附子理中丸加木香、补骨脂，温补脾肾而愈②。

恩氏，溏泻腹痛，滑不能止，按脉沉迟涩。由于新产气血亏损，脏腑虚寒，脾胃失调，营卫不和，故致痛泻不已。即用茱萸断下丸，治以温补固涩之法。

中丞陈芗谷，在湖北试用司马时，随明德二帅入川剿贼，至夔府，忽暴泻如水，一身尽痛，呕吐汗出，气短不能言。余诊脉虚沉滑，此感受风寒湿气，客于中脘，脾土虚寒，不能制湿而然。症虽急重，幸脉不浮数，尚易痊也。即用浆水散以祛寒湿，服三剂而呕泻俱止。

泄泻诸剂

浆水散

制半夏钱半　制附子　炮姜　肉桂　良姜各一钱，　炙甘草五分

用浆水一钟半煎至半钟，热服。

罗谦甫取地浆法

于墙阴掘约二三尺深，入新汲水搅之，澄清，名曰地浆，服之则气和而霍乱吐泻自止。既取土气，又取墙阴及新汲水，盖阴中之阴能治阳中之阳。

胃关煎　治脾肾虚寒作泻，或甚至久泻腹痛不止，冷痢

① 泄泻不止：原字漫漶，据集古阁本补。
② 脾肾而愈：原字漫漶，据集古阁本补。

等证。

熟地　山药　扁豆　炙草　焦姜　吴茱萸　白术

一炁丹　治脾肾虚寒，不时易泄，腹痛，阳痿怯寒等证。

人参　制附子

蜜丸绿豆大，每服三五分或一钱，开水送下。

五德丸　治脾肾虚寒，餐泄鹜溏等证，或暴伤生冷，或受时气寒湿，或酒湿伤脾，腹痛作泻，或饮食失宜，呕恶痛泻，无火等证，无不神效。

补骨脂　吴茱萸　木香　干姜　北五味

汤浸蒸饼丸桐子大，每服六七十丸，开水送下。

四神丸

破故纸　五味子　肉豆蔻　吴茱萸

大断下丸

干姜　高良姜　细辛　附子　牡蛎　赤石脂　龙骨　肉豆蔻　枯矾　诃子肉　酸石榴皮

资生丸

人参　白蔻　莲肉　黄连　桔梗　芡实　白术　山楂　神曲　橘红　山药　茯苓　薏仁　藿香　麦芽　炙草　扁豆　泽泻

茱萸断下丸

吴茱萸　赤石脂　干姜　艾叶　附子　缩砂仁　肉①豆蔻

为末，面糊丸。

胃苓汤　治脾湿太过，泄泻不止。

陈皮　厚朴　甘草　苍术　白术　茯苓　泽泻　猪苓

① 肉：原作“内”，据集古阁本改。

肉桂

加姜枣煎服。

升阳除湿饮

升麻　柴胡　羌活　防风　益智仁　半夏　神曲　泽泻　麦芽　陈皮　猪苓　甘草　苍术

大分清饮　治积热闭结，小水不利，或治腰腹下部极痛，或湿热下痢，黄疸溺血，邪热蓄血，腹痛淋闭等证。

茯苓　泽泻　木通　猪苓　栀子　车前子　枳壳

水煎，食远服。

小和中饮　治胸膈胀闷，或妇人胎气滞满等证。

陈皮　山楂　茯苓　厚朴　甘草　扁豆

加姜煎服。

痛泻要方　治痛泻不止。

白术　白芍　陈皮　防风

或煎或丸。久泻，加升麻。

六君子汤

四味回阳饮

八味地黄丸

附子理中汤

五味异功散

右归丸俱见中风

补中益气汤

五苓散俱见暑证

葛花解醒汤见湿证

卷三

头　痛

方伯富竹泉，久病头痛，每发必吐清水，脉虚细缓，右关沉滑。此脾湿多痰，中气虚寒，故头痛而吐清水。宜服六君子加当归、川芎、炮姜、熟附，以益气温中，兼燥湿痰。

海廉访，左半边头痛多年，发必脑后牵痛，头目昏运，诊脉虚浮弦。系清阳不升，风热乘虚上攻，因气血不足，所以微感则发。按丹溪曰：偏头风，有痰者多，左属风属火，多血虚，右属痰属热，多气虚[①]。此血虚而兼风火。宜服元珠茶调散加甘菊花，以热在至高之分，当以轻剂抑之也。

小川芎一两　陈细芽茶　薄荷各三钱　白芷五钱　荆芥穗四钱　黄芩两半，酒拌炒三次，不可令焦　甘菊花三钱

上为细末，每服三钱，用清茶调下。

长灿垣明府述：久患头痛，风药血药痰药，遍尝无效。余曰：方书多分头痛、头风为二门，然其痛一也，浅而近者名头痛，深而远者名头风。今按脉浮弦，此远年头风也。宜服芎犀丸，原文云：治偏正头风，鼻流臭涕，服他药不效者，服此决效[②]。嗣知其连服三料，竟不复发。

川芎　朱砂水飞　石膏研　麦冬各四两　人参　茯苓　甘草

---

① 丹溪曰……多气虚：语本《医方集解·祛风之剂》。

② 治偏正头风……服此决效：语本《杂病源流犀烛》卷二十五。

炙　细辛各四两　犀角镑①　栀子各一两　片脑五钱　阿胶炒，两半

上为末，蜜丸弹子大，每服一丸，食后茶送。

马东江大尹，时疫病后忽患头风，时发时止，如偶然触怒，则两太阳亦作痛，诊脉浮弦数。此内挟痰涎，风火郁遏，经络气血壅滞所致。遂用二陈汤加柴胡、川芎、当归、炒山栀、石菖蒲，以开郁涤痰，疏散而愈。

南元②查也白，头痛目眩，眼见黑色，恶心烦闷，胸满胁胀。按右关沉滑，系饮食不节，脾胃内伤，痰与气逆，壅于膈中，虚风内作，头上气不得畅而为痛也。宜投半夏天麻白术汤，按东垣曰太阴头痛必有痰③也。

潘，久病头痛，遇风吹阴寒则痛，逢劳役动作亦痛，脉迟细弱。是皆阳虚阴盛，中气不足，故阳虚头痛也。当服补中益气汤加制附子、蔓荆子以升达阳气。

余，头顶作痛，服风药解散不效，反心烦热渴，头脑振振痛而兼胀。余曰：脉洪数大，此阳明胃火盛于头面而直达头维，是火邪头痛，非外感证也。即服白虎汤加麦冬、生地、木通，以抑其至高之势。切勿再用升散风药，盖外邪之火可散而去，内郁之火得升而愈炽矣。

金，禀质素弱，时觉头痛气促，脉虚弦数。乃肾水真阴亏损，虚火上炎，则烦热火动，故阴虚头痛也。宜投八仙长寿丸加人参，以壮水益气，不治痛而痛自已。

顾，偏头痛已年余，遇风寒则头目俱疼，时发时愈，诊脉

---

① 镑：削。

② 南元：清代顺天府乡试，第一名解元例属直隶省，第二名则例属南方人，称“南元”。

③ 太阴头痛必有痰：语出《兰室秘藏》卷中。

浮数。系风湿挟热，上壅头目，偏头痛者，少阳相火在侧偏热故也。宗东垣用清空膏，诸般头痛，治之皆效。

丁，头风年深不愈，发必害眼，目昏鼻塞，按脉浮弦急。乃肝虚血燥，风热上攻头目而然，经所谓东风生于春，病在肝，俞在颈项①，目者肝之窍，肝风动则邪害空窍也②。宜用菊花茶调散，以清头目、去风痰。

蒋，久病头痛，发则恶心呕吐，胸满胁胀，气粗多痰，诊脉浮数滑。系酒食过度，痰滞膈中，风痰相结，上冲于头，致成痰厥头痛。当服二陈汤加川芎、桂枝、蔓荆子。服数帖小效，更以半夏天麻白术汤而愈。

松氏，脉浮弦紧，乃外挟风寒，内成壅热，上攻头脑，下注目睛，皆由心肝气郁，湿痰阻滞，以致眉棱骨痛也。宜用选奇汤加川芎、甘菊、香附、山栀、半夏。

防风　羌活　黄芩酒炒　甘草　川芎　甘菊花　制香附　炒山栀　制半夏

加荷叶蒂、细芽茶，水煎热服。

京师龙泉寺丛林③，余常往养静，每见往来僧人患头痛苦者甚众，皆缘游方奔走，脱帽露顶，衣服单薄，感受风寒，致成痼疾。因众僧医药不便，开经验简易方④，配成致送，令病者外治，一方不效，再易试之。嗣据知客僧⑤云，诸方用之，

① 在颈项：原脱，据《素问·金匮真言论》补。

② 经所谓……空窍也：语本《冯氏锦囊秘录·杂症大小合参》卷六。

③ 丛林：僧众聚居之所。出《大智度论》卷三。

④ 开经念简易方：僧人开始念经前要诵《开经偈》，此谓在念经前向僧人教授治疗头痛的简便药方。

⑤ 知客僧：佛寺中专司接待宾客的僧人。

无不见效。

附外治头痛简易方

硝石散　治风邪犯脑，患头痛不可忍，不问年岁。

硝石　人中白等分　冰片少许

上为细末，用一字①，吹入鼻中。

治偏正头痛，用生萝卜汁，加冰片少许，仰卧，注两鼻孔，数年之患，一注而愈。

治头痛方

用大蒜一颗去皮，研取汁，令病人仰卧，以铜箸②点少许滴鼻中，急令搐入脑眼中，泪出而瘥。

透顶散　治偏正头风，夹脑风，并一切头风，不问年深近日。

细辛表白者，三茎　瓜蒂七个　丁香三粒　糯米七粒　脑子　麝香各一豆许

上将脑、麝另研极细，却将前四味亦另研细末，然后并研令匀，用磁罐盛之，谨闭罐口，用时随左右搐之一大豆许，良久出涎则安。

治八般头风方

草乌尖　细辛等分　黄丹少许

上为细末，用苇管搐入鼻中。

治偏头风方

蓖麻子五钱，去壳　大枣十五枚，去核

共捣研如泥，涂绵纸上，用箸一只卷之，去箸，纳鼻中，

---

① 一字：唐以后有以唐武德四年所铸“开元通宝”为量药之具者，填满一字之量为“一字”。

② 箸（zhù 柱）：筷子。

良久取下，清涕即止。

止痛太阳丹

天南星　川芎等分

上为末，同莲须、葱白捣烂，作饼，点太阳痛处。

秘方　贴头风热病。

大黄　朴硝等分

上为末，用井底泥捏作饼，贴两太阳穴。头风皆属寒，此独为热，不可不备。

治偏脑疼，将新瓦片打做圆片五六块，要茶钟口大小，在炭火内烧红，淬在陈醋内一两次，用绢包裹，熨太阳穴，片冷，再换第二块，五六片熨完，用帕扎住，避风雨三日，永不再发。

如圣散　治眼目偏痛头风。

麻黄烧灰，八钱　盆硝二钱半　麝香　脑子各少许

上为细末，搐之。

上清散　治头痛、眉骨痛、眼痛，不可忍者。

川芎　郁金　芍药　荆芥穗　芒硝各五钱　片脑五分　薄荷叶一钱

上为细末，每用一字，鼻内搐之。一方有乳香、没药各五分。

治头内如虫蛀响，此名天白蚁，用茶子末吹鼻中。此奇病，不可不知。

头痛诸剂

青空膏　治正偏头痛，年深不愈，及风湿热上壅头目及脑，苦痛不止。

黄芩　黄连　羌活　防风　柴胡　川芎　甘草

为末，每服三钱，茶调如膏，白汤送下。

菊花茶调散

甘菊 僵蚕各三钱 薄荷八钱 川芎 荆芥各四钱 防风钱半 细辛一钱 羌活 白芷 甘草各三钱

上为细末，每服三钱，茶调下。

六君子汤

八仙长寿丸俱见中风

白虎汤

二陈汤俱见伤寒

补中益气汤见暑证

半夏天麻汤见眩运

心腹诸痛

心痛 胃脘痛 胸痛 腹痛

道长周静溪，左寸虚数，乃心虚血少，耗伤神气，火郁胞络①，故心痛烦热也。宜服养心汤以补心养血，泄心热而安心神，则烦痛自已。

太史黄东坞，心气骤痛，口渴便秘，忽增忽减，脉虚滑数。系劳心过度，火邪热郁，痰涎壅滞，是以胃脘热痛也。宜投清中汤以清膈上邪热，《内经》曰胃脘当心而痛②者即此。时人以此为心痛，不知心不可痛也。若病真心痛者，必手足冷至节，爪甲青，不可治矣。

黄连 炒山栀 陈皮 茯苓 熟半夏 草豆蔻 炙甘草

水二钟，姜三片，煎八分，食前服。

① 胞络：集古阁本作“包络”。

② 胃脘当心而痛：语出《素问·六元正纪大论》。

脾厥心痛：金，脉虚迟涩，乃脾土阳虚，寒犯中焦，以致心腹胀痛，肢冷气塞，而成脾厥心痛也。当投香砂六君子加良姜、草豆蔻，以甘温辛香宣通，使寒散气顺，则痛胀自已。

侍御曹定轩，心胃气痛，发时头眩心悸，恶心呕吐，胸胁胀满，诊脉沉迟细。系脾胃虚寒，不能健运，痰饮停滞胸膈所致。宜用六君子汤加益智仁、附子、干姜，以益气温中除痰。大凡痰饮变生诸证，当以治饮为先，饮消则诸痰自愈。

心腹痛：方氏，心腹绞痛，膨胀喘急，按左关弦滑，右脉迟细。乃肝郁气滞，痰涎结聚，故虚冷上气而然也。当用四七汤加延胡索，以温中解郁，其痛自止。

胃脘痛：汪薰亭阁学①，胃脘气疼，遭凉遇劳即痛连胸腹，时吐清水，脉弱迟细。系阳衰气怯，气血虚寒，不能营养心脾，所以触冒不时之寒邪，则气凝而作痛。宜进附子理中汤，以温中益气。服之甚效，嗣用人参两半，焦干姜七钱，炼蜜为丸桐子大，随身常嚼而愈。

胃气痛：汪稼门制军，述职回闽，道经东流②，云：久患胃气疼痛，屡发屡治，终难除根。闻有一种千层纸，散者曰千层纸，未散者曰千层果，果尤良，产于云南，颇不易得。此药专治胃疼，年若干岁，即服若干层，一服而愈。又有一种乌兰草，用三钱，桂圆肉十个，同煎服，立止肝胃气疼，止须两服，永远不发。乌兰草出产关东，各药铺中无此物，惟人参行内偶有之，曾见此药，试用效否，倘不可购，有治心胃疼痛良方，望开惠之。余曰：大凡年老气血虚寒，不能营养心脾，最多心

① 阁学：清代对内阁学士之称。

② 东流：县名，清代属池州府，吴篪曾于此任知县，今属安徽池州。

胃腹痛。若思虑伤神，劳损涸血者，亦有此病。遂为开简易数方，以备择服。因有千层纸、乌兰草二药，故笔之以广见闻。

胃脘痛：万廉山刺史①，以善医自负，好食蟹而不善饮，因食后畏其性寒，服附子理中汤温之，讵胃脘作痛，烦躁口渴，大小便秘，自以为蟹之为患。余曰：按蟹不过寒胃动风，今诊脉洪大，证见火盛，皆缘误服姜附燥热之药，热伤胸膈，中焦燥实使然，非蟹患也。即投凉膈散推荡其中，使热邪下行而膈自清。次日病势更增，询知方有硝黄，惮未敢服。予云：证系火邪蕴结，壅热在膈，非凉泻不解。既畏前方，竟单用大黄丸，以藕汁送下五钱，且藕能解蟹毒，又缓大黄之猛烈。遂服二次，即得大泻而安。

胃脘痛：柴女，右关沉迟而小，是客寒犯胃，食停气滞，以致胃脘痛胀，恶心呕吐。宜服厚朴温中汤，以辛热甘温和胃止痛。

胃脘痛：吕氏，胃脘刺痛，呕恶胀满，舌胎黄厚，关脉弦滑。系气逆食滞，痰阻胸膈所致。当服排气饮加山楂、半夏、茯苓，使气顺胸宽，则痛胀自除。

胸痛：程，心胃气疼，发则热气上冲，不得转侧，常喜太息，痛即稍缓，诊脉数弦劲。乃暴怒伤肝，气逆胀满，盖肝虚则胸痛引背胁，肝实则胸痛不得转侧。方书云：胸痛即膈痛，其与心痛别者，心痛在歧骨陷处，胸痛则横满胸间也，其与胃脘痛别者，胃脘在心之下，胸痛在心之上也②。今按痛处正在胸间，宜服解肝煎加枳壳、香附、藿香，以疏肝顺气。

---

① 刺史：清代对知州之称。

② 胸痛……心之上也：语本《冯氏锦囊秘录·杂症大小合参》卷七。

胸痛：史，久患胸中胀疼，发必呕吐痰涎，痞鞕嗳气，按脉虚弦滑。系中气不足，胃气不和，浊痰上逆，气滞作痛也。当投代赭旋覆汤加益智仁、陈皮、茯苓，以软坚镇逆而补胃弱。

祥，脉浮滑不匀，乃痰食停滞胸膈，故恶心呕吐，胸胁膨闷，漉漉有声也。当用二陈汤加白芥子、石菖蒲、姜汁，以降气化痰。

景，胸膈痛甚，连及胁背，药不能纳，到口即吐。予曰：脉弦沉滑，由于过食肥甘厚味，痰食积滞，上焦气逆不通所致。药既不纳，即用萝卜子捣碎，以温汤和搅，徐徐饮之，因就其势探而吐之。服后吐出积痰甚多，痛亦大减，继以加味二陈汤和胃调气而愈。

简易方

神香散　治胸胁胃脘气逆，疼痛难解，呕哕胀满，痰饮噎膈，诸药不效者，服此最妙。

丁香　白豆蔻或砂仁亦可

二味等分为末，清汤调下五七分，甚者一钱，日数服不拘。若寒气作痛者，姜汤送下。

《兵部手集方》①：治久心痛十年五年者，随手效，用小蒜，以酽②醋煮熟，顿服，此后再不发。

《食疗方》③：治五脏冷痛，心腹痛，以胡椒二十一粒擂碎，热酒服之。

《肘后方》：治心腹俱胀痛，短气欲死，或已绝者，用官桂

---

① 兵部手集方：方书名，三卷，唐代李绛编集。原书佚，佚文见于《证类本草》等。

② 酽：原作“严”，据《证类本草》卷二十九改。

③ 食疗方：即《食疗本草》，唐代孟诜撰。

三两切碎，以水一升二合煮八合，去渣顿服。无桂，用姜亦可。

一胸膈胃脘大痛，察有邪滞，服诸药全不见效者，但用牙皂角，以微火烧，烟甫尽即取起，为末，用烧酒调送七八分或一钱许，其效如神，亦余试效者。

一胃脘当心而痛，或气或寒，触而屡发者，用荔枝核烧微焦，每荔枝核一钱加木香七分，共为末，以清汤下一钱许，数服可以除根，屡试神效者。

治脾痛三方歌

腹胀脾疼怎抵当，椒姜之外有丁香。
三般等分罗为末，调入白盐与白汤。
水磨乌药治脾疼，每服须教一盏浓。
一片陈皮一苏叶，再煎浓服有神功。
心与脾疼有妙方，良姜切碎等槟榔。
两般同炒研为末，米饮同调服亦良。

给谏刘藜轩，小腹痛胀，时疼时止，脉沉迟小。此肝肾阴亏，下虚挟寒而然。盖寒则凝滞，凝滞则气逆，气逆则痛胀俱生也。当服暖肝煎，去茴香，加熟地，以补阴调气，温中逐寒。

侍御杨静菴，少腹连绵隐痛，大便不实，精神日衰，不能耐劳。余曰：脉弱迟涩，乃真阴精血亏损，下部虚寒，元阳不足，是以神疲气怯，痛徐而缓，莫得其处也。宜用右归丸去当归，加补骨脂、吴茱萸、肉豆蔻，常服，则不惟痛泄可止，而神气亦自强矣。

腹痛：广，偶食过饱及稍食凉物，即腹痛胀满，按右关沉滑。系酒食生冷过度，致伤脾胃，且脐以上痛，正在中焦脾胃间也。当服芍药枳术丸，以姜汤送下，然须节饮食、戒生冷，方能全愈。

阴寒腹痛：明，据云欲后受寒，少腹疼痛异常。余曰：脉沉迟细，因事后中寒，以致阴寒气滞而痛极者。即外用葱、姜，捣烂炒热，或烧热砖，熨其脐腹，以解其寒极凝滞之气，内服附子理阴煎，以温补阴分，托散寒邪而愈。

腹痛：武，脐腹痛胀，服行气消食之药，不效。余诊脉沉迟细，此命火阳衰，肝肾阴寒所致，且当脐痛者，乃少阴肾之部位，与气食何涉？宜乎无功。当服八味地黄汤，外用蒸脐之法，可冀渐痊。

火邪热痛：额，心腹大痛，烦热焦渴，喜冷便秘，按脉浮大而数。系三焦壅滞，火邪热郁，气道不清。即用廓清饮加山栀、黄芩、乌药，以行气导滞泄热。

蓄血腹痛：胡，失血后小腹胀痛，烦热便秘，诊脉弦牢大。此瘀血留滞于下，脏结秘涩，则津液不得通，气血不得行，故腹痛胀满也。宜服元戎四物汤，直达瘀所而行之，使血行便通则痛自止。凡治心腹痛证，古云痛随利减①，又曰通则不痛是也。

当归　熟地黄　川芎　白芍　煨大黄　桃仁各等分

水煎，温服。

虫积腹痛：铁，述每食后即腹痛，痛止又能饮食，痛无定处，时作时止，恶心，呕吐绿水。视其面色黄瘦，而唇则红。余曰：凡腹痛脉当沉弱，今脉反洪大者，由于口腹不节，过食水果腻物，湿热伤脾，致生虫积，上攻胸腹而作痛也。即用扫虫煎加干姜，先逐其虫，则痛自已，然后温养脾胃，以杜其源。

青皮　小茴香各一钱　槟榔　乌药各钱半　细榧肉三钱，敲碎

① 痛随利减：语出《儒门事亲》卷一。

吴茱萸一钱　乌梅二个　甘草八分　朱砂　雄黄各五分，研极细末

将前八味用水一钟半煎八分，去渣，随入后二味，再煎三四沸，搅匀，徐徐服之。

宗室相国禄迪园，云其夫人小腹常疼，每缘思虑劳碌，即胸膈胀满，痛连胁肋，呕逆吞酸。服疏肝行气之药，日甚一日。余曰：脉虚沉迟，由于食寒饮冷，致伤脾胃，久则营卫虚寒，不能营养心脾肝肾，故遇忧劳及受寒气而发痛胀者，皆气虚血寒所致也。宜进附子理中汤加吴茱萸、芍药，以润肝燥脾，温中解郁，而痛自已。遂服数帖，甚效，嗣用归脾汤、大营煎、暖肝煎相间服之而安。

腹痛：观氏，脐腹腰膝时痛，受凉则胸胁筋骨俱疼，脉沉迟弱。乃气血虚寒，不能营养经络，致经迟血少而作痛。当用大营煎加熟附，以补阴逐寒，则诸痛自止。

腹痛：达氏，脉虚迟细，系营气不和，逆于肉里①，气血虚寒，故经脉不行而腹痛也。宜用芍药甘草汤加归、芎、艾叶，以散逆和营，温经调气，则血活而痛止。盖稼穑作甘，甘者己也，曲直作酸，酸者甲也，甲己化土，此仲景妙方也。

芍药四钱，酒炒　炙甘草一钱　当归三钱　川芎一钱　艾叶二钱，炒

加煨姜三钱，水煎热服。

腹痛：吴齐氏，气恼疲劳后脱衣遭凉，腹胁痛胀，胸膈痞闷，恶心呕吐，诊脉沉弦紧。此肝郁气滞，感冒寒邪，浊气在上，痰涎壅盛，气不宣通所致。当用木香顺气汤以温经散寒、调中顺气。

① 里：《素问·生气通天论》作“理”。

木香　草豆蔻　益智　苍术　厚朴　青皮　陈皮　半夏　吴茱萸　干姜　茯苓　泽泻　升麻　柴胡　当归

水二钟煎八分，食远温服。

少司马沈饴原，当编修时出湖北试差，其夫人忽患心腹大痛，服香苏饮及四七汤，不应。延任君视之，云：此气血虚寒而心脾郁结，当用归脾汤加桂附。服二剂后，病势转增。又延医者，皆云证属虚寒，温补为宜。余曰：体质固弱，今寸口弦急而滑，是痰食交结。遂违众用香砂二陈汤两帖，痛即略减，而困苦烦闷更甚。易以胃苓汤，加半夏二钱，大黄三钱，下黑粪数枚，痛减过半。仍以前方，用大黄四钱，下胶痰甚多，疼痛始止。

心腹痛诸剂

蒸脐法　亦可随病所在蒸之，外科寒症，亦能蒸散。

丁香　南星　肉桂　乳香　木香　川乌　麝香　大黄　半夏　归身　冰片　芒硝　山甲　雄黄　蟢窠[①]　白蔻

上为粗末，放面圈内，上用铜皮一片，多钻细眼，用艾火灸铜皮上，每日十余火，满三百六十火病除。药味亦可因症加减，其药用烧酒、姜汁拌湿。

解肝煎　治暴怒伤肝，气逆胀满，阴滞等证。

陈皮　半夏　厚朴　茯苓　苏叶　芍药　砂仁

加姜煎。

暖肝煎　治肝肾阴寒，小腹疼痛，疝气等证。

当归　枸杞　茯苓　小茴香　乌药　沉香　肉桂

加生姜，水煎，温服。

---

①　蟢窠：壁钱科动物壁钱的卵囊。

芍药枳术丸

白术　赤芍药　枳实　陈皮

荷叶汤煮黄老米粥，为丸桐子大，米饮或开水送下百余丸。

大营煎　治真阴精血亏损，及妇人经迟血少，腰膝筋骨疼痛，或气血虚寒，心腹疼痛等症。

当归二三钱或五钱　熟地三五七钱　枸杞二钱　杜仲二钱　牛膝钱半　肉桂一二钱　炙甘草一二钱

如寒滞在经，气血不能流通，筋骨疼痛之甚者，必加制附子一二钱方效。

六君子汤

香砂六君子汤

附子理中丸

右归丸

八味地黄汤俱见中风

二陈汤

附子理阴煎

归脾汤俱见伤寒

廓清饮

厚朴温中汤俱见肿胀

四七汤

排气饮俱见霍乱

胃苓汤见泄泻

代赭旋覆汤见反胃

养心汤见虚损

胁　痛

道长姚子方，缘酷嗜火酒，能饮三斤，患胁肋疼痛，气逆眩运，口苦耳鸣，胸膈胀满，诊脉洪弦数。皆由纵饮无度，口腹不慎，湿热之邪壅滞中焦，气逆不解，延及少阳厥阴，以致肝胆火盛，盖胁者肝胆之部，肝火盛，故作痛也。即用龙胆泻肝汤，七剂，痛减过半。易用五苓散及葛花解酲汤，以补脾利湿，服药月余，诸证悉瘳。

福，形体羸弱，胸胁间隐隐作痛，脉虚细数。此内伤亏损，肝肾精虚不能化气，气虚不能生血所致。凡人之气血，犹源泉也，盛则流畅，少则壅滞，故气血不虚则不滞，虚则无有不滞者。当用左归丸加杜仲、当归，以培左肾之元阴，而精血自充矣。

吴筠山孝廉，胁下、环跳穴作痛，上连左腹，下至左腿，眠卧只右半身着席，稍转侧即痛彻，心烦，呻吟不已，困顿弥甚，诊脉迟细涩。由于气血亏损，风寒湿三气乘虚内侵而成痹痛。宜投独活寄生汤甘温辛散，兼补气血。

常，右胁疼痛，恶心呕吐，胀满不食，脉弦沉滑。系脾胃虚寒，饮食劳倦，痰滞气逆，阻遏胸膈所致。当服和胃二陈煎加厚朴、藿香、白芥子、乌药，以疏利中焦。

杨，脉虚弦急，此肝肾阴亏，忿怒疲劳，气逆不解，寒滞在经，气血不能流通，是以胁腹腰膝作痛也。宜投大营煎加制附子，以补气血虚寒，而诸痛自已。

冯，脉弦劲滑，系郁结伤肝，痰气阻滞胸膈，以致痛连胁肋。即用香橘汤，以舒气化痰。

制香附　橘红　制半夏各钱半　炙甘草八分

水一钟半，姜五片，枣二枚，煎八分，食远服。

邱，脉浮弦数，此感冒寒邪，延及少阳经，致胁肋疼痛，身发寒热，心烦喜呕。宜用小柴胡汤加青皮、乌药、白芥子，以和解舒气。

徐晴圃中丞，任闽藩时，如君①抵署即胁肋痛胀，寒热骨蒸，烦渴吐酸。诊脉虚弦数，此系血虚肝燥，经脉阻滞，气逆不调，火郁肝经，非受客邪也。凡胁痛之病，本属肝胆二经，以二经之脉皆循胁肋故也。宜进八味逍遥散加白芥子、乌药，以抑肝气，兼以调经养血。遂服三帖，甚效。继用小营煎加制香附、枣仁、茯神，服数帖而安。

石氏，月事刚来，适饮冷茶，即心腹胁肋作痛，诊脉沉迟小。系营卫虚寒，气凝血滞使然。当服手拈散加芎、归、官桂，以温中行气活血。

延胡索醋炙　草果　川芎　当归　五灵脂醋炒　没药　官桂各等分

为细末，每服三钱，热酒调下。

梁氏，脉滑弦劲，此因悲哀烦恼，内伤肝胆，气逆不顺，结成痰饮也。当用局方四七汤加延胡，以涤痰舒气、解郁止痛。

曹氏，诊左关弦数而劲，此忧怒伤肝，肝火内郁，故致两胁作痛，吞酸吐酸，二便不利也。宜用左金丸以泻心清火、行气解郁，使金令得行于左，则平肝而痛自已。

英氏，体质素弱，月信杳然，左胁疼痛，久而结成痞块，发则痛如刀刺，不能转侧俯仰，诊脉虚软无神。乃营卫不足，八脉空竭，气血亏损所致。即用人参养荣汤大补气血，外用熨痞诸法，可冀渐效。若再投辛燥泄气耗血之药，恐病势日增也。

灸法：治卒胁痛不可忍者。用蜡绳横度两乳中，半屈绳，从乳斜趋痛胁下，绳尽处灸三十壮，更灸章门七壮，邱墟②三

---

① 如君：旧称他人之妾。

② 邱墟：丘墟。

壮可针入五分。

胁痛诸剂

左归丸

熟地　枸杞　山茱萸　菟丝子　山药　鹿胶　川牛膝　龟胶

先将熟地蒸烂杵膏，蜜丸桐子大，每食前用开水或盐汤送下百余丸。

小营煎　治血少阴虚，此性味平和之方也。

当归　芍药　枸杞　炙甘草　熟地　山药

水煎，温服。

和胃二陈煎　治胃寒生痰，恶心呕吐，胸膈满闷嗳气。

干姜　砂仁　陈皮　半夏　茯苓　甘草

煎，温服。

独活寄生汤

人参养荣汤俱见中风

小柴胡汤见伤寒

龙胆泻肝汤见眩晕

左金丸见呕吐

四七汤见霍乱

大营煎见腹痛

五苓散见暑证

葛花解醒汤见湿症

八味逍遥散见经脉

腰　痛

查梅舫廉访，年逾七旬，腰痛不能俯仰转侧，脉虚沉细。乃高年真阳不足，精血亏损，肾气衰惫，致寒湿风气乘虚袭之。

当进大营煎加熟附、鹿茸，羊肾一枚，用血肉有情之品温养下焦，外用摩腰膏治之，自效。

羊肾细切，去脂膜，入药汤煮熟，次入韭、白盐、花椒、姜、酱、醋作羹，空腹食之。

附子尖　乌头尖　南星各二钱半　朱砂　雄黄　樟脑　丁香各钱半　干姜一钱　麝香五粒

共为细末，蜜丸龙眼大，每用一丸，生姜汁化开如厚粥，火上烘热，放掌上摩腰中，候药尽，即烘绵衣裹紧，腰热如火，间二日用一丸。近有人专用此治形体之病，凡虚人老人，颇有效验，其术甚行，腹中病亦可摩。

达，腰痛经年，劳动愈甚，脉虚沉细。此元阳不足，劳伤过度，命门火衰，肝肾亏损，所以腰痛屡发不已也。当服右归丸加人参、连皮胡桃肉，速以益火之源，痛必渐缓。

阿侍卫，骑马坠跌，腰胁痛不可忍，形气委顿，饮食不思。此筋骨受伤，血脉凝滞，真气损败，故见代脉。凡跌，不问伤在何经，恶血必留于胁下，以肝主血故也。即投四物汤加桃仁、红花、牛膝、肉桂、延胡索、乳香、没药，以行气散血，外用酒糟、葱、姜捣烂炒热，罨之，其痛可渐止。

托述：出差途间暑热取凉，即腰背重痛，天阴尤甚。余诊脉沉迟涩，系劳役不避雨水，坐卧湿地，以致风寒湿滞之邪着于腰脊，惟着，故痛且重也。宜投羌活胜湿汤加防己、附子，辛温升散以解表，使湿从汗出，则邪散而痛止矣。

承，腰疼胁痛，咳嗽呕恶，痰多气促，脉虚浮滑。此禀赋阴亏，肺肾虚寒，水泛为痰，兼受风寒湿气，故多痰喘急而腰痛。即用金水六君煎加白芥子、杜仲、续断，养阴化痰，使痰随气运①，则痛喘自止。

丁，卒然腰痛，坐立不支，脉沉迟细。乃身劳汗出，湿伤腰肾，盖腰为肾之府，冷湿之邪着而不移，故腰痛身重也。宜用肾着汤加杜仲、附子、泽泻，以燥湿祛寒、淡渗行水。

章，体气羸弱，脉虚细数，系肾水真阴亏损，精血衰少，故肾虚腰痛。经云：腰者肾之府，转摇不能，肾将惫矣。当用八仙长寿丸加杜仲、蔡胶②、枸杞子，以猪脊髓丸服，培补肾气。予每见房室劳伤肾气，腰脊兼痛，久则髓减骨枯，发为骨痿者有矣，岂直③腰痛已哉？养生君子不可不慎也。

黄，失力腰闪作痛，按脉浮迟。此气血凝滞，风冷乘之而致腰痛。宜投调荣活络饮，以温经活血祛风。

当归　牛膝　杏仁　大黄各二钱　生地三钱　芍药　红花　羌活　桂枝　川芎各一钱

水一钟半煎八分，食前服。

朱，腰痛牵连脊背，间有寒热，脉浮紧数。系风寒湿邪伤于太阳之经，为腰痛之表证，非肾虚也。即服二柴胡饮加苍术、羌活、防风，以温散之。

范，脉洪数大，乃酒醴不节，积热闭结，以致湿热聚于太阳，而腰痛腹胀。即投大分清饮以清热利湿，使二便浊阴下降，其痛自除。

胡氏，经水行后，必腰痛腿痠，诊脉沉迟缓。系冲任经虚，损伤阴气，盖腰为肾之府，肾与膀胱为表里，故在经则属太阳，在脏则属肾气，而又为冲任督带之要会，所以凡病腰痛者，多

---

① 运：集古阁本作“平”。
② 蔡胶：集古阁本作“鳔胶”。
③ 直：仅仅。

由真阴之不足也。宜服当归地黄饮加肉桂、枸杞，以温补肾气。

金氏，按脉弦数，乃营卫不足，郁怒伤肝，故气滞腰痛。宜用排气饮，以疏肝顺气。

附简易方

《太平圣惠方》治风冷寒痹腰痛，用川乌头三个，生捣为末，少加盐水调，摊于纸帛上，贴痛处，须臾止。

又方，治卒患腰脚疼痛。

用杜仲一两制，水二钟煎一钟，再用羊肾四枚细切，去脂膜，入药汤煮熟，次入韭、白盐、花椒、姜、酱、醋作羹，空腹食之，二三次即腰脚倍健。

针灸法

灸腰痛不可俯仰，令患人正立，以竹杖柱地，平脐点记，乃以度背，于脊中点记，随年壮灸之．然非精于此法，切勿轻试。肾俞三壮或七壮、昆仑①三壮、委中刺出血，治脚腰肿痛。

腰痛诸剂

二柴胡饮　二为火数，从温散也。

陈皮　半夏　细辛　厚朴　生姜　柴胡　甘草

当归地黄饮　治肾虚腰膝疼痛等证。

当归　熟地　山药　杜仲　牛膝　山茱萸　炙甘草

金水六君煎　治肺肾虚寒，水泛为痰，或年迈阴虚，血气不足，外受风寒，咳嗽呕恶，多痰喘急等证，神效。

当归　熟地　陈皮　半夏　茯苓　炙草

加姜煎。

---

① 仑：原作“俞”，据《景岳全书》卷二十五改。

右归丸

八仙长寿丸俱见中风

四物汤见伤寒

肾着汤

羌活胜湿汤俱见湿证

大分清饮见泄泻

排气饮见霍乱

大营煎见腹痛

疝　气

寒疝：相国戴可亭①述：廿余年来临卧必服人乳一茶碗，如出差则服参乳丸，所以体质尚健而少疾病，皆人乳润补之效。自文端侄亡后，心绪作恶，精力日衰，供职已觉难支，近忽小腹阴囊时有疼痛，遇劳受寒，其疼更甚。余曰：脉虚迟细，左关独弦而急，由于高年命火阳衰，气血虚寒，木郁邪甚，致成寒疝。凡疝病不离乎肝，又不越乎寒，以肝脉络于阴器也。当进暖肝煎加吴萸、干姜，以祛肝肾阴寒，使气疏郁解，其痛自止。遂服之，甚效，后用右归丸加人参、小茴香、肉苁蓉、吴茱萸而安。

狐疝：达驾部，久患疝气，其状如瓦，卧则入小腹，行立则出小腹，入囊中，每发必躺卧数日才安。余按方书云：狐昼则出穴而溺，夜则入穴而不溺。此疝出入上下往来，正与狐相

① 戴可亭：即戴均元，清代大臣，乾隆间进士，官至文渊阁大学士、军机大臣，太子太保。

类[1]，经曰肝所生病为狐疝也[2]。当用逐气流经疏导之药，外打一铁环，以布绵包裹，如带钩时钤[3]之，免其出入不常，亦妙法也。

荔枝核三钱　山楂　川楝子各二钱　木香　小茴香　乌药　枳壳　吴萸各一钱

长流水煎，空心温服。

癞疝：定侍卫述：自幼随任长沙，得疝气已十余年，嗣则阴囊肿缒[4]，渐大如升，虽不痒不痛，而当差骑射不便。余曰：肝脉弦急，大抵此证始得之地气卑湿，先受寒湿，并犯生冷，以致邪聚阴分，及其病郁既久，则积而成热，火因邪聚，湿热相资，渐至顽肿不仁而成癞疝。即用三层茴香丸[5]以利湿理气，可期不至再大。然非戒酒色厚味，不能速效。

第一料

大茴香拌盐五钱炒，和盐秤　川楝子去核，炒　沙参　木香各一两

上为细末，水煎米糊为丸桐子大，每服三钱，空心淡盐汤下，日三服。才完便接第二料，照前方加荜拨一两，槟榔五钱，共前药六味重五两，为末糊丸，服法如前。未愈，服第三料，照前二方加白茯苓四两，制附子一两，共前八味重十两，糊丸，服法同前。但每服三钱，虽三十年之久，大如栲栳[6]者，皆可

---

① 狐昼则出穴……与狐相类：语出《儒门事亲》卷二。

② 肝所生病为狐疝也：语本《灵枢·经脉》。

③ 钤（qián 前）：同“钳”，钳束。《篇海类编·珍宝类·金部》：“钤，与‘钳’‘钻’同。”

④ 缒（zhuì 坠）：坠下。

⑤ 三层茴香丸：方见《景岳全书》卷五十八。

⑥ 栲栳（kǎolǎo 考老）：一种柳条编的容器。

除根。

膀胱气：杨液仙别驾，醉后少腹肿痛，不得小便，胀满疼痛，诊脉浮大数滑。系湿热动火，热壅三焦，则闭塞下窍，故欲小便不得而为膀胱气。即服五苓散加乌药、小茴香，葱白一茎，盐八分，以利湿泻热、散邪疏气，使湿热之邪从小水而出，则肿痛自消。

寒疝：刘，患疝气多年，偶受寒邪，及忧愁劳苦，肾囊即肿硬如石，痛连小腹，寒战，昏愦躺卧，数日才苏，按脉弱弦细。此阳虚气衰，肝肾亏损，久为寒湿所侵，而成寒疝也。宜服丹溪疝气神方。

陈皮　荔枝核为末，炒焦黄　硫黄火中溶化，即投水中去毒，研细，各等分

上为末，饭丸桐子大，每服十四五丸，酒下，其痛立止。若疼甚不能支持，略加五六丸，不可再多。

寒疝：孙，肾囊冷疼重坠，结硬如石，痛引脐腹，脉弦牢急。此阴气积于内，复为寒邪所袭，故营卫不调，致成寒疝，盖证虽见于肾，病实本乎肝，以厥阴肝脉络于阴器也。当用导气汤加橘核、乌药、荔枝核、官桂，以温经散寒、行气除湿，使气行寒散，则痛止肿消。

热疝：胡，肾子肿痛，小腹胀满，大便秘结，小水黄赤不利，烦热作渴，按脉数滑大。乃湿热火邪聚于阴分，而为热疝也。即服加味通心饮，自愈。

木通　栀子仁　黄芩　瞿麦　连翘　川楝子　枳壳　甘草等分

长流水二钟，灯心廿根，车前草五茎，煎八分，温服。

冲疝：章，肾囊肿大，痛不可忍，气上冲心，二便不通，

诊左关弦急而数。皆由郁怒伤肝，邪气上厥，所以发时痛闷欲绝，致成冲疝。经曰：督脉生病，从少腹上冲心而痛，不得前后，为冲疝①。古人以疝为肝病，十居八九皆属于气分，故病名疝气也。当用木香散，以泻气分湿热，则肝疏而痛止矣。

木香　陈皮　良姜　诃子　干姜　枳实各钱半　草豆蔻　黑牵牛　川芎各一钱

水二钟煎一钟，空心服。

㿗疝：恩，询其完姻后忽阴核肿大，痛连小腹，脉沉弦急。系肝肾不足，下焦感受寒湿，流入阴囊，故睾丸肿痛而成阴㿗。经曰足厥阴肝病，丈夫㿗疝②，古云腹痛曰疝，丸痛曰㿗③，又云年少而得之，不计男子妇人皆无子④，此说诚非谬也，切须戒慎。宜先用荔核散，俟肿消痛止，再议温补肝肾之方。

荔枝核十四枚，用新者，烧焦裂　青盐　食盐　沉香　大茴香　木香各一钱　苦楝子　小茴香各二钱

炒研为末，每用三钱，食前热酒调服。

小肠疝气：赵，脉弦迟涩，此寒邪客于小肠，少腹痛引睾丸，上而不下，痛入脐腹，故俗亦名小肠气。宜服天台乌药散，以行气祛湿散寒。

水疝：景，肾囊肿痛，阴汗时出，囊痒而搔出黄水，少腹中按之作水声。脉弦细数，乃得于饮冷醉酒，使内过劳，汗后而遇风，寒湿之气聚于囊中，故水多而为卒疝。即用五苓散加川楝子、萆薢、小茴香，以利湿泻热、导气行水。

---

① 督脉生病……为冲疝：语本《素问·骨空论》。
② 足厥阴……㿗疝：语本《灵枢·经脉》。
③ 腹痛……曰㿗：语见《本草求真》卷四。
④ 年少……皆无子：语本《儒门事亲》卷二。

筋疝：范，阴茎肿胀，里急筋缩，茎中痛极则痒，出白物如精，随溺而下，诊脉弦数大。由于房室劳伤，相火易动，肝经湿热火旺，而为筋疝之疾。宜用龙胆泻肝汤，自效。

血疝：于，小腹鞕而有形，大便秘结而黑，脉数弦急。按此非气非食，少腹必有血积，渗入浮囊，留而不去，遂成血疝。即服桃仁膏。原文云：治气血凝滞，疝气，膀胱小肠气痛不可忍①。

桃仁炒，去皮尖　小茴香炒

等分为末，每服二钱，葱白二寸煨熟，蘸药细嚼，空心热酒下。

气疝：沈，小腹胀疼，厥气上冲，其状上连肾区，下及阴囊，脉大弦紧。由于醉饱酒湿，忿怒气逆之后，复为寒气所侵，不得疏散，所以作痛而成气疝。当用家秘祛痛散。古人凡治疝之法，必先治气，故病曰疝气，非无谓也。

遇欲而发：托云：得疝气经年，每逢房事后即发。余曰：脉虚细数，缘房室劳伤，肝肾不足，真阴亏损，阴虚则相火易动，事后则肾劳精涸，故疝气随虚而发也。宜用知柏八味丸加川楝子、山栀、橘核，壮水以制阳光，兼导小肠膀胱之热。

张，脉弦数滑，皆由过饮伤胃，动火生痰，湿热下注，且酒后因渴饮茶，引入膀胱肾经，致成疝气。当用大分清饮加川楝子、小茴香、葛花，以清热利湿。

《辨疑录》云：治疝者，每用五苓散内加行气之药，获效者多。按药性，猪苓、泽泻分理阴阳，以和心与小肠之气，白术补脾，并利脐腰间湿及死血，茯苓淡利膀胱水，桂能伐肝邪，

① 治气血凝滞……不可忍：语出《古今医统大全》卷六十。

茴香善治小肠之气，金铃子、橘核去膀胱之气，槟榔下气，少加木通以导引小肠之邪，屡用屡验①。

严氏②云：用食盐半斤，炒极热，以故帛包，熨痛处。

一法，用泥葱白一握，置脐中，上用熨斗熨之，或上置艾灼之，最妙。或以葱白为一束，去须叶，切为寸厚葱饼，烘热，置脐上，仍以熨斗熨之，尤妙。

疝气诸剂

导气汤

苦楝子　木香　茴香　吴茱萸

天台乌药散

乌药　木香　茴香　川楝子　良姜　青皮　槟榔　巴豆

参乳丸　大补气血。

人参　人乳粉

等分蜜丸。

家秘祛痛散　治诸般心气痛，或气滞不行，攻刺心腹，痛连胸胁，小肠吊疝，及妇人血气刺痛，此方屡用，无不神效。

青皮　五灵脂去石　川楝子　穿山甲　大茴香各二钱　良姜香油炒　延胡索　没药　槟榔各钱半　沉香一钱　木香钱二分　砂仁少许

上咀，用木鳖子仁一钱二分，同前药炒令焦燥，去木鳖仁不用，共为细末，每服一钱，加盐一星，用酒或滚水送下。

右归丸

---

① 辨疑录……屡用屡验：语本《古今医统大全》卷六十。

② 严氏：指严用和，宋代医家，著有《严氏济生方》，下方见该书“诸疝门”。

知柏八味丸俱见中风

五苓散见暑证

大分清饮见泄泻

暖肝煎见腹痛

龙胆泻肝汤见眩运

眩　晕

相国文秋潭，头运目眩耳鸣，心肾不交，夜不能寐，食少无味，诊脉虚迟细。由于思虑不释，劳伤心脾，阳衰气怯，营卫亏损所致，经曰上气不足，耳为之苦鸣，头为之苦倾，目为之眩①是也。宜进人参养荣汤，以补气血俱虚。叠服一月，甚效。嗣加鹿茸为丸，服二料则眩运诸虚俱愈，缘鹿茸生于头，头运而治以鹿茸，盖以类相从也。

相国王定九，头运虚烦，劳则气短而喘，夜不能安睡，手足麻而无力，按寸部虚散，左关弦数。系思虑过度，耗伤心神，气怯则不耐烦扰，血虚则不能荣养筋骨，故渐见衰弱之象。宜服七福饮加茯神、五味子、女贞子，专补心脾气血，可期奏效。

中丞叶健菴，兼署闽督时，患头运气短，遇劳则眩运尤甚，必静坐须臾方定。余曰：脉浮虚数，乃伏暑炎蒸，案牍思虑，耗神伤气，劳倦日积，兼之年老精衰，营卫俱虚所致也。当进五福饮，以补五脏气血不足，加麦冬、五味子保肺生脉。

广晓楼，任南京织造时，余因公赴省往谒，伊云正患眩运，所服风药痰药血药，不愈。予曰：脉虚细数，由于真阴肝肾不足，不能滋养营卫，且阴虚劳伤过度，则气随精去，以致精髓

① 上气不足……目为之眩：语本《灵枢·口问》。

内亏，而为头昏虚运之疾。宜用六味地黄汤加枸杞、龟板、人参。服数帖，甚效。嗣以八仙长寿丸加人参、鹿茸、蔡胶、枸杞、归、芍服之，乃安。

全，喘急气短，自汗，手足厥冷，眩运，若立舟车之上，起则欲倒，按脉沉微细。皆由年衰真阳不足，虚极乘寒得之也。亟用四味回阳饮，以救元阳。

钱云：素禀薄弱，遗精便血，今患头运眼黑，咳嗽痰涎，治以化痰清热之剂，而眩运更甚。余按脉虚弦数，系真阴肝肾不足，精血亏损，虚火上炎，而非痰火之疾。按景岳曰：眩运一证，虚者居其八九，而兼火兼痰者不过十中一二耳①。当用六味地黄汤加归、芍、阿胶、女贞子，以治虚为先。

屠，脉虚而滑，乃气虚挟痰，以致清阳不生，浊阴不降，则头目眩运，上重下轻也。宜服六君子汤，以益气祛痰。

成，头运眼黑，气短痰多。以痰火治之，不效。余曰：尺脉沉细，系命门火衰，真阳不足，无根之火失守上炎，而眩运不止也。非用桂附八味汤加人参、鹿角胶，不克见功。病者因有参、桂，甚骇，后缘眩运日甚，勉投前剂叠服，颇效，甫知非温补不可也。

痰火：少司寇②宋悦砚，素多痰饮，每遇劳役太过，即头目眩运，诊脉虚数滑。乃阴衰阳胜，胞络③虚热，饮留膈中，肝气挟痰。按丹溪曰：头眩多挟痰，气虚并火，盖无痰不能作眩，痰因火动也④。宜服二陈汤加羚羊角、丹皮、甘菊、蒺藜、

① 眩运……十中一二耳：语出《景岳全书》卷十七。

② 少司寇：明清时对刑部侍郎之称。

③ 胞络：当作“包络”。

④ 头眩……火动也：语本《丹溪心法》卷四。

山栀、竹茹，以清泄上焦窍络之热，兼疏肝祛痰利湿之法。

中丞杨阶平，乾隆乙卯赴礼闱①，不第，患头昏眼黑，眩运欲倒。服滋阴降火之剂，反呕吐痰涎，其运更甚。余曰：脉弦滑数，此肝风火郁，热痰壅盛，风火相搏，上攻头目所致。经曰：诸风掉眩，皆属肝木。《准绳》曰：眩谓眼黑眩也，运如运转之运，世谓头旋是也②。即投羚羊角散，以散风火，清痰涎，外用青黛散嗃鼻取涎，则眩运自止。

宛平明府杨秋槎，头运三月，抬头则屋转，眼常见黑花，如有物飞动，百治不效，将欲引退。余曰：寸脉弱细无神，此上虚眩运之极。按此证非风火痰湿气血，草木之药所能治者，惟以鹿茸血肉有情法治之，可冀见效。用鹿茸一味，切片酥炙，五钱，无灰酒③二盏煎至一盏，入麝少许，温服。病者信服之，后加人参三钱，兼旬乃愈。

金氏，吐衄崩漏后，患眩运大作，目闭眼黑，身转耳聋，饮食不纳，脉芤虚细。乃亡血过多，阳无所附，肝家不能收摄荣气，使诸血失道妄行，此眩运由于血虚也。即服八珍汤加炮姜、鹿茸、五味子，以补肝养荣益气，自效。

褚，右关滑数，此痰火上攻，气不下降，致胸满而作眩运也。即用清眩化痰汤，自愈。

川芎　黄芩酒炒　天麻　茯苓　橘红　桔梗　半夏　枳壳　甘草

水煎，温服。

---

① 礼闱：科举会试。会试由礼部主持，因称。闱，试院。

② 眩谓……世谓旋是也：语本《证治准绳·杂病》第五册。

③ 无灰酒：古时造酒以石灰防酒过酸，如酸度适中，即不用石灰，称“无灰酒”。

风火：龚，患头目眩运，火气上逆，脉浮弦数。由于风气木旺，是金衰不能制木，而木复生火，风火皆属阳，阳主乎动，两动相搏，则为之旋转也。宜用二陈汤加酒芩、羚羊角、薄荷、川芎、甘菊、山栀，以清上降火、抑肝祛痰之治法。

樊，头运目眩，呕吐涎沫，手足不随，痰盛泄泻。余曰：脉浮滑大，此由风痰涌盛，壅塞经络使然。亟用青州白丸子，姜汤送下三钱，以燥湿散寒、温经逐风。

肝风：少农①蒋戟门，脉浮滑数，系风热上攻头目，痰涎壅于中脘，致生眩运呕逆之疾。《内经》曰诸风掉眩，皆属肝木，风主动故也，宜清肝熄风、导痰降火，则眩逆自已。

龙脑薄荷　天麻　甘菊花　橘红　半夏　茯苓　羚羊角　甘草　泽泻

加淡竹叶三钱，生姜二片，水煎，温服。

皖臬广定山，左关浮数，右关沉滑，乃肝风内沸，气逆上冲，脾湿停饮，壅塞中脘，致有痰厥眩②运之恙。宜用熄风消痰、清火利湿之剂。

半夏　茯苓　羚羊角各钱半　橘红　天麻　甘菊　石菖蒲　泽泻各一钱　甘草五分

水二杯煎一杯，加竹沥、生姜汁少许，冲服。

肝火：梁孝廉，自山右抵京，忽头运耳聋。有戚好知医，云想系路途劳碌，气虚所致，令服补中益气汤，讵服后神志躁扰，运闭尤甚。余曰：左关洪大弦数，此肝胆之火上蒙清窍，且目为肝窍，胆脉络于耳，二经火盛，故眩运耳闭也。宜投当

---

① 少农：少司农，对户部侍郎之称。

② 眩：原作"弦"，据集古阁本改。

归龙荟丸，每食后服五钱。服至四两，即得大泻，诸经火退，气爽神清。

和，素患头痛，时发时止，忽头目火旺，眩运不可当。余视其形体壮盛，脉浮数滑，此肝经风火所动，上攻头目，热痰壅盛，致为上实之运。当以酒炒大黄为末，茶汤调下四钱，下去痰火，自止。服四次，甚效。后用二陈汤及菊花茶调散，乃痊。

湿痰：庆，素好饮酒，食少痰多，忽头运眼黑，恶心烦闷，按右关沉滑。由于过饮则脾湿，多食生冷厚味则生痰，壅滞胸膈，兼之风虚内作，湿痰厥逆而上使然。议投半夏天麻白术汤，以去湿除痰、健脾益气，使气道通利，则痰自降下，而眩运亦痊。

秦，醉后忽头运而重，口渴便秘，呕逆腹满，诊脉滑数大。此酒湿相乘，痰涎上逆，故上实下虚，阴受其伤也。当服五苓散加葛花、神曲，以清热利湿。

暑火：朱，脉浮虚而数，此感冒暑火，上蒸于头，以致眩运也。宜用黄连香薷饮加赤茯苓、山栀、甘菊，以清暑热，则头旋自已。

虚运：那氏，崩淋去血过多，忽头运眼黑，烦动则气喘昏厥，脉虚细涩。此肝脾肾三阴亏损，血虚气脱之证。即用贞元饮，重加人参，或冀渐痊。若用耗气化痰之剂，是速其危矣。

肝风：唐氏，患头风眩运有年，每发必掉眩，如立舟车之上。以虚症治之，不效。余诊之，曰：左关浮数而弦，乃诸经气郁血虚，肝有风热也。当宗生生子①用芎䓖散，以祛巅顶风

---

① 生生子：即孙一奎。

邪而清湿热。

川芎一两　当归三两　羌活　旋覆花　蔓荆子　细辛　石膏　藁本　荆芥穗　半夏曲　防风　熟地　甘草各半两

每服五钱，姜三片，水煎。

杨氏，左关弦数，乃血虚气郁，肝火内动，致患头运眼花。宜用八味逍遥散以疏之。

吴氏，头运眼花，胸胁胀痛，食减痰多，诊左关弦数而劲。系土被木克，郁结生痰，肝胆火升，厥气上逆所致。当疏肝清火、消痰解郁，则前证自除。

柴胡　薄荷　甘菊　半夏　橘红　茯苓　羚羊角　郁金　山栀

水煎，温服。

眩运诸剂

当归龙荟丸

当归　龙胆草　栀子　黄连　黄柏　黄芩　大黄　青黛　芦荟　木香　麝香

蜜丸，姜汤下。本方去黄连、黄柏、大黄、青黛、芦荟、木香、麝香，加泽泻、木通、车前子、生地黄、柴胡、甘草，名龙胆泻肝汤。

半夏天麻白术汤

半夏　麦芽　神曲　白术　苍术　人参　黄芪　陈皮　茯苓　泽泻　天麻　干姜　黄柏

青州白丸子

白附子　南星各二两　半夏水浸生衣，七两　川乌去皮脐，五钱

四味俱生用，浸晒为末，糯米糊丸如绿豆大，每服二十丸，姜汤下。瘫痪，酒下；惊风，薄荷汤下。

青黛散 嗃鼻取涎，治眩神效。

猪牙皂角一个 延胡索八分 青黛少许

共为细末，水调豆许，鼻内灌之，先仰卧灌鼻，俟喉间酸味即起，衔钱一文，涎自流下。

人参养荣汤

六君子汤

四味回阳饮

六味地黄汤

八仙长寿丸

桂附八味汤俱见中风

二陈汤

五福饮

七福饮

贞元饮俱见伤寒

五苓散

黄连香薷饮俱见暑证

八味逍遥散见经脉

羚羊角散见胎孕

八珍汤见痢疾

菊花茶调散见头痛

脚　气

觉罗长协揆①，丁艰②悲伤过甚，患脚气上冲，足胫跗③面

---

① 协揆：清代对协办大学士之称。

② 丁艰：父母之丧。

③ 跗（fū 夫）：足。

暴肿疼痛，行步艰难。余曰：两关弦滑，尺部沉细。由于忧郁气滞，丧中坐卧湿地，致令寒湿之邪走注足胫，而成脚气攻心之疾。即用立效散加香附、五加皮、威灵仙，以疏气散寒、消肿止痛，服数帖，甚效。惟脚膝痠软，重著无力，乃冬令寒湿受深，气血凝滞，以前方去香附、苏叶，加熟附、虎胫骨、当归，外用椒艾囊裹足以温之，香散药煎汤以洗之，随时更方，调理月余而安。

少寇广赓虞①，足疾有年，或时遭寒凉，即腿膝肿痛，行步不随，起跪尤难，诊脉弱迟涩。乃下元不足，阴寒湿气内侵，血脉不和，以致腰脚筋骨痠软无力。若发时宜用济生槟榔汤以散气疏壅，愈后以酒浸牛膝丸常服，可期奏效。

方伯刁筍山，任安庆府时，感冒怕风，恶寒发热，足胫肿痛，烦闷呕逆，心胸壅满，不能饮食。服解表消导等药，不应。余曰：脉缓迟细，此脾湿胃弱，寒湿久侵，风毒流注下焦，是脚气壅疾，非阳邪外感症也。即用加减槟榔汤加木瓜、五加皮、木香、半夏、茯苓，贵在疏壅止痛，况当炎夏，尤宜服之。

雩都②大尹沈秋湖述：向患脚气，不过痠软微痛，不动则不痛。近遇劳碌及偶受寒凉，即脚面浮肿，挛急窜疼，甚至腿膝沉重冷痛，不能伸屈，足不能践地。数年来病形不同，治虽暂好，而终难全愈。予曰：脉虚弦数，初起无非湿滞，感触阴寒水湿之气，流注足膝，着于筋脉，致为壅疾。迨年过半百，肝肾阴亏，邪得乘虚易入，故寒邪湿热壅于足腿，而为肿痛麻顽，即《内经》所谓痹也。大抵如感风湿流注，脚痛不可忍，

---

① 广赓虞：即广兴，字赓虞，清代大臣，官至刑部侍郎、内务府大臣。
② 雩（yú 余）都：县名，在今江西省西部。

筋脉浮肿者，宜用鸡鸣散以疏壅止痛，当时常以调元健步丸治阴虚血少，湿热兼行，足履无力，服之可期奏效。

东城指挥李元方，两脚浮肿，痛不可忍，足难践地，脉浮数滑。缘露足取凉，感受风暑湿热邪气，热壅下焦，走注胫跗，壅滞肿痛，而成脚气。即服鸡鸣散，外用丹溪敷脚气方治之，甚效。继以透骨丹、虎骨酒，兼用导气利湿、舒筋活血之药，调治两月，乃瘥。

松，脉沉迟细，此肾气衰弱，肝脾肾三经感受风寒湿气，停于腿膝经络，以致足膝作痛，屈伸不便，而成脚痹疼痛。但三气壅注下部，药不能达，即用熏蒸方和营卫、通经络，是亦治痹之法。

明，脚面筋脉浮肿，疼痛难忍，脉弦滑数。此感风湿邪气，流注筋脉，而成脚气之恙。即用鸡鸣散治之。

佟，脚气浮肿，心腹痞闷，烦热作渴，小便不利，脉洪数大。皆由酒醴生冷不节，湿热内蒸，流注下焦，气滞不行所致。当投大腹皮散加木通、茯苓，以行气疏壅、利湿清热。

邵，两脚浮肿，上气喘促，腹胁胀满，小便赤涩，脉弦数滑。由于湿热内蒸，脚气盛发，上冲心腹，故气急，坐卧不安。亟服活人桑白皮散，以清热降气、利湿疏壅。

胡，询其素有脚气，不过时发时止，忽闷乱不识人，汤饮不纳，六脉迟数。大小不匀，系痼疾陡发，脚气冲心之候。急投茱萸木瓜汤，俟神气稍苏，再论进剂。

周，足膝脚面俱肿，筋掣牵痛，口渴烦闷，脉浮数滑。询知夙有脚气，兹发热肿痛，系挟时令湿热之邪，阻其流行之隧，是脚气之兼外感也。宜服槟榔散加茯苓、大腹皮、威灵仙，以散气疏壅、清热利湿。

景，脉弱沉细，此元气虚损，为寒湿之气所袭，故腰足挛拳，脚面连指走痛无定，筋脉不伸，行步不随也。当服胜骏丸，以益真气、壮筋骨，常服自效。

黄，右腿赤肿焮痛，脉动滑数，系湿毒壅遏，以致湿热下注足膝，盖湿则肿，热则痛，湿热相合，故肢节烦疼，而为脚气肿痛也。即用当归拈痛汤上下分消其湿，使壅滞宣通，而肿痛自已。

姚，脉浮紧数，此风寒湿气客于经络，以致脚气，阴阳交错，上重下虚，中满喘急，呕吐气逆。宜服紫苏汤以疏散之。

那，腿膝肿痛，身体重著，脉迟细涩。系寒滞经络，湿中脚膝所致。即用除湿汤。方书以肿为湿脚气，不肿者为干脚气，湿者宜除湿，干者宜行气①，不问久近干湿，皆可用此方疗之。

朱，脚膝壅肿，胸满气促，口渴身热，小便赤涩，脉浮虚数。乃感冒暑湿，湿热炎蒸，流注下焦，故肢节疼痛，足痿无力也。宜服清暑益气汤，以益气强脾、除湿清热。

吉，脚气上冲，胫肿掣痛，憎寒壮热，脉浮弦数。由于取凉卧冷，露足当风，感受寒湿，湿又能生热，湿热下流，故注于足而成湿热脚气。湿热分争，湿胜则憎寒，热胜则壮热②。宜用防己饮加木瓜，以清热利湿，则肿消痛止矣。

范，两腿肿痛，呕逆痰涎，大便泄泻，小便不利，烦躁而渴，脉浮数滑。乃受暑湿热邪，流注足膝，湿痰壅滞所致也。宜用五苓散加苍术、黄柏、木瓜、槟榔，以利湿泻热，而诸症自除。

---

① 方书……宜行气：语本《景岳全书》卷三十二。

② 湿热分争……壮热：语见《寿世保元》卷五。

金氏，感受风寒，左腿重著疼痛，不能屈伸，手足不用，脉沉迟细。此气血虚弱，寒湿风毒之邪著于筋骨，日久不愈者，经络中又有湿痰死血故也。急用活络丹以治之，盖病邪深伏在内，非此药莫能通达，迟则恐有瘫痪之忧。

齐氏，足胫浮肿，肢节重痛，憎寒发热，无汗恶寒，脉浮数大。系感风寒湿邪，流注足太阳经，而成脚气之疾，凡脚气皆感风毒所致也。即用麻黄左经汤，以散风寒而祛湿气。

盛氏述：向患脚气，迩时腿肿筋挛，小腹作痛，治总无效。余曰：形气渐至沉困，脉沉细弱无神，若用脚气之药，殊难见效。昔薛立斋见一妇人久患脚气，诸药不应，因查诸书，云八味丸治足少阳脚气入腹痛疼，上气喘促，欲死者，遂投一服，顿退，又服而愈。盖肾经虚寒之人多有此患，乃肾乘心、水克火之证，少缓则死不旋踵也。余按此症颇与薛氏之论相符，服之当能见功。

按脚气之说，上古所无，脚气之名，《金匮》已载，但患者少耳。自晋苏敬[①]，始有此名。孙真人云：古人少有此疾，自永嘉南渡[②]，衣冠之人多有之，此皆湿郁于内所致也。故凡四时之中，皆不得久坐久立湿冷之地，亦不得因酒醉汗出，脱衣洗足，当风取凉，皆成脚气。暑月久坐久立湿地，则湿热之气蒸入经络，病发必热而四肢痠疼，烦闷，跗肿寒热，此又山野农夫多有之，以久湿伤于外也[③]。

---

① 晋苏敬：《景岳全书》卷三十二同。按：苏敬，即苏恭，唐高宗时奏请编纂本草，得高宗允准，与长孙无忌、于志宁等成《新修本草》，则“晋”字误。

② 永嘉南渡：晋怀帝永嘉五年（311），匈奴族首领刘曜攻陷洛阳，纵兵屠掠，晋士族及百姓大量南逃，史称“永嘉南渡”。

③ 按脚气……湿伤于外也：语见《景岳全书》卷三十二。

《外台秘要》云：第一忌嗔，嗔则心烦，烦则脚气发。又禁大语，大语则伤气，气伤病亦发。又不得露足当风入水，以冷水洗足，两足胫尤不宜冷，虽暑月当着帛裤①，至冬寒加绵，常令两胫及腿温暖，微汗尤佳。依次将息，脚气自消，而无邪气留连之患。夏月腠理开，不宜当风取凉，凉处坐卧，须得劳动关节，令其气畅，此拒邪之法，养生之要也。每食后宜行三五百步，疲倦便止，则脚中恶气随即下散，虽有浮肿，气亦不上也②。

张景岳云：凡脚气初觉，即灸患处二三十壮，或用雷火针，以导引湿气外出，及饮醪醴，以通经散邪，其要法也。若壅既成而邪盛者，必肿痛热甚，一时药饵难散，宜砭去恶血，以消热肿，砭刺之后，以药继之③。

脚气诸剂

立效散 治脚气攻心，此方消肿甚效，及治暴肿。

槟榔 吴茱萸 木瓜 紫苏 陈皮

水二钟，生姜三片，煎八分，温服。

椒艾囊 治脚气极效，及避一切脚气、风气毒气。

艾叶揉，半斤 川椒一斤，净 草乌二两，为粗末

上三味和匀，用布袱铺如绵褥，裹足底及足胫④，即用火踏，下加微火烘，踏于上，使椒艾之气得行于足，自然寒湿风毒诸气皆得消散，立能止痛，痛止后仍要二三日一为之，或夜卧包之，达旦去之。用此方法无不效者。

---

① 裤（kù 库）：套裤。

② 外台秘要……气亦不上也：语见《景岳全书》卷三十二。

③ 凡脚气……以药继之：语本《景岳全书》卷三十二。

④ 足胫：《古今医统大全》卷五十九此下有“不得用履”四字。

济生槟榔汤 治一切脚气，散气疏壅。

槟榔 香附 陈皮 紫苏 木瓜 五加皮 甘草炙，各七分

上㕮咀，水一钟半，生姜三片，煎服。

本事酒浸牛膝丸 治腰脚筋骨瘦软无力。

牛膝三两，炙黄 川椒去合口者 虎胫骨醋炙黄，各半两 附子一枚，炮，去皮脐

上㕮咀，用生绢作袋盛药，以黄酒七斤，春秋浸十日，夏七日，冬十四日，每日空心饮一大盏。酒尽，出药为末，醋糊丸桐子大，每服三五钱，空心温酒、盐汤任下。忌食动风等物。

熏蒸方 治肾气衰弱，或肝脾肾三经受风寒湿气，停于腿膝经络，致成脚痹疼痛，宜用此药和营卫、通经络，是亦治痹之法。

花椒一撮 葱三大茎，切 盐一把 酒① 桂枝一两 生姜二两 醋不拘多少，以拌前件，至润为度 小麦麸约四五升

共放铜器内，炒令极热，摊卧褥下，将患脚熏蒸其上，盖以衣被，稳卧一时，要汗出为度，勿见风。

鸡鸣散 治脚气第一品药，不问男女皆可服。如感风湿流注，脚痛不可忍，筋脉浮肿②者，并宜服之，其效如神。

槟榔七枚 橘红 木瓜各一两 吴茱萸 苏叶各三钱 桔梗 生姜连皮，各半两

上㕮咀，用水三大碗，慢火煎至一碗半，取渣，再入水二碗，煎取一小碗，两汁相和，安置床头，次日五更分作三五次冷服之，略温亦可，服后用干物压下。如服不尽，留次日渐渐服之，亦可。服药至天明，当下黑粪水，即是肾家所感寒湿之

① 酒：《古今医统大全》卷十一此下有“一盏”。

② 浮肿：《古今医统大全》卷五十九作“肿大”。

毒气也。至早饭时必痛住肿消，只宜迟吃饭，使药力作效。此药并无所忌。

大腹皮散 治诸脚气浮肿，心腹痞闷，小便不利。

大腹皮 木瓜 苏子 槟榔 荆芥 乌药 橘红 苏叶 萝卜子 沉香 枳壳麸炒 桑白皮

水一钟半，生姜五片，煎八分，温服。

加减槟榔汤 治一切脚气脚弱，名曰壅疾，贵在疏通，春夏尤宜服之。

槟榔 橘红 苏叶各一两 甘草炙，半两

每服五七钱，水钟半，生姜五片，煎①八分，不拘时温服。

透骨丹 专治脚气。

川乌 羌活 沉香 乳香另研 川芎 槟榔 木瓜各一两 木香两半 茯苓二两

为末，曲糊丸梧子大，食前姜汤下六七十丸。

本事虎骨酒 去风补血益气，壮筋骨，强脚力。

虎胫骨真者 萆薢 仙灵脾 薏苡米 牛膝 熟地黄各二两

上锉细，绢袋盛，浸酒二斗，饮了一盏，入一盏，可得百日。妇人去牛膝。

丹溪敷脚气方 治脚气肿痛。

芥菜子 白芷等分

为末，姜汁和，敷痛处。

紫苏汤 治脚气上气，心胸壅闷，不得眠卧。

苏叶 桑白皮 赤茯苓 槟榔 木瓜各一两 炙甘草 紫菀 前胡 杏仁去皮尖 百合各七钱

---

① 煎：原作“前”，据《景岳全书》卷五十四改。

上㕮咀，每服八钱，水一钟半，生姜五片，煎八分，不拘时温服。

丹溪防己饮 治脚气。

白术 木通 防己 槟榔 川芎 甘草梢 犀角 苍术盐水炒 生地黄 黄柏酒炒，等分

水煎，温服。

茱萸木瓜汤 治脚气冲心，闷乱不识人，手足脉欲绝。

吴茱萸半两 干木瓜一两 槟榔二两

上㕮咀，每服八钱，水一钟半，生姜五片，煎八分，不拘时温服。

活人桑白皮散 治脚气盛发，上气喘促，两脚浮肿，小便赤涩，腹胁胀满，气急，坐卧不得。

桑白皮 郁李仁各一两 赤茯苓二两 木香 大腹皮 防己各两半 苏子 木通 槟榔 青皮各七钱半

每服三五钱，姜三片，水煎服。

胜骏丸 治元气不足，为寒湿之气所袭，腰足挛拳，或脚面连指走痛无定，筋脉不伸，行步不随，常服益真气，壮筋骨。

附子炮制 当归 天麻 牛膝 木香 枣仁炒 熟地酒蒸 防风各一两 木瓜四两 羌活 乳香各两半 全蝎炒 甘草 没药各一两 麝香二钱

上为末，用生地黄三斤，以无灰酒四斤煮干，晒二日，杵烂如膏，入前末和匀，杵千余下，每两作十丸，每服一二丸，细嚼，临卧酒下。作小丸服亦可。

活络丹 治中风，手足不用，日久不愈，经络间有湿痰死血者。

草乌炮[①]，去皮　川乌炮，去皮脐　胆星各六两　地龙去土，焙干　乳香去油　没药各二两二钱

蜜丸桐子大，每服二三十丸，温酒、茶清任下。

麻黄左经汤　治风寒暑湿四气流注足太阳经，腰足挛痹，关节重痛，憎寒壮热，无汗恶寒，或自汗恶风，头痛。

麻黄去节　干葛　细辛　防风　桂心　羌活　苍术　防己酒拌　茯苓　炙甘草

水二钟，姜三片，枣一枚，煎八分，食前服。

调元健步丸

当归酒洗　川黄柏盐酒炒　枸杞各二两　牛膝三两，盐酒浸　白芍微炒　茯苓　白术炒　苍术　陈皮各一两　炙甘草　木瓜　五加皮各八钱　川续断七钱　泽泻　防己各五钱

蜜丸桐子大，空心盐汤送下七八十丸，或百丸。

槟榔散　治脚气冲心，烦闷不识人。

槟榔　茴香　木香各半两

上㕮咀，每服五钱，以童便一钟煎七分，不拘时温服。

当归拈痛汤

茵陈酒炒　羌活　防风　升麻　葛根　苍术　白术　甘草炙　黄芩酒炒　苦参酒炒　知母酒炒　当归　猪苓　泽泻

水煎，空心服。一方加人参。

清暑益气汤

五苓散俱见暑证

除湿汤见湿证

---

① 炮：原作“泡”，据《景岳全书》卷五十四改。

八味丸见中风

淋　浊

少农陈鉴轩，患淋浊经年，痛涩虽除而膏液不已，且神疲气怯，食少懒言。凡清火疏利之剂，靡药不尝，病势日甚。余诊之，曰：脉沉迟弱，皆由耗伤真阴，脾肾亏损，中气下陷，命火阳衰，下元不固使然。即宜朝服补中益气汤，晚进八味地黄丸加人参，但当温补元阳，则淋浊自可渐止。

文，溺出浑浊如脓，尿管痛不可忍，尺脉数大。想系房劳强忍，精血之伤，致有形败浊阻于隧道，故每溺而疼，所服清湿热、利小水之剂无效者，以溺与精同门异路耳。即服地髓汤，一名苦杖汤，用杜牛膝一两捶碎，以水二钟煎浓汁一钟，去渣，入麝香少许，空心服，以麝香入络通血，杜牛膝亦开通血中败浊也。连服数剂，而痛浊皆除。

王，小便黄赤，溺孔涩痛，口渴烦热，按左寸洪数。乃心君有热，小肠有火，盖心与小肠相表里，心热则小肠亦热，故便赤淋痛。当用导赤散加猪苓、茯苓、车前子，以共导丙丁之火由小水而出也。

恩，左脉数大，此由相火妄动，酒后房劳，败精强闭，以致小水色赤，茎中涩痛，精溺并至也。即投抽薪饮加车前子、龙胆草以利之，先祛其火，然后再安精气。

广，小便不通，溺出白浊，色如泔浆，口渴咽痛，胸腹胀满，脉洪滑数。乃纵饮无度，过食辛热炙煿之物，以致湿热壅滞三焦。宜利水泻火、消导解酒毒之法。

滑石六钱　甘草一钱　山楂　槟榔　厚朴　神曲　天花粉　枳椇子各三钱

加灯心、淡竹叶，水煎服。

达，脉弦数滑，此肝郁气滞，心肾不交，热毒积蕴膀胱，故茎中痛涩，溺出如膏，所谓淋属肝胆，浊属心肾①是也。即宜通塞降浊，清热利窍。

海金沙　滑石　甘草梢　赤茯苓　远志　杜牛膝　琥珀

水一钟半煎七分，食前服。

托，诊左脉数滑大，系心与小肠实热，湿热下注，故隧道不通，血瘀作淋，茎中痛甚也。即投牛膝膏，则死血淋痛自已。

桃仁去皮尖　归尾酒洗，各一两　生地　赤芍各两半　川芎五钱　牛膝去芦，四两，酒浸一宿

用②长流水十钟，炭火慢煎至二钟，入麝香少许，分四次空心服。

长，年近七旬，小便不利，淋漓多浊。余曰：气衰脉弱，凡治淋之药不可轻投，惟用经验琥珀散治之，可期奏效而无他虞。

琥珀为末　人参煎汤

空心以人参汤调服琥珀末一钱。

福，形气羸瘦无神，尺脉沉迟细弱，乃中气不足，过服凉利之药，以致脾肾虚损，寒客下焦，冷气滞于膀胱，故小水不利而成冷淋。当服金匮肾气丸以固下元虚冷，则久淋自止。

舒，脉浮虚数，此耗伤真阴，心经蕴热，移于小肠，搏于血脉，血入胞中，故淋痛尿血也。即宜用八正散。服数剂，甚效。后用四汁饮以清热泻火、凉血散瘀，乃愈。

---

① 淋属肝胆……心肾：语出《临证指南医案》卷三。

② 用：原作“川”，据集古阁本改。

萝卜取自然汁　生藕取汁　生地取汁　白蜜各五合

和匀，先把一盏，银器石器内慢火熬沸，随时温服。

祝霞章，年逾七旬，忽患淋证。予云：两手脉沉细微，方书论老人精竭复耗，大小便牵痛如淋，勿作淋治，以八味地黄丸加车前子、牛膝，立效。缘伊疑惧桂附，遂用《养老书》[1]内藕蜜煎[2]，能治老人淋病，小便不利，痛闷之极，与此适符，当能见效。

藕汁　白蜜各五合　生地黄汁一斤

相和，微火煎之令如饴，空心含半匙，渐渐下。

冯，淋证久不能止，溺如米泔，脉弱迟细。此脾胃虚寒，中气不足，清阳下陷，命门不固之候。经曰中气不足，溲便为之变[3]，即此类也。宜服补中益气汤加熟附、益智仁、干姜，甘温以补元气，使清升则阴浊降，而膏液自止。

孟，遗精淋浊经年，忧愁劳碌即发，且五心烦热，口苦咽干，按左寸浮大而数。乃真阴不足，心火妄动，心虚有热，故遇劳则发为劳淋，劳则动其心火也。当用清心莲子饮，以清热利湿而交心肾，则淋浊自除。

郭，赤浊半年，尿管痛如刀刺，窍端时有秽物，如疮之脓，淋漓不绝，诊脉大弦数。由于房劳强忍，败精离位，变成污浊瘀腐，阻滞精道，移热膀胱，则溺孔痛涩也。即服萆薢分清饮，使湿热去而心肾通，则淋浊止，此以疏泄而为禁止也。

朱述：前病赤涩，当服五苓、八正等药，浊虽小愈而便涩，常有余沥，脐下胀痛。余曰：左手弦数，系心肝气郁，清浊相

---

① 养老书：即《养老奉亲书》，宋代陈直撰。

② 藕蜜煎：《养老奉亲书·食治老人诸淋方》作“酥蜜煎”。

③ 中气不足……为之变：语出《灵枢·口问》。

干，湿热流入膀胱而成气淋。议投琥珀散，内有木香能升降诸气，郁金能凉心散肝，所谓气淋由于气滞①也。

琥珀　萹蓄　当归各钱半　滑石三钱　木通　郁金各一钱　木香五分

为细末，每空心服三钱，以清茶送下。

金，茎中痛痒，溺出如砂石，不得卒出，按脉数大。此相火妄动，败精阻窍，湿热内蒸而成石淋，正如汤瓶久在火中，底结白碱也。拟投如圣散，清其积热，涤去砂石，则水道自清。

马蔺花　麦门冬去心　白茅根　车前子　甜葶苈微炒　檀香　连翘各等分

为末，每服四钱，水煎服。

查南庐，淋痛尿血，小便不通，少腹急满，按脉数实大。系酒醴肥甘不节，热蓄膀胱，湿热下注，故致便秘赤浊也。即服八正散，以利湿泻热、降火通淋。

彭，小便赤涩疼痛，淋浊不止，按脉弦数。皆由心经有火，湿热之气侵及脏腑，热甚则赤浊淋闭，且鼻头色黄，故必患小便难也。宜投大分清饮专去其火，自效。

杨，溺出黄赤，尚无痛涩，脉虚沉细。系劳倦过度，真阴不足，水亏液涸，非赤浊可比。议投右归饮加补骨脂、茯苓，温补下元，使之气化，水必自清。

严正钦述：溺血三月，赴吴门就医，教服两头尖、猪脊髓、龟鹿胶、海参淡菜膏，无效。且痰多食减，胃脘满闷，小便赤色②带血，溺管淋痛。余曰：脉数滑大，乃下焦结热，热甚搏

① 气淋由于气滞：语出《医方集解·利湿之剂》。
② 色：疑为“涩”。

血，流入胞中，与便俱出而成血淋，方书云凡血出命门而涩者为血淋，不痛者多为溺血①是也。当投小蓟饮子加牛膝、海金沙。服十数剂，便清血止。惟茎中气虚下陷，清阳不升，改服补中益气汤及归芍六君子，得痊。

淋浊诸剂

抽薪饮　治诸凡火炽盛而不宜补者。

黄芩　石斛　木通　栀子　黄柏　枳壳　泽泻　细甘草

导赤散　治小肠有火，便赤淋痛，面赤狂躁，口糜舌疮，咬牙口渴。

生地　木通　生甘草梢　竹叶

清心莲子饮

黄芩　麦冬　地骨皮　车前子　甘草　人参　黄芪　石莲子　柴胡　茯苓

小蓟饮子

生地　小蓟根　滑石　蒲黄　藕节　淡竹叶　山栀　炙草　木通

八味地黄丸

六君子汤俱见中风

补中益气汤见暑证

金匮肾气丸

八正散俱见肿胀

大分清饮见泄泻

右归丸见中风

萆薢分清饮见遗精

---

① 凡血出命门……为溺血：语本《景岳全书》卷三十。

遗　溺

中书①董梧冈，脉沉细弱，此下元虚寒，命火不足，阳气衰败，致睡中遗溺不禁也。经曰膀胱不约为遗溺，小便不禁，常常出而不觉②，当服三因家韭子丸去石斛，倍用菟丝。如加人参补养元气，尤妙。

刺史张西崖云：七旬有三，精神尚健，惟夜多小便，冬寒夜永，起动维艰。余曰：脉沉细弱，此高年膀胱虚冷，肾气不固，故小便至夜独多耳。宜用千金翼鸡肠羊肾方③，自效。

鸡肠五具，治如食法　羊肾一具，去脂，并令干　赤石脂六两　龙骨三两　肉苁蓉四两　川连两半　桂心二两

上七味为末，每服方寸匕，日二服，五日中作羊肾炙一剂，十日外作羊肾臛④，香味如常，食饱与之。

荣，寸部浮濡，尺部沉数，系虚损伤阴，精气不固。盖人之漩溺赖心肾二气之所传送，且心与小肠为表里，肾与膀胱为表里，兹心肾气虚，传送失度，故遗溺不禁也。当用左归丸加人参、远志、桑螵蛸、龙骨、破故纸，固涩下元。若不清心寡念，精气内持，恐难见效耳。

那，脉虚沉细，此下元虚寒，肝肾亏损，气虚不固，所以睡中遗溺不觉也。当服加味五子丸。

卢，右寸关浮虚而散，乃脾肺气虚，不能约束水道，气门

---

① 中书：中书舍人，掌书写诰敕等事。

② 经曰……出而不觉：语见《万病回春》卷四。

③ 千金翼鸡肠羊肾方：见《千金翼方》卷十九，原无方名，治“膀胱冷，小便数多，每至夜偏甚”。

④ 臛（huò 或）：肉羹。

不固，而便数不能禁也。当用补中益气汤加山药、五味子、补骨脂，自瘥。

刘涢溪，诊脉沉迟细，系年迈气弱，命门火衰，膀胱不藏，水泉不止，故小便不禁。宜服巩堤丸，如加人参，其效更捷。

樊，诊左寸虚数，乃心气不足，劳伤过度，致小便频数。盖溺虽出于膀胱，然泌别者小肠也，小肠虚则便数，小肠热则便短也。当投桑螵蛸散。心者小肠之合也，心补则小肠不虚，心清则小肠不热矣①。

松，年方舞象，终年溺炕。余曰：乃从幼不加检束，而纵肆常遗，惯而无惮，志意之病也，当责其神，非药所及。宜服千金鸡内金散，取鸡肶胵一具，男雌女雄，并肠烧为末，温酒调服。

胡，年已十五岁，每夜睡中遗尿。余曰：遗溺惟幼稚多有之，俟其气壮而固，无足虑也。可服八珍丸，用猪羊溲脬炙脆，煎汤送下，以调补气血。

甘氏，产后遗溺不觉，淋沥不断。予云：想系产育收生不谨，损破尿脬使然。宜投固脬丸，加猪羊胞煎汤送下。

某说：婢女年近弱冠，睡常遗尿，虽令其坐桶过夜，而睡着亦遗不知时。余云：想其禀赋虚弱，故小便遗数不禁。当服四味肉苁蓉丸，取猪羊溲脬炙脆，煎汤送下，用作引经为宜。

遗溺诸剂

三因家韭子丸　治少长遗溺，及男子虚剧，阳气衰败，小便白浊，夜梦遗精。此药补元气，进饮食。按：此方当除去石斛，倍用菟丝，尤效。

---

①　心者……小肠不热矣：语出《医方集解·收涩之剂》。

家韭子六两　鹿茸炙酥，四两　肉苁蓉　牛膝　熟地　当归各一两　菟丝饼三两　巴戟肉两半　杜仲　桂心　炮姜各一两　人参随宜

炒研为末，酒糊丸，桐子大，每服三五钱，食前温酒、盐汤任下。

巩堤丸　治膀胱不藏，水泉不止，命门火衰，小便不禁，并效。

熟地　菟丝饼酒煮　白术炒，各一两　北五味　益智仁酒炒　故纸酒炒　制附子　茯苓　家韭子炒，各一两

为末，山药糊丸桐子大，每服百余丸，空心滚汤或温酒下。

桑螵蛸散　治小便数而欠，能安神魂，补心气，疗健忘①。

人参　茯神　远志　石菖蒲盐炒　桑螵蛸盐水炒　龙骨煅　龟板　当归

等分为末，临卧服三钱，开水下。

固脬丸　治遗溺不觉，小便不禁。

菟丝子制，三两　茴香一两　桑螵蛸炙　制附子各五钱　戎盐一钱

为末，酒煮面糊，丸桐子大，每服三十丸。

四味肉苁蓉丸

熟地六两　五味子四两　肉苁蓉酒洗，去甲，八两　菟丝子制，二两

酒煮山药糊丸桐子大，每服七八十丸，空心盐酒下。

加味五子丸　治小便频数，时有白浊。

菟丝子　家韭子　益智仁　小茴香　蛇床子　熟附子　桑

① 忘：原作“妄”，据《医方集解·收涩之剂》改。

螵蛸　人参各等分

为末，山药糊丸桐子大，每服五钱，开水或黄酒送下。

左归丸见胁痛

补中益气汤见暑证

八珍丸见痢疾

卷四

虚　　损

明相国，于嘉庆二年任将军时，统兵至夔府，患惊悸怔忡，食减不眠，筋骨痠痛，精神倦怠，脉来细软，尺部沉迟。由于阳衰气弱，军务策筹过度，致心脾营卫俱虚。宜进归脾汤加桂附，专补心脾，兼益命火。服数剂，甚效。旋用人参养荣汤加味，为丸服之，乃愈。

参赞尚书德子，脉缓大无力，缘军旅劳心竭力，饥饱失时，脾胃受伤，邪得乘虚而入，故头痛发热，时作时止。此内伤不足之证，而非外感也，即服补中益气加熟附。经曰劳者温之，损者温之。盖温能除大热，使补养气复则痊。

蒙古惠椿亭尚书，统师过夔府，患心烦恍惚，舌燥口渴，食少不寐，服清暑凉解药而烦渴转甚。余曰：脉浮虚弦数，此军务宣勤①，劳伤心脾，虚火上烁②肺金，气血虚耗所致，非暑热客症也。先进生脉散加茯神、枣仁、石斛，以清金益气，服之甚效。后用归脾汤、八仙长寿丸，乃瘥。

相国戴莲士，遇事冗繁，即头目昏晕，饮食少思，倦怠异常，脉迟虚缓。由于国事宣勤，操劳过度，耗损真阴，致阳虚气弱，神不守舍而然。宜进加味七福饮以补五脏气血之不足，

---

① 宣勤：犹“宣劳”，效命。

② 烁：通“铄”。《周礼·考工记序》：“烁金以为刃。”陆德明释文：“烁，义当作铄。”

并常服两仪膏及参乳丸，用以调元。嗣伊云：自常服人参以来，才觉精神完固，如船抛锚，恃有倚靠。则人参真有回天赞化之功，岂与凡草比哉？

端揆①蒋砺堂②，精神日衰，食减不眠，惊悸健忘，肠红燥结，诊六脉似有若无。问其平时脉象何如，答曰常时俱如此，但体中不适则六脉俱见。余曰：脉见六阴，乃真阴不足，营卫俱虚，缘思虑劳伤心脾，致脾虚不能摄血。先用归脾汤，续以六味地黄丸，加归、芍、阿胶、远志、枣仁，杵柿饼为丸，诸证悉瘳。按彭用光③曰：凡人两手清微如无脉者，此纯阴脉，主贵④是也。予卅载长安，阴脉虽偶见，如六脉纯阴，惟相国一人而已。

瑚和菴大冢宰⑤，神疲心跳，食少易忘，肢节痹痛，肠红便溏，脉虚迟细。乃命火不充，阳气虚寒，劳倦伤脾，营卫亏损而然。宜用归脾汤加熟附、炮姜、白芍，以枣肉为丸，服之自效。

周莲塘大司空，脉虚沉细，此命门阳衰，不能生土，致脾胃虚寒，土虚不能制湿，故食少痰多，呕恶泄泻，皆由阳虚气弱而然。当用附子理中丸加制半夏、茯苓、陈皮、石菖蒲，以姜汁打糊为丸，每食后服三钱，一月而愈。

---

①　端揆：宰相，清代用以称大学士。

②　蒋砺堂：即蒋攸铦，字颖芳，号砺堂，官至清代体仁阁大学士、两江总督、军机大臣。

③　彭用光：明代医家，庐陵（今属江西）人，善言太素脉，著有《体仁汇编》《简易普济良方》等。

④　凡人两手……主贵：语见《景岳全书》卷六引彭用光《太素大要》。

⑤　大冢宰：《周礼》“六官”有“冢宰”，总领百官，后世以称宰相。

少宗伯①温贫坡，患头运目眩，咳嗽痰多，津液少，大便燥。余曰：脉见虚数，乃真阴失守，精血不足，虚火上烁肺金，金水不能相滋。宜服四阴煎，去甘草，加熟地、贝母、阿胶。连服兼旬，甚效。嗣用膏子药，以泻虚热而益元气，滋燥金而培三阴，服两料，诸证悉瘳。

高丽参四两　熟地半斤　石斛　枇杷叶各四两　麦冬　贝母　甜杏仁　女贞子　茯苓　地骨皮各三两　甜梨汁十钟　人乳六钟

上药用甜水约十余碗浸一宿，以桑柴文武火煎取浓汁，药有未尽，再用水数碗煎渣取汁，并熬稍浓，将乳、梨汁合搅使匀，用密绢滤过，乃入磁罐，重汤熬成膏，入白密②四两收之，以白汤点服，不拘时。

汪稼门③制府，丁丑秋引疾归里，来函云：年衰多病，上年至今春，咳嗽较旧时减轻，而肝胃气痛较旧时加剧。自三四月来，天气和暖，不大作痛，饮食如旧，而形容黄瘦，气息怯弱，恐秋冬以后又将大作。并寄到旧方三本，余细绎查君④所定方论，藉知中年壮盛时阳盛阴虚，心肝火旺，津液不足，而虚不受补，是以丸方内用甘凉滋润清补之品，煎方内用疏肝利气降火之药，当时服之，应手奏效。又阅在闽省时，陈、诸、谭、张四公所开各方，均揣摩查君用药之法，而服之总未得愈者。想系年逾七旬，命火必衰，五脏营卫自多虚寒。盖阳虚者多寒，非谓外来之寒，但阳气不足，则寒生于中，故见肝胃气痛咳嗽诸证。况春天和暖，不大作痛，此即虚寒明证矣。至咳

---

① 少宗伯：对礼部侍郎之称。

② 密：通“蜜”。《释名·释言语》：“密，蜜也。”

③ 汪稼门：即汪志伊，字稼门，安徽桐城人，官至清代闽浙总督。

④ 查君：应是汪稼门以前所用医生。

嗽每逢三四月轻减，亦是金畏水寒之象。丸药当进右归丸加人参、沉香，温补元气，使阳气渐回，则真元自复矣，至煎剂，宜服七福饮，以补五脏气血亏损。如阳虚寒滞在经，气血不能流通，筋骨痛甚者，必加制附子方效。

陈笠飒中丞，道过东流，停桡[①]就诊，云近来每遇事繁，即虚烦头晕，眼涩耳鸣，心肾不交，腰膝痠软，津短口干。余曰：脉虚弦数，系肾水真阴不足，精气虚损，神耗于心，精亏于肾所致。先服四阴煎及加减一阴煎，叠进数剂，甚效。后用八仙长寿丸加人参、远志、蔡胶、杜仲、女贞子，壮水滋阴，以制阳光。

钱裴山中丞，左寸虚散，右尺沉弱，乃思虑太过，劳伤心脾，命火不充，阳虚气弱，肾衰精冷之象。当进七宝美髯丹合五子衍宗丸[②]，去车前子，加人参、鹿茸、肉苁蓉、远志，按证增减，精气并固，补命门火而不助相火，壮肾水而不寒脾土，常服必能救本培元，而阳气自旺矣。

少司马曹云浦，脉见虚软，右尺迟细，乃阴虚阳衰，五脏气血亏损使然。当服赞化血余丹。张景岳曰：此药大补气血，故能乌须发，壮形体，其于培元赞育之功，有不可尽述者[③]。

皖藩李书年，年逾六旬，食少呕恶，心腹胀痛，腰膝筋骨常疼，脉沉迟细。此中气虚寒，元阳不足，精血亏损所致。当以附子理中汤加半夏、姜汁，间用六君子，呕痛顿止。再以大营煎加参、术、炮姜调摄，乃瘥。

抚军韩芸舫，上焦虚烦汗多，食少不眠，腰痠足软，精神

---

① 桡（ráo 饶）：船桨，也指船。

② 五子衍宗丸：“宗”原作“中”，据《摄生众妙方》卷十一改。

③ 此药……不可尽述者：语本《景岳全书》卷五十一。

倦怠。余曰：寸关虚数，尺部沉细，此肾水真阴不足，命门阳衰气弱，血少精短，营卫亏损。宜进归肾丸加人参、鹿茸、覆盆子、肉苁蓉、远志、五味子，阴阳并补，使肾水足，真火旺，则神气精血自充。

皖抚吴霁峰云：迩来精神甚衰，每劳心力，即头目眩晕，腰膝软痛，心肾不交，食少不眠，惊悸恍惚。余诊之曰：脉虚弦数，由于思虑过度，气血虚耗，脾肾阴亏，年过半百，精气渐衰之象。宜进养心汤，先补心血，旋用补中益气汤并大补元煎，朝暮间服，以峻补脾肾。遂服两月，而起居眠食胜常矣。

少宰廖钰夫述：内眷发热干咳，两颊常赤，津少烦渴，头目眩晕，服药不效。余曰：左关弦数，右寸虚数而滑，此阴虚血燥，肺肝蕴热而然也。宜用八味逍遥散加地骨皮、贝母。服四剂，甚效。更以四阴煎加阿胶、女贞子，服未半月，诸虚顿止。

端揆曹丽笙，诊六脉和缓而长，此禀之厚，寿之征也，惟右尺沉细，乃命火渐衰，真阳不充之象。宜服右归丸，重加人参，以补元阳，使气血归于太和，则精神更当康强矣，圣人所谓不治已病治未病是也。

亚相①英煦斋②云：遇事烦劳及写作用心，即神志不定，气短倦怠，且食少善忘，多汗不眠。余诊之曰：两寸虚散，右关迟细，由于思虑过度，曲运神机，耗散心血，以致脾肺气血虚损，不能滋养营卫，故精神渐见衰弱之象也。宜服加减归脾汤，并进补中益气汤。相间服之，甚效。后用还少丹，阴阳平补

① 亚相：清代对协办大学士之称。

② 英煦斋：即英和，号煦斋，官至清代军机大臣、户部尚书、协办大学士。

而安。

少司寇奎玉庭，据云心如食辣，痔漏流水，左胁时跳，动甚振衣，胁上放物，能自移动，左臂及腿麻木不仁，头颤昏冒，牙关闭塞。余曰：脉虚弦数，系真阴肾水不足，不能滋养营卫，思虑耗神，肝虚血燥，精髓内亏所致。当投六味地黄丸加归、芍、蔡胶、龙骨、远志、枸杞、鹿胶，以补心肾而镇肝虚，使真阴补养充足，则百病除矣。

制府颜岱云，脉虚迟细，乃因勤政劳心，思虑过度，以致脾虚胃弱，中宫营气不和，肢体困倦，胸膈饱闷，痰多泄泻，皆阳衰气怯，火不生土而然也。宜进五福饮加熟附、益智、远志、石菖蒲，以温补心脾气血之虚。

尚书张寿雪，患饮食不纳，痰多气促，小便不禁。余曰：脉弱沉迟，是阳虚气怯，水泉不藏，年衰命门无火使然。宜用八味地黄丸料，兼进六君子加益智、当归、桂、附。服五剂减半，十余帖而安。

抚军康兰皋，遇事繁冗，即虚火上溢，烦热呕涎，惊悸不眠。余诊寸脉虚涩，肝弦脾滑，乃真阴不足，思虑伤神，心虚胆怯，气郁生痰使然。宜用十味温胆汤，以和胃温胆养心。遂服数剂，甚效。惟心脾气血尚虚，更以七福饮加茯神、石菖蒲，服之而安。

卢南石端揆，诊脉虚迟细，乃思虑耗神，命火不充，阳衰气弱所致。当用右归丸加补骨脂、人参、枣仁、远志，益火之原，以培右肾之元阳。

相国文秋潭，时觉虚烦倦怠，目昏耳鸣，心肾不交，脚软无力，大便燥结，脉虚缓涩。此肾虚不能上交，心虚不能下济，津液短少，精气亏损使然。当进六味地黄汤加人参、远志、肉苁蓉、枸杞、当归。遂服两月而愈。

汤西桥农部，脉弱迟细。余曰：壮年得此虚脉，乃先天禀弱，元阳不足，固精血亏损，亦由于命门之阳衰阴胜也。宜用右归丸，重加人参。盖人参之功，随阳药则入阳分，随阴药则入阴分，欲补命门之阳，非加人参，不能捷效。

王小村方伯，神疲气短，心跳健忘，遗泄阳衰，腰瘦脚软，脉虚沉细。乃肾水真阴不足，精衰血少，阳气虚损而然。拟投归肾丸加人参、鹿茸、补骨脂、远志，以补肝肾而固精气。

沈小如廉访，管理霸州营田[①]时，述昔年为案严议，惊恐得病，及病愈而阳痿，终不可疗。且年近四旬无子，殊深悒悒[②]。余曰：脉见沉迟细弱，此命门火衰，精气虚冷，阴损阳亏，以致心脾肾伤，而阳痿不举，按《内经》曰恐伤肾，惊伤心，忧思伤脾是也。凡猝受惊恐者，必阴缩或遗尿，如阳旺之时忽有惊恐，则阳道立痿，皆伤肾之征也。当服赞育丹加人参、鹿茸、菟丝，以使神气强，精血固，命火旺，元阳充。服数料后，精神甚旺，人道如常，越二载，生一子。

观察敬廉阶云：阴虚火动，烦热不寐，目眩耳鸣，大便燥结。并说向来不能受峻补之剂。按脉旺弦数，系肝肾不足，阳旺阴虚，水亏火炎，真阴亏损所致。宜投丹溪大补阴丸，用黄柏、知母、熟地、龟板，以猪脊髓和蜜丸，盐汤下。四者皆滋阴补肾之药，补水即所以降火，所谓壮水之主，以制阳光[③]也。

同里薛吟轩，授真定太守，赴部[④]，足膝瘦软无力，难于

---

① 营田：官田的一种。

② 悒悒：愁闷貌。

③ 壮水之主……阳光：语出《素问·至真要大论》王冰注。

④ 部：指吏部。

起跪，诊脉虚沉细。此命门火衰阴胜，年老中气虚寒，以致血枯筋急，脚弱腰痛，肢节痹①痛也。当服右归饮加人参、当归、牛膝，用虎胫骨、桑枝煎汤代水。叠服五剂，甚效。旋用右归丸加人参、补骨脂、牛膝、虎胫骨，用狗脊、桑枝熬膏为丸。嗣知其常服，骨健筋强，精神甚旺。

胡鉴溪茂才，形体羸弱，梦遗盗汗，饮食不纳，发热沉困，脉浮迟涩。按之极虚，乃脾肾亏损，中气虚寒。即以人参养荣汤连服十余②日，渐见效。更以补中益气汤、还少丹间服，乃痊。

明，梦遗盗汗，虚劳咳嗽，精神失守，脉虚细数。此乃脾肺肾三经不足，虚损伤阴所③致。宜服三才汤，盖天冬以补肺生水，熟地以补肾滋④阴，人参以补脾益气也。

彭泽明府李丽湖长郎，来东流署⑤，云：夏间肾囊湿痒抓伤，下势⑥溃烂，变成下疳⑦，今疮⑧已全好，惟气急痰喘，食少泄泻，手足厥冷，小便自遗。视其肌肉消瘦，形气疲惫，脉弱细微，此过服苦寒疮药，致脾土败坏，阳衰阴胜，气血亏竭，恐有虚脱之忧。法在难治，勉用四味回阳饮挽回元阳。服药二十余剂，脉证稍有起色。久病劳怯，且无真人参，非一时所能见效，令其回署。幸乃翁专丁⑨接济参、桂，易用六君子加姜、

① 痹：原作“脾”，据文义改。
② 余：原字漫漶，据集古阁本补。
③ 伤阴所：原字漫漶，据集古阁本补。
④ 补肾滋：原字漫漶，据集古阁本补。
⑤ 来东流署：原字漫漶，据集古阁本补。
⑥ 下势：阴器。势，人及动物的睾丸。
⑦ 疳：原字漫漶，据集古阁本补。
⑧ 今疮：原字漫漶，据集古阁本补。
⑨ 专丁：（派）专人。

附、五味子，服数帖，泄止思食。更投四君子汤、人参养荣汤、大补元煎、归脾汤、十全大补汤，随时按证增减，阴阳气血交补①，调摄百日，元气乃复。

英竹亭夫人，体瘦食少，心跳不寐，脾湿多痰，肝旺胁胀，眼花耳鸣，诊脉迟虚细，左关独弦。此思虑过度，劳伤心脾，肝虚血燥，木旺乘土，营卫失守，阴虚阳衰之象。凡年过半百，真阳不足者，必神疲气怯，心跳不眠，四体不收，故百病丛生。煎药当服六君子加归、芍、远志、石菖蒲，丸药宜用归脾丸加白芍、熟地、川芎、炮姜，常服则诸证自痊。

李氏，年已花甲，体素羸弱，筋骨腰膝常痛，遭凉气即痰嗽，气上逆则胁疼，脉沉细涩。系气虚不能卫外，血亏不能养筋，肝郁血燥，营卫失守，元阳不足使然。当服十全大补汤加制附子、鹿胶、续断。按此证只宜温补气血，慎勿投破气燥药，按《金匮》曰虚者十补，勿一泻之②，此汤是也。

胡氏，骨蒸劳热，咳嗽咽干，盗汗不寐，肢体怠惰，血枯月闭，心神恍惚，颊赤肌瘦，脉弦数大。此火炎水竭，真阴销铄，营卫冲任亏损所致。当亟泻其阳，峻补其阴，但劳损已成，调治殊难速效耳。

水制熟地四两　当归　白芍　北沙参　山药　茯苓　地骨皮　贝母　女贞子　枇杷叶　麦冬　阿胶各二两　青蒿　五味子各一两

上药入砂锅内，用水约两大碗煎至一碗，去渣存汁。另用大鳖一个破开，去血肠秽，投入汁内煮干。将骨肉酥炙为末，蜜丸桐子大，开水送下。

---

① 补：原字漫漶，据集古阁本补。

② 按金匮……勿一泻之：语本《注解伤寒论》卷六。

蒋氏，心虚胆怯，胁胀不寐，上膈空虚，左乳下惊跳惶惕，按脉浮大而虚。乃阴亏劳损，心气肝血俱虚。宜用七福饮加茯神、白芍，金器煎汤代水，以补五脏气血亏损。经曰：胃之大络，名曰虚里，贯膈络肺，出于左乳下，其动应衣，宗气泄也①。又曰：惊则气乱，心无所倚，神无所归，虑无所定，故气乱矣②。

虚损诸剂

两仪膏 治精气大亏，诸药不应，或以克伐太过，耗损真阴。凡虚在阳分而气不化精者，宜参术膏；若虚在阴分而精不化气者，莫妙于此。

人参半斤，或四两　熟地一斤

浸，熬膏。

归肾丸 治肾水真阴不足，精衰血少，腰瘦脚软，形容憔悴，遗泄阳衰等证。此左归、右归二丸之次方也。

熟地　山药　山茱萸　茯苓　枸杞　杜仲　菟丝子　当归

炼蜜同熟地膏为丸桐子大，每服百丸，饥时淡盐汤或开水下。

赞化血余丹

血余　熟地　枸杞　当归　杜仲　鹿角胶　小茴香　肉苁蓉　巴戟　菟丝子　白茯苓　胡桃肉　人参　何首乌

炼蜜丸，每食前滚汤送下二三钱。

赞育丹 治阳痿精衰，虚寒无子等证，妙方。

熟地　枸杞子　山茱萸　白术　仙茅　巴戟肉　淫羊藿

---

① 胃之大络……宗气泄也：语本《素问·平人气象论》。
② 惊则气乱……故气乱矣：语本《素问·举痛论》。

当归　韭子　蛇床子　肉苁蓉　杜仲　附子　肉桂

炼蜜丸服。或加人参、鹿茸，亦妙。

养心汤

黄芪蜜炙　茯苓　茯神　当归　川芎　半夏曲　甘草　柏子仁去油　酸枣仁炒　远志去心，炒　五味子　人参　肉桂

每服五钱。

七宝美髯丹

何首乌　白茯苓　牛膝　当归　菟丝子　破故纸　枸杞

蜜丸，盐汤或酒下。并忌铁器。

还少丹

熟地黄　山药　牛膝　枸杞　山茱萸　茯苓　杜仲　远志　五味子　楮实　小茴香　巴戟天　肉苁蓉　石菖蒲

加枣肉蜜丸，盐汤或酒下。

十味温胆汤

人参　远志　枣仁　熟地　陈皮　半夏　茯苓　甘草　枳实　竹茹

加姜煎。

丹溪大补阴煎　降阴火，补肾水。

黄柏盐水炒　知母盐水炒，各四两　熟地酒洗蒸，捣烂　龟板酥炙黄，各六两

为细末，用猪脊髓蒸熟，和炼蜜同捣，为丸桐子大，每服五六十丸，空心姜盐酒送下。

三才汤

天冬　熟地　人参

五子衍宗丸

枸杞子　菟丝子　蛇床子　覆盆子　车前子

四君子汤

六君子汤

大补元煎

右归丸

四味回阳饮

人参养荣汤

十全大补汤

附子理中汤

六味地黄丸

八味地黄丸

八仙长寿丸俱见中风

归脾汤

五福饮

七福饮俱见伤寒

四阴煎

补中益气汤俱见暑证

右归饮见汗证

大营煎见腹痛

参乳丸见疝气

加减一阴煎见咳嗽

生脉散见瘟疫

八味逍遥散见经脉

血　证

吐血

京卿奎之圃，弱冠时吐血发热，遗精盗汗，已经半载，立秋交际间变为喉痒干疮，咳嗽吐血。诸医俱当劳瘵治之，病势日沉。延予诊之，曰：寸部浮数，肝弦脾弱，两尺虚数而大，此真阴不足，相火炽盛，火盛烁金，金病则肺燥，肺燥则阳络受伤，而咳嗽吐血也。即用四阴煎，去甘草，加枇杷叶、桔梗、山栀，先以保肺清金，使火降则咳血自止，服数帖，甚效。惟夜热多痰，津短烦渴，减山栀、桔梗、百合，加地骨皮、女贞子、贝母，连服旬余，嗽血顿止，脉亦缓匀。易用一阴煎加阿胶、五味子、蔡胶，间用八仙长寿丸以壮水补阴、归芍异功散益气补脾，调摄三月，乃痊。

庆工部云：自幼失红，咳嗽遗精，忽于醉饱后吐血不止，且汗多倦怠，气急头晕。余曰：形气困惫，手足逆冷，六脉沉[①]细，乃阴虚于下，格阳于上，则真阳失守，血随而溢，元气大败之象。速用镇阴煎，使孤阳有归，则血或可渐止。遂服之，稍效。以原方加五味子，重用人参，连投数剂，脉旺，气平血减。更以十全大补汤及大补元煎，俱加温补，获愈。按此证若非病人信任之专，服药不怠，未有得生者也。

杜侍御，呕血成碗，面白息微，脉沉细弱。此胃气大败，脾肾阳虚，不能摄血，以致逼血妄行。亟用理中汤，能止伤胃吐血，以其温中，又能分理阴阳，安和胃气。若投寒凉阴药，是速其危矣。

道长吴霁峰长媳袁氏，患吐血痰嗽愈后，缘食瓜果腻物，复吐鲜血甚多。余视其形体消瘦，饮食不纳，吐血气急，右脉虚软，乃脾肺气虚，火不生土之候。即用四君子加炮姜、熟附、五味子、苡仁，尚可见效。讵其母家畏服温补，另延医者，以

① 脉沉：原字漫漶，据集古阁本补。

四物、知、柏、芩、连，致土败腹泻而殁。

阿笔帖①，十五岁完姻，后发热吐血，舌燥喉痛，头晕目眩，形体羸弱，脉虚弦数。皆由知识太早②，肾水真阴亏损，劳伤肺肾，相火易动，火盛而逼血上行也。宜用六味地黄汤加麦冬、茜根、白茅根、侧柏叶，壮水以制火，其血可渐止。

中翰袁和斋，患失红经年，每发时昕夕③往视，旋治旋愈。迨庚午夏，忽然狂吐，先以清热凉血，继以滋阴固涩，血咳虽止而饮食日减，精神日衰。余曰：气脱形脱，且脉微细无神，当此盛夏之时而见秋冬之脉，恐交节气可忧。况气为血配，血脱者益其气，阴药非宜，当用异功散及归脾汤。讵病者畏服参、芪，将交秋令，虽不咳嗽吐红而骨瘦如柴，气血败坏，勉用人参三分，下咽后即虚火上炎，烦渴异常。余云：人参甘平，金玉之品，何仅服三分，为害竟如此？隔数日，又用人参三分，山药钱半，茯苓钱半，炙草三分，橘红五分，归、芍各一钱，煎成面服，而烦燥如前。后遂止药，日渐干瘦枯涸，延交冬至而殁。古云失血诸症不能服气分药，终难成功，所谓劳疾吐红，服寒凉药百无一生④，信不诬矣。

河帅⑤黎湛溪，任南昌县时患吐血证，治俱无效。余奉差赣郡，伊飞札相招，比⑥至省，视其狂吐更甚，饮食不进，精神困惫。余曰：质体不足，证候虽重，喜其六脉不数，惟左寸

---

① 笔帖：笔帖式，清代官署中掌文书档案的吏员。

② 知识太早：谓早识男女之事。

③ 昕（xīn 新）夕：早晚。昕，日将出之时。

④ 劳疾吐红……百无一生：语本《褚氏遗书·津润》。

⑤ 河帅：清代对河道总督（掌黄河、运河、永定河堤防、疏浚事）之称。

⑥ 比：等到。

涩而细，右关大而软，此用心太过，思虑劳伤心脾也。即用归脾汤，重用人参，加炮姜、五味子，遂服十帖，证减过半。兼以六味地黄丸、大补元煎，间进归芍六君子加炮姜，服药四[1]十剂，血止而饮食起居如常。

铨君[2]保九真，年及五旬[3]，素患失血，缘掌选事繁起早，用心太过，骤然狂吐不止，日晡烦热，饮食不进，精神疲倦。服四物、芩连、知[4]柏凉血诸药，无效。余曰：左寸涩而细，右关大而软，此由思虑劳伤心脾，脾虚则不能摄血也。即用归脾汤加丹参、丹皮，十余剂而证减过半。更以生脉散加炒黑生地、阿胶、枇杷叶、贝母、茯苓，喉清血止。兼服八仙长寿丸，重加人参，两月而愈。

李太史乃郎，素病失红，因试前课诵过勤，忽然上呕血，下泄血，其色红紫甚多。医者云：因劳而火起心脾，兼之暑令正旺，二火相济所致。与以四物汤加芩、连、知、柏，并自饮童便，服及数剂，其呕泄愈甚。余曰：形气困惫，脉息细微，乃气血脾胃败剧之象，急用附子理中汤温补脾胃，使胃气不败，则呕泻自止。初服毫未见效，次服觉呕血少减，脉中微有生意，复加熟地一两，茯神二钱，服后安静而卧，翌早呕止血减。更用五君子煎，间服六味回阳饮、五福饮，大加温补，调理两月，竟获全愈。古人谓血证每以胃药收功[5]，信不诬也。

孝廉顾蔗芗，素患虚劳失血，因会场劳碌，即心慌眩运，

---

① 药四：原字漫漶，据集古阁本补。

② 铨君：对吏部官员之称。铨，量才授官。

③ 旬：原字漫漶，据集古阁本补。

④ 知：原字漫漶，据集古阁本补。

⑤ 血证每以胃药收功：语本《仁斋直指方论》卷二十六。

狂吐不止，脉浮弦数。此肾水真阴虚损，劳心动火，络脉受伤，火盛则逼血妄行。即投加减一阴煎加白芽根、山栀、阿胶，服数剂，脉缓而血止。病者怕成劳瘵，惟恐再发，遂为定此膏子方，如能常服，劳嗽痰血自痊。

熟地八两　沙参　枇杷叶拭净毛　石斛　麦冬　贝母　茯苓　白茅根　女贞子各四两　桑白皮　丹皮各三两　五味子二两　橘红一两　甜梨汁　藕汁各十五钟

水浸，煎渣取汁，将梨藕汁合煎稍浓，入阿胶三两，白蜜四两，再熬成膏，每以开水点服。

李荣耀，缘与人争论后得吐血病，血出成块如羊羹，胸胁胀疼，声嗄食减，诊脉牢弦数。由于郁怒伤肝，用力震侵阳络，恶血蓄滞胁下，以肝主血故也。即服复元活血汤，以破恶血，生新血，荡败血，使积瘀祛而痛自止矣。

钱氏，吐血干咳，骨蒸发热，口渴颊赤，按右寸浮数，左关弦劲。乃血虚汗燥，肺金蕴热，致伤阳络而血上溢也。宜用八味逍遥散加泽兰、枇杷叶，以清热解郁。

那氏，左关弦急，右关数大，系郁怒伤肝，胃火热盛，故逼血妄行，吐出成碗。亟服犀角地黄汤加柴胡、黄芩、栀子，以清热凉血，共平诸经之僭逆。

韦女，两关弦数，此肝郁胃热，阴虚火旺，以致血热妄行，暴吐成碗。常服圣惠①双荷散，以散瘀血，留好血，自效。

藕节七节　荷叶顶七个

入白蜜一匙擂细，水两钟煎八分，温服。或为末，蜜汤调下三钱，亦妙。

---

① 圣惠：指《太平圣惠方》。

方氏，询时疫刚好，又患吐血成块，胁腹胀疼，按脉弦数牢大。此由病中邪热在里，血为热所抟，结于下焦，致成蓄血。当投桃仁承气汤，以荡热去瘀。［批］凡吐血内有痛，属瘀血居多，慎投补剂。

章氏，按左关弦劲，此肝经郁结，气逆于脏，震动阳络，停蓄失位之血，故见紫血成块，非火逼而动也。宜用复元活血汤加青皮、郁金、延胡索，以顺气疏肝、破瘀活血，使气利，则痛除而血亦止。

咳血

中丞胡果泉夫人，体素羸弱，劳嗽有年，忽吐痰吐血，烦热气极，诊脉虚浮数。由于阴虚火盛，火炎肺系，故久嗽不已，以致逼血上行也。宜进紫菀汤加枇杷叶，以润燥补虚、清热消痰，而嗽血劳热自止。

选君①任跂园，素患失红痔疾，因过饮受热，忽咳嗽吐血，痰喘气急，昼夜不能卧，坐则咳血无多，卧则出血如瓶泄水，且喉间因痒而咳，因咳而吐，诊脉数大而滑。此真阴肾水亏损，肺受热邪，气得热而变为火，故肺燥喉痒而咳，火盛而阴血不静，从火上升，故逼血上行也。亟投泻白散加黄芩、茯苓、桔梗、蒌仁、麦冬、枇杷叶，以清金降火、润燥止咳，其血自止。叠服数帖，脉数能卧，咳血亦减。更用滋阴壮水、益气敛肺之品调理，乃痊。

胜铨部，脉虚数大，系真阴肾水亏损，虚火上炎，火铄金伤，痰因火生，血因火逼，致喘嗽痰血也。宜用咳血方加杏仁，以清上焦痰火，使痰气下降，则肺得清润而咳嗽自止。不用治

① 选君：对吏部官员之称。选，选官。

血之药者，火退则血自止也。

水飞青黛　瓜蒌仁去油　海石去砂　黑山栀　诃子肉　杏仁

等分，为末蜜丸，噙化。

孝廉蔡致斋，脉芤细数，乃真阴肾水不足，虚火上炎，火旺则金伤，且肺为华盖至清之脏，有火则咳，有痰则嗽，肾脉挟咽，故咽喉痛，咳痰血者，皆肺络受热伤之血也。即服百合固金汤加枇杷叶、茯苓为宜。

生地黄　熟地黄　麦冬　百合　芍药　当归　贝母　生甘草　元参　桔梗　枇杷叶　茯苓

水煎，温服。

福，咳嗽经年，近则痰中咯血，色如红脓，久治不效，诊右寸浮数，按之似有若无。此真阴肾水亏损，火烁金伤，致成肺痿之候，故肺损而见红痰也。即投独圣散，用白及为末，临卧糯米汤下二钱，或以羊肺肝心蘸白及末，米饮日服。但肺叶已损，治难见功耳。

衄血

郑亲王①之大阿哥②，鼻血不止，盗汗烦热，气短神倦，势已濒危，脉来数大无力。乃先天不足，劳损伤阴，则水亏不能制火，虚火上浮，致血热妄行也。古皆云凡鼻衄必出于肺，盖以鼻为肺之窍也。亟进一阴煎加茜根、泽泻、蔡胶、女贞子，专以滋阴清降，投三帖，血少脉缓。惟气虚烦渴，以前方去泽泻、茜根，与生脉散合煎，服之而安。

清比部，素患鼻血，每劳役受热即发，脉芤虚数。系真阴

① 郑亲王：清代世袭亲王爵位，清太祖努尔哈赤之侄济尔哈朗始封。

② 大阿哥：清代对皇长子之称，此指郑亲王长子。

肾水亏损，虚火上炎，激动冲任阴分之血，逼迫上行而为鼻衄也。宜投元戎地黄散①加茅花、茜根、丹皮、侧柏。原文云：衄血往来久不愈者，服之即止②。

生地　熟地　地骨皮　枸杞子　茜根　丹皮　白茅花　侧柏叶炒黑

等分焙干，为细末，每服二钱，蜜汤调下，不拘时。

屠，骤患鼻血，诊右关滑大有力。此足阳明热极，下不通而火壅于上，致鼻衄不止也。当投拔萃犀角地黄汤③，通其下而上自愈。

龚，忽尔鼻血，自午至酉衄有三碗许。察其六脉细微，神疲气促，手足厥冷，呼吸垂危。余曰：此阴虚于下，格阳于上，则真阴失守，血随而溢，故大衄不止也。速用镇阴煎多加人参，使孤阳有归，则血自渐止。服二剂，衄乃止，再剂身乃温，后用温补之剂调理而痊。

马氏，鼻血甚多，虚羸困倦，气逆欲呕，烦热作渴，脉浮虚数。此暑热伤于肺胃，火焰上逆，则血热妄行而为衄，盖暑气通心，火毒刑金也。当服竹叶石膏汤以清暑安胃，止呕补虚，益肺生津，是谓去热而不损其真，导逆而益其气也④。

---

① 元戎地黄散：“元戎”指《医垒元戎》，元代王好古撰，但其书未见有“地黄散”方。复按《赤水玄珠》卷九“鼻衄”有地黄饮，用生地黄、熟地黄、枸杞子，地骨皮四味，治“衄血往来久不愈”，即是此方。

② 衄血往来……服之即止：语本《赤水玄珠》卷九。

③ 拔萃犀角地黄汤：“拔萃”指《济生拔萃》，元代杜思敬所集类书，收金元医书十九种，其中《卫生宝鉴》载有犀角地黄汤，因称。复按犀角地黄汤出《备急千金要方》卷十二，后世医书多载其方。

④ 去热……益其气也：语本《医方集解·泻火之剂》。

齿血

道长张船山，忽血从齿缝牙龈中出，上下牙根肿痛，诊右关浮滑数大。皆因素好肥甘辛热之物，过饮不节，以致阳明火盛，热壅胃脘，而为齿衄也。宜投清胃散加石膏，以养阴退阳泻热，使清升热降，则肿消血止矣。

京卿查子千，齿牙不痛，但齿牙不坚，而牙缝时多出血，按脉弦虚数。此肾水不足，真阴不固，虚火偶动所致。当服六味地黄汤，壮水之主，以镇阳光，外用鲜竹茹四两，醋浸一宿，常含之。

舌血

侍御杨静菴夫人，舌上无故出血如缕。余曰：脉见数大，乃阴虚血热，以心脾肾之脉皆及于舌，诸经有火，则皆能令舌出血。宜投金花煎，以清三阴之火。或用蒲黄炒焦，为末敷之。或炒槐花，为末掺之，外用石膏、月石①、冰片、僵蚕，为细末敷之，亦可。

黄柏三钱　黄连一钱　黑栀二钱

咀，以水二钟浸一宿，煮三沸，去渣顿服。

金中翰，脉浮洪数，系阴虚有火，心经烦热，以致动血妄行，而为舌衄。即服寸金散以止之。

新蒲黄　新白面各三钱　龙脑薄荷　牛黄各五分

研匀为末，每服二钱，生藕汁调服，食后亦可掺舌上。

咯血

观农部，右寸数大无力，此阴虚劳损，相火炽盛，热伤脉

---

① 月石：硼砂。

络，故痰中带血，喉痒，微咯即出也。宜用四阴煎加阿胶①、贝母、桔梗，以保肺清金。

拔贡②盛超然，清晨初起时，每于痰中有淡紫凝血成片，诊左寸虚数。皆缘灯窗研虑，操心动火。幸无咳嗽发热等证，尚不足虑，常服天王补心丹最宜。

杨宝莲，体质羸弱，咽喉干呛，每唾痰涎中带血，脉虚弱弦数。此真阴不足，虚火上炎，薰灼肺金，渐成劳损之象。即乘尚未咳嗽发热之先，服八仙长寿丸加贝母、阿胶、茜根、白茅根，以滋阴壮水、润肺补虚。须戒烟酒，远房帏，加意调摄，否则必渐甚也。

松氏，早间咯血，两颊常赤，咽痛膈热，寸关洪数。系忧郁气滞，肝木火盛，肺金受克，故致咯血，早间寅卯木旺生火之时，两颊肺肝之部也。即用清咽太平丸以凉心疏肝、清咽利膈，使诸火下降，而咯血自止。

溺血

中翰玉味菘，诊脉弦数大，此缘阴虚阳旺，相火炽盛，妄念易生，致动下焦之火，故溺时孔中涩痛，小水红赤不利。经曰胞移热于膀胱，则癃而溺血③，即此证也。当服七正散加牛膝、黄柏，先清膀胱之火，继用滋阴之剂。

车前子　赤苓　山栀　木通　龙胆草　萹蓄　甘草梢　牛膝　黄柏

加灯心、竹叶，水煎，温服。

---

① 阿胶：原作“附胶”，据文义改。

② 拔贡：清代由各省选送生员优异者入国子监，经朝考合格，可任较低官职，称“拔贡”。

③ 胞移热……癃而溺血：语本《素问·气厥论》。

滕榆桥，溺血半年，询其溺孔不痛，而血随溺出，诊脉洪数有力。此由焦心劳力，厚味酒浆过度，以致心火热甚，心与小肠为表里，心热则小肠亦热，故便赤溺血。即投导赤散加赤茯苓、车前子、炒山栀，以清心凉血，使热从小水而出，则血自止。盖小肠为丙火，心为丁火，心热泄小肠，釜底抽薪之义也①。

杨，溺血经年，初时管中涩痛，后则血滑而不疼，按左脉虚数。乃心气不定，精神外驰，以致水火相残，精血失守，血从精道而出也。当服天王补心丹，以养心安神为主。

便血

中气虚寒：少司马陈直斋，便血有年，发时服滋阴凉血药无效。余诊脉迟沉细，此脾肺中气虚寒，营血失守，不能收摄，而注陷于下也。当服人参养荣汤。按薛立斋曰：气血两虚，变现诸症，莫能名状，勿论其病，勿论其脉，但用此汤，诸证悉退②。遂连服十数剂，甚效，嗣以此方为丸，服之而愈。

脾胃阳虚：制府裘可亭述：素患肠红，昨缘随扈劳役，忽下血如注，色紫黑成片，食少体倦。余曰：脉息虚缓，系思虑劳伤心脾，胃气大损，脾元阳虚，血无所统，故注泄下行而然也。即进归脾汤加炮姜、熟附，以温补心脾、益气养血，使气壮则自能摄血矣。

脾胃虚寒：抚军朱干臣，便血经年，偶发而血少，忽常发而血多，呕恶食减，便溏神倦，脉沉细弱。乃中气不足，脾胃虚寒。盖脾统血，脾气虚则不能收摄，脾化血，脾气虚则不能

① 小肠……釜底抽薪之义也：语本《医方集解·泻火之剂》。
② 气血两虚……诸证悉退：语本《内科摘要》卷上。

运化，是皆血无所主，因而脱陷妄行。即服寿脾煎加炮姜、熟附，以温补脾胃。

肝肾阴虚：惠方伯，便血时发，心肾不交，耳鸣精滑，腰膝痠痛，按脉弦虚数。系真阴肾水不足，不能滋养营卫，阳旺阴亏，阴络受伤，则血内溢而便血。宜进六味地黄丸加归、芍、阿胶、续断、蔡胶、远志、杜仲，用柿饼杵为丸，以壮水滋阴、固精摄血。

阴结便血：光禄卿范叔度，脉虚而涩，系阴气内结而不外行，血无所禀，渗入肠间，故阴结便血①也。经曰结阴者便血一升，再结二升，三结三升②，盖因血结不行，故下也。即进结阴丹以宣通五脏，散瘀破结，补气益血。

中气虚陷：方伯素孟蟾，质体羸弱，病肠红廿余年，缘受暑热，忽下血如注，食减倦怠，诊寸脉虚散，右关迟涩。此思虑劳伤心脾，中气虚陷，脾虚不能摄血也。速用寿脾煎加升麻、熟附醋炒、文蛤，用黄土煎汤代水，单救脾气，使统摄固而血自归源矣。

脱血气虚：沈仪部，下血甚多，面色黄瘦，盗汗遗精，发热困倦，诊脉弱迟细。乃脾虚不能统血，肾亏不能闭藏。法当以补中益气汤加黑姜、熟附，此正血脱益气、阳生阴长之大法也。

肠风血热：工部周执菴，脉弦数大，此肠胃感受热邪，以致血热妄行，而为便血鲜红。戴氏所谓以随感而见色鲜者为肠

---

① 阴结便血：原作“阴血便结”，据上下文乙正。

② 结阴者……三结三升：语出《素问·阴阳别论》。

风，又云色鲜为热，自大肠气分来[①]是也。宜服约营煎，去甘草，加侧柏叶、陈棕灰、阿胶、蔡胶，用柿饼杵为丸，以甘凉清热、滋阴固摄之法。

便后见血：比部马小楣，大便燥结，粪后便血，右寸浮数，关部虚缓。乃肺金火旺，失下降之令，脾虚不能统血也。宜用豆浆荸荠汁治法。盖荸荠甘寒而滑，益气安中，开胃消食，除热止血；豆浆乃清热散血，和脾胃，下大肠浊气，常服亦可。生豆腐浆七分，荸荠汁三分，共一茶碗。将豆浆熬滚，和冰糖少许，冲荸荠汁，空心温服。

血虚久痔：王符礼，便血痔疮，形瘦倦怠，面色青黄，脉虚迟细。此脾肾两伤之证，气不摄血则妄行，湿热下流则成痔。宜投黑地黄丸以补脾肾之虚，洁古曰此治血虚久痔之圣药[②]。

先便后血：常，诊脉虚弦数，乃阴亏血热，饮食劳力，伤其阴络之血，故便后见红，此肠胃远血也。宜服约营煎，以清阴分之热。

肠风：许，按脉浮数而弦，此风邪淫胃，且风为阳邪，易于动血，肠胃感受火热，故肠风下血生焉。治宜甘寒凉血，兼熄风摄营之法。

炒枯生地四两　麦冬　阿胶各二两　归身　白芍各两半　侧柏叶酒炒黑　槐花炒　防风　荆芥灰各一两

炒研为末，以柿饼捣和为丸。

肠风脏毒：王得源，脉数弦滑，系纵饮无度，酒毒湿热结

---

① 戴氏……大肠气分来：语本《医方集解·理血之剂》。按戴氏，即戴思恭，明初医家，著有《金匮钩玄》《证治要诀》等。《医方集解》所引本《秘传证治要诀及类方》卷八。

② 洁古……圣药：语见《医方集解·补养之剂》。

蓄大肠，阳脏多火，致肠风下血。当用脏连丸，原文云：凡肠风脏毒下血，不拘远年近日，服之皆效①。

大鹰爪黄连半斤　槐米二两　枳壳一两　防风　甘草　槐角　香附　牙皂　木香各五钱

用陈仓米三合，同香附一处为末，外药共为细末，用猪大脏②约长二尺，洗净，装入米、附缚定，量用水二大碗，砂锅炭火煮，干即添水，慢火煮烂如泥，取起，和药捣匀，丸桐子大。每空心米饮下七八十丸，忌面蒜生冷煎炙之物。一料病痊。

脏毒挟热：安参领③，脉大弦数，询知常饮火酒，好啖炙煿燥热之物，此便血多由湿热风燥之邪客于肠胃，积久而为脏毒挟热之疾。即投加味槐花散，以养阴燥湿、凉血搜风，遂服十帖，甚效。更用温补升举之剂送胜金丸，乃愈。

先血后便：景，先血后便，脉浮数大，系手阳明随经下行，渗入大肠，传于广肠而下者，此为近血也。宜用金匮赤小豆当归散送香梅丸，自效。

先便后血：南，患肠红，先便而后血。余诊右关迟弱，乃由足阳明随经入胃，淫溢而下，此远血也。即以金匮黄土汤送乌梅丸为宜。

脏毒：奇，肠红多年，下血色瘀，不论粪之前后，时下不止，脉沉细弱。系湿邪淫胃，脾胃虚寒，不能统血。戴氏曰积久而发，色瘀者为脏毒，色瘀为寒，自小肠血分来④。当用附子理中汤加乌梅，其虚寒滑脱自已。

---

① 凡肠风……服之皆效：语本《古今医统大全》卷四十二。

② 大脏：大肠。

③ 参领：清代八旗武官名。

④ 戴氏……小肠血分来：语本《医方集解·理血之剂》。

血痔：甘，久患血痔，大便燥结，脓血时下，每便时疼痛难出，诊脉旺弦数。由于好饮不节，酒湿火热之气归于大肠，木乘火势而侮燥金，火就燥则大便闭而痔作矣。受病者燥气也，为病者胃湿也[①]，宜服秦艽白术丸，以泻火润燥、疏风和血。

便血述古[②]：按徐东皋[③]曰：凡下血之人，用凉药多而不愈者，必须加辛味，用辛味而不愈，可用温剂兼升提药，须酒浸酒炒始效。凡久而虚者，当行温散，如四物加升麻、炮姜之属是也。

余幼时质弱好饮，得便血证。弱冠后观方书，曰多酒之人必多便血，遂戒饮，而便血仍然，每发时先用疏风凉血，继以滋阴固涩等剂，乃止。迨五旬后，遇劳即发，以前方治之，则无效矣。改用温补刚剂，必须重用人参始效。道光元年，余擢闽省粮道，恭逢壬午恩科[④]，入闱提调，见监临叶健菴中丞饭后吃黑末，询系何物，答曰：向患呕吐腹泻，食后吞酸，得偏方，用好胡桃一枚，连壳烧灰存性，研末，每饭后服之，以米汤或开水下，甚效。时余适泄泻肠红，亦服桃灰，不旬日泻止而血愈，至今常服，便血获痊。按本草曰：核桃仁，味甘气热，皮涩肉润，治食物酸心，血痢肠风，血崩不止，壳烧存性，入下血崩中药[⑤]，故上而虚寒喘嗽，下而腰脚虚痛，内而心腹诸痛，外而疮毒诸毒，皆可除也。今人只知为果品，故方药中罕

---

① 受病者……胃湿也：语出《兰室秘藏》卷下。

② 便血述古：内容见《古今医统大全》卷四十二，《景岳全书》卷三十引用其说，冠以此名。

③ 徐东皋：即徐春甫，明代医家，字汝元，号东皋，祁门（今属安徽）人，著有《古今医统大全》一百卷。

④ 恩科：清代在正常科考外，因朝廷庆典等而特开的考试。

⑤ 核桃仁……入下血崩中药：语本《本草纲目》卷三十。

用耳。

血证诸剂

镇阴煎 治阴虚于下，格阳于上，则真阳失守，血随而溢，以致大吐大衄，六脉细脱，手足厥冷，危在顷刻，而血不能止者，速宜用此，使孤阳有归，则血自安也。

熟地 牛膝 炙甘草 泽泻 肉桂 制附子

如兼呕恶者，加干姜炒黄一二钱；如气脱倦言而脉弱极者，宜速速多加人参，随宜用之。

五君子煎 治脾胃虚寒，呕吐泄泻而兼湿者。

人参 白术 茯苓 炙甘草 干姜

桃仁承气汤

桃仁 官桂 甘草 芒硝 大黄

复元活血汤

柴胡 天花粉 穿山甲 当归 大黄 红花 甘草 桃仁

黑地黄丸

苍术油浸 熟地黄一斤 干姜春冬一两，秋七钱，夏五钱 五味子半斤

枣肉为丸，米饮或酒下。

天王补心丹

生地 人参 元参 丹参 茯苓 桔梗 远志 酸枣仁 柏子仁 天冬 麦冬 当归 五味子

清咽太平丸

薄荷 川芎 防风 犀角 柿霜 甘草 桔梗

寿脾煎 治脾虚不能摄血等证，凡忧思郁怒积劳及误用攻伐等药，耗损脾阴，以致中气亏陷，神魂不宁，大便脱血不止，或妇人无火崩淋等证。

白术　当归　山药　炙甘草　枣仁　远志　干姜　莲肉　人参

约营煎　治血热便血，无论脾胃小肠大肠膀胱等证，皆宜用此。

生地　芍药　甘草　续断　地榆　黄芩　槐花　荆芥　乌梅

秦艽白术丸

秦艽　白术　归尾酒洗　桃仁研，一两　枳实麸炒　皂角子烧存性　泽泻五钱　地榆二钱

面糊为丸。

附：止鼻血方

龙骨为细末，吹入鼻中少许，即止。凡九窍出血者，用此皆能治之。

鼻衄蒸法　治衄如涌泉不止者。

用山西毛头纸一张，折十余层，井花水湿透，分发，贴顶心中，以热熨斗熨之，微热不妨，久之即止。

止鼻衄歌

石榴花瓣可以塞，萝卜藕汁可以滴。

火煅龙骨可以吹，水煎茅花可以吃。

又：

墙头苔藓可以塞，车前草汁可以滴。

火烧莲房可以吹，水调锅煤可以吃。

一止衄法　凡衄血甚多，不能止者，用蒜一头捣成泥，作饼如钱大，厚一分许，贴脚心，左衄贴右，右衄贴左，两孔俱出者左右均贴之，即止。

结阴丹

枳壳麸炒　威灵仙　黄芪　陈皮　椿根白皮①　何首乌　荆芥穗各五钱

酒糊丸，陈米饮入醋少许，煎温送下。

金匮赤小豆当归散

赤小豆五两　当归二两

为末，浆水服方寸匕，日三。

槐花散

槐花　侧柏叶　荆芥　枳壳

等分为末，每三钱，米饮下。

香梅丸　治肠风下血，服之即止。

乌梅肉　白芷　百药煎烧存性

等分为末，米糊丸桐子大，每服五六丸，空心米汤下。

胜金丸　一名百药散，治肠风下血，溺血不止，及脏毒便血。

百药煎三两，生用一两，炒黑一两，烧存性一两

为末，软饭和丸，或蜜丸桐子大，每服五七十丸，空心米饮下，或人参汤下。

金匮黄土汤

熟地　附子　白术　阿胶　黄芩　甘草各三两　灶中黄土半升

水八升煮取三升，温服。

乌梅丸　治大便下血如神。

僵蚕炒，一②两　乌梅肉半两

为末，醋糊丸桐子大，每服三钱，空心醋汤下。

---

①　椿根白皮："椿"原作"春"，据集古阁本改。

②　一：原脱，据集古阁本补。

一阴煎 此治水亏火盛之剂，故曰一阴也。

生地 熟地 芍药 麦冬 甘草 牛膝 丹参

水两钟煎七分，食远温服，如火盛躁烦者，入真龟胶二三钱，化服；如气虚者，间用人参；如心虚不眠，多汗者，加枣仁、当归；如汗多烦躁者，加五味子，或加山药、山萸；如见微火者，加女贞子；如虚火上浮，或吐血或衄血不止者，加泽泻、茜根或续断以涩之，亦妙。

紫菀汤

紫菀 阿胶 知母 贝母 桔梗 人参 茯苓 甘草 五味子

食后服。一方加莲肉。

十全大补汤

大补元煎

理中汤

附子理中汤

四君子汤

六君子汤

六味回阳饮

人参养荣汤

六味地黄汤

异功散

八仙长寿丸俱见中风

归脾汤

犀角地黄汤

四物汤

五福饮俱见伤寒

生脉散见瘟疫

补中益气汤

四阴煎

泻白散俱见暑症

加减一阴煎见咳嗽

竹叶石膏汤见呕吐

八味逍遥散见经脉

导赤散见淋浊

清胃散见脾胃

汗　证

自汗

范侍御，汗出无时，动作益甚，饮食不纳，肢体倦怠，按脉迟细弱。乃属阳虚气怯，脾衰肺损，腠理不密所致。当服四君子汤加黄芪、肉桂、熟附，以实表补阳、益气健脾。

松，自汗盗汗日久，气促头运，诊脉沉细微。此阳衰气怯，营卫亏损，真元失守之兆。亟用人参二钱，熟附钱半，速救元阳，其汗或可渐收。

祝芝房孝廉，因扶病会试，心力过劳，即自汗不止，怕冷畏风，精疲食减，按脉浮无力。系气虚表弱，易感风寒，阳虚不能卫外，故津液不固而易泄，且畏风也。宜用玉屏风散，以益卫固表。

杨，汗出不止，肢体痠痛，心悸烦热，诊脉迟细涩。此因感冒发汗太过，耗损阴气，气血皆虚使然。当用黄芪建中汤，外以益卫而实表，内以和荣而补虚，使中气建立，则能生育营卫、通行津液，而汗可止。

徐，脉浮虚缓，乃阳虚不能卫外，腠理不密，津液不固而易泄，故自汗怕风也。宜以益卫固表之法。

黄芪三钱　焦术二钱　防风　桂枝各一钱

加姜枣，水煎，温服。

那，日中时常出汗，体倦肢冷，偶遇劳役烦热及饮食酒后，汗出尤多，诊脉浮涩无力。此气虚阳弱，卫气不固，则表虚自汗，而津液为之发泄也。即投芪附汤加麻黄根、牡蛎、浮小麦，外用红粉拍之，则汗自敛。

黄芪　熟附　麻黄根　牡蛎粉　浮小麦

国，神疲气急，肢体厥冷，大汗泄泻，按六脉似有若无。此由高年禀质衰败，卫阳式微，阳虚气竭之象。勉用四味回阳饮加五味子，速救阳气，迟则防有虚脱之忧。

吴，汗出无时，劳动尤甚，诊脉虚沉迟。此年老阳衰气弱，腠理不密，卫气不固，阳虚自汗可知。宜咸凉去热而止汗，甘温走肌表而固卫。

牡蛎粉二钱　黄芪二钱　麻黄根一钱　浮小麦百粒

水煎，温服。

王，脉数弦急，乃因触怒惊恐，酒食劳伤，故致阴阳两虚，而自汗盗汗无时也。亟服济生①黄芪汤为宜。

黄芪　熟地　茯苓　天门冬　麻黄根　肉桂　当归　龙骨各一钱　浮小麦炒　五味子　防风　炙甘草各五分

水二钟，姜三片，煎服。

同里顾蔗芗广文②来函云：缘患怔忡后，忽得自汗之疾，

① 济生：指《济生方》，宋代严用和撰。

② 广文：指儒学教官。

每动作劳碌，则汗如雨下，而额上尤多，且汗出带冷，夜睡亦复因汗发烦，不能安贴。余复云：想系思虑劳伤心脾，真阴肝肾亏损。按心之所藏，在内者为血，发外者为汗。经曰汗者心之液，又云肾主五液，故凡汗证，未有不由心肾俱虚而得之者。心阳虚，不能卫外而为固，则外伤而自汗；肾阴衰，不能内营而退藏，则内伤而盗汗。阅所示病源，自是阴阳两虚所致。当用三阴煎加五味子、黄芪，平补气血，丸药宜服左归丸。方虽悬拟，服之自可见效。古法凡汗出太多不能收者，速宜用五倍子为末，以唾津调，填脐中，外用帕帛缚定，过宿即止。或用何首乌为末，填脐缚之，亦止①。

盗汗

杜太史，缘同考入闱，备极辛苦，夜热烦躁，睡中出汗，诊脉虚浮数。由肾水真阴不足，劳伤心神，气热血耗，以致汗多伤阴，水亏火盛而然也。宜用一阴煎加女贞子、枣仁、五味子，以滋阴壮水，则烦热盗汗自痊。

温，寤寐遍身汗出，觉则渐止，夜热烦渴，脉浮数大。系水亏火胜，阴虚阳旺，盖阴虚者阳必凑之，故阳蒸阴分则血热，血热则液泄而为盗汗也②。即用当归六黄汤以滋阴清火、益卫固表。

樊，禀质素弱，梦遗滑精，睡中多汗，气短头运，诊脉虚软涩。乃真阴肝肾不足，精气虚损，卫气不固而然。宜益气固表，涩以收脱，助其封藏。

人参　黄芪　麻黄根　地骨皮　龙骨　牡蛎粉　何首乌

① 凡汗出太多……亦止：语本《景岳全书》卷十二。
② 阴虚者……为盗汗也：语本《景岳全书》卷十二。

五味子

水两钟，加浮小麦百粒，煎八分，食远温服。

戈，睡中通身出汗，醒则渐收，按脉虚数。此属阴虚盗汗，汗者心之阳，寝者肾之阴，阴虚睡熟，卫外之阳乘虚陷入阴中，表液失其固卫，故濈濈然汗出，觉则阳气复而汗止矣。即投柏子仁丸以养心血、固卫气，而汗自敛。

内翰吴卧楼乃郎，年方舞象，盗汗不止，形瘦气促，脉弱弦数。由于先天不足，心血虚热，以致睡而汗出，经曰阴虚者阳必凑之，故少气时热而汗出也①。宜用盗汗良方加生地、柏子仁，以补气而凉血、定虚喘而止汗。遂服五剂而愈。

麻黄根　牡蛎粉　黄芪　人参　龙骨　地骨皮　生地　柏子仁

加大枣二枚，水煎，温服。

蒋氏，夜热出汗，津少烦渴，咳嗽痰多，诊脉浮虚数。系阴虚劳损，火盛烁金，盖火盛而汗出者，以火烁阴，阴虚可知也。宜服四阴煎加地骨皮、贝母、五味子、牡蛎粉，以保肺清金，则汗嗽自止。外用郁金研为末，临卧以唾津调涂乳上，汗亦可止。

冷汗

农部史虚谷太翁，年已七旬，时出冷汗，气短眩运，肢冷体倦，饮食不思，脉虚迟细。此元阳不足，脾胃虚寒，盖阴汗者冷汗也，正以阳气内虚，则寒生于中，而阴中无阳则阴无所主，故汗随气泄。即用四味回阳饮，以培元阳之虚。

---

① 阴虚者……汗出也：语出《素问·评热病论》。

阴汗

明，时常汗出，肢体厥冷，食减吞酸，诊脉沉迟弱。此命火不足，阳衰阴胜，故经曰阴胜则身寒汗出，身常清，数栗而寒①，仲景曰极寒反汗出，身必冷如冰②，是皆阴汗之谓也。当服右归饮加人参、白术、炮姜，以峻补元阳，其汗自收。

吴，别处无汗，独心孔一片有汗，诊左寸浮大无力。系思虑过多，耗伤心血，心经虚则汗亦多。当专养心血，用豮猪③心一个破开，带血入人参五钱、当归一两，缝之煮熟，去药，只吃猪心，仍以艾汤调茯神末服之。

汗证诸剂

黄芪建中汤

黄芪　官桂　白芍　甘草

加姜枣煎，入稠饧一大匙。

当归六黄汤

当归　生地黄　熟地黄　黄芩　黄柏　黄连　黄芪

柏子仁丸

柏子仁　人参　白术　半夏　五味子　牡蛎　麻黄根　麦麸

枣肉丸，米饮下。

艾叶散　治心孔独有汗。

艾叶五分　茯神二钱　青桑叶钱半

止汗红粉

---

① 阴胜……而寒：语出《素问·阴阳应象大论》。

② 极寒……如冰：语见《注解伤寒论》卷九。

③ 豮（fén 焚）猪：阉割过的猪，亦指公猪。

麻黄根　牡蛎粉　赤石脂　龙骨各五钱

共为细末，以绢包，扑于身上。

四味回阳饮

四君子汤

右归饮

三阴煎俱见中风

一阴煎见血证

四阴煎见暑证

左归饮见胁痛

玉屏风散见疟疾

咳　嗽

相国董蔗林[①]述：右鼻窍窒塞，不闻香臭，鼻孔山根[②]燥痒，咽干咳嗽，目涩便燥。余曰：两寸虚数，皆由思虑耗伤心血，肺中津液不足，年老血衰，心火乘肺，则肺脘燥涩而干咳也。盖鼻为肺窍，又曰天牝[③]，乃宗气之道，而实心肺之门户。按《内经》曰心肺有病，而鼻为之不利[④]，又云肺气通于鼻，肺和则鼻能知香臭矣[⑤]。当进泻白散加桔梗、知母、麦冬、茯苓、枇杷叶，以清心肺虚热。遂服五剂，鼻窍稍通，燥痒痰嗽亦减。以原方去桔梗、知母、粳米，加熟地、当归、贝母，叠

---

① 董蔗林：即董诰，字雅伦，号蔗林，清乾隆间进士，官至东阁大学士、太子太傅。

② 山根：两目内眦之间。

③ 天牝：鼻的别称。《景岳全书》卷二十七："天牝，鼻也，鼻受天之气，故曰天牝。"

④ 心肺有病……为之不利：语本《素问·五脏别论》。

⑤ 肺气……知香臭矣：语出《灵枢·脉度》。

服十帖，病退过半。嗣加阿胶、沙参、苡仁、杏仁、石斛，人乳、梨汁共熬成膏，每日开水点服，未及三月，凡目鼻虚火及燥结咳嗽悉瘳矣。

端揆章桐门，脉浮滑大，此风寒邪气客于肺中，故咳嗽声嗄，痰壅上逆也。即服六安煎加前胡、桔梗、苏叶、当归，以辛温散邪，越日咳减痰少，声音如常。惟右寸数滑，乃邪气郁而为热，易用泻白散加黄芩、茯苓、山栀、麦冬而安。

左都御史周东屏，遇冬令即发咳嗽。其右手乃反关脉，令其覆手诊之，见寸口浮数而滑，由于胃寒，常居暖室，肺金受热，则腠理虚而不密，故风寒之邪乘虚袭之，此寒包热也。宜用六安煎加当归、苏叶、生姜，但解其寒，其热嗽自止。

大司寇韩桂舲，有少妾，咳嗽不已，气促痰喘，体瘦食减，泄泻畏寒。先服清火滋阴，继用补中收敛之剂，俱不见效。余曰：脉迟细弱，皆由金寒水冷，元阳下亏，生气不布，以致脾困于中，肺困于上，而成此证。按此皆不必治咳，即用六味回阳饮加五味子，但补其阳。服数帖，甚效。后以劫劳散、人参养荣汤，不两月而诸症悉愈。

钱中翰，脉虚弦滑数，此肾水亏损，阴损于下，则孤阳上浮，水涸金枯，故痰喘声哑，劳嗽不已。当投四阴煎加地骨皮、贝母、阿胶、桔梗，以保肺清金。乃渠常服人参气药，疑此方恐有败脾之患。予云：如肺虚，自应服参，今肺中实热，安可服参？讵伊专事温补，顽痰固结，胃脘枯槁，遂成噎膈而殁。此好服人参之误也。

江农部，形脱气急，脉弦细数，乃真阴亏损，水竭金涸，以致咳嗽痰喘，声哑懒言。劳瘵已成，调治不易，勉拟用竹衣麦冬汤，以尽人工而已。

竹衣取金竹内衣膜鲜者，一钱　竹茹弹子大一丸，即金竹青皮也，括①取之　竹沥即取金竹者　麦冬二钱　甘草　橘红各五分　茯苓　桔梗各一钱　杏仁七粒，去皮尖，研

水一钟半，加竹叶十四片，煎七分，入竹沥一杯，和匀服。

医友任君云：有郭氏乃郎，年方舞勺②，感冒咳嗽两月，予治无效，故代延视之。余往，察其气促喘急，四肢厥冷，脸白无神，脉虚细微，此阳虚土败所致。即用人参五分，制附子四分，炮姜四分，遂七服而喘咳大减。后用四君子及补中益气汤加桂、附、炮姜，四十剂而痊。

松，喉痒干呛，咳嗽痰血，津枯咽疼，按脉浮数滑。乃肾水亏损，虚火上炎，肺金受伤。盖肺苦于燥，肺燥则痒，痒则咳不能已也。宜投百合固金汤，以甘寒润燥、清本培元。

福，脉旺数大，此水亏于下，火炎于上，以致火烁肺金，而咳嗽痰血，干渴喉痛也。当投加减一阴煎加阿胶、枇杷叶、泽泻，壮水以制阳光，而痰嗽自止。

祖，喘咳痰血，盗汗骨蒸，按脉虚数大。系真阴亏损，金被火刑，液涸血燥，致成劳嗽。即投八仙长寿饮加阿胶、贝母、牡蛎粉，以壮水滋阴，第劳损久嗽，治难速效耳。

冯，形寒怕风，咳嗽喘急，手足厥冷，脉浮迟细。由于劳力伤风，毛窍开而汗液泄，所以风邪易入，而成劳风之证。即用六安煎加北细辛、麻黄，以温经散风、消痰降气，邪得温而自散也。

觉罗常氏，咳嗽痰血，心跳胆怯，烦热盗汗，多梦不寐，

① 括：疑为“刮”。

② 舞勺：古指十三岁左右的男童。典出《礼记·内则》。

按脉虚数。此阴虚劳损，心血不足，火灼肺金，肝虚血燥所致。当服四阴煎，去甘草，加阿胶、贝母、地骨皮、枣仁、龙骨，以清金润燥、养心镇肝。

周氏，脉滑数大，乃阴血不足，肺虚有火，故嗽无津液，火盛津枯，则气哽也。当服补肺阿胶散，以清热降火，润燥滑痰，使顺气火退，而痰嗽自止矣。

潘女，脉虚滑数，系肺受火伤，则气逆而为咳，脾有停湿，则生痰而作嗽，阴虚内热，故劳嗽见血也。宜服清肺饮，以润肺化痰、清火止血，但须经水通行，方可望全愈耳。

杏仁　贝母　茯苓　桔梗　甘草　五味子　橘红　当归　芍药　阿胶　麦冬

柳女，形倦羸瘦，脉虚浮数，乃元气不足，阴虚火盛，上熏肺金，故喘嗽不已，痰中有血也。当服加味百花膏，泻热敛嗽、清血除痰。

百合　款冬花　紫菀　百部草　乌梅　阿胶

等分为末，蜜丸桐子大，食后临卧服三四钱，开水送下。

咳嗽诸剂

补肺阿胶散

阿胶　马兜铃　甘草　牛蒡子　杏仁　糯米

百合固金汤

生地　熟地　麦冬　百合　芍药　当归　贝母　生甘草　元参　桔梗

劫劳散

白芍药　人参　黄芪　当归　熟地　甘草　白茯苓　五味

子　阿胶　半夏

姜枣水煎。

加减一阴煎　治水亏火盛之甚者，宜用此方。

生地　芍药　麦冬　熟地　炙甘草　地骨皮　知母

六安煎　治风寒咳嗽，及非风初感，痰滞气逆等证。

陈皮　半夏　茯苓　甘草　杏仁　白芥子

六味回阳饮

四君子汤

人参养荣汤

八仙长寿饮俱见中风

四阴煎

泻白散

补中益气汤俱见暑证

喘　促

国丈恭公，起早受凉，忽喘嗽气急，痰涎壅盛，诊脉浮紧滑。系肺感风邪，气逆痰滞，膈有胶固之痰，外有非时之感，而作哮喘也。宜用辛温甘凉，既以疏内壅，兼以散外寒，则痰喘自痊。

苏子　制半夏　前胡　制厚朴　橘红　当归　杏仁　黄芩　款冬花　甘草

加生姜，水煎温服。

相国庆树斋夫人，年逾七旬，因食饱遭凉，即痰喘气急，饮食不纳，医治月余，罔效。余曰：脉见浮大滑数，皆由肺虚感寒，既失疏散，复误温补，以致寒束于表，阳气并于膈中，久则郁而成热，火烁肺金，不得泄越，故膈热喘急弗止也。即进定喘汤，去麻黄，加枇杷叶、茯苓，以清热降气、涤痰疏壅，服后痰喘减半。更用加减泻白散，甚效，后以百合固金①汤调理而安。

尚书那绎堂太夫人，年逾八旬，患气促痰喘，饮食不进，足膝俱肿，脉旺躁疾，有表无里。此高年气血将竭，孤阳离剧之候。急进四味回阳饮加当归，速救元阳，防其虚脱，乃定方后。主家固畏温补，又有在坐知医者云：现在饮食不进，痰火上逆，岂可温补？另延他医，服化痰降气之药，不一月而逝。

协揆英煦斋太夫人，年近八旬，忽痰喘不语，视其神疲气逆，语言蹇涩，肢体俱冷，汤饮不进，六脉细微，独右关浮大而滑。时协揆随扈五台，众医见病沉困，不敢议方。余曰：系高年阳气衰弱，脾虚不能运化水谷，故致中痰壅滞，上下不得宣通。所幸禀质素厚，且神门重按有根，脾脉虽滑大而不躁，亟进四味回阳饮以救元阳虚脱，尚可望痊。服药后，即吐浓痰成碗，手温能言，脉亦有神。惟喘不能止，自云胸中痰多，即欲吐出为快，奈无气力送出，仍以原方重用参、附，加制胆星、当归。越日吐痰涎甚多，而喘总不止，乃真阴命火俱衰，用六味回阳饮加肉桂，服数帖，脉旺证减。以六君子汤加当归、蛤蚧，服数帖，喘定痰少。改投贞元饮加人参，并五福饮加姜、附，服药月余而安。

宜制军，在甘肃得足疾回旗②，忽患喘急，胸满呕恶，饮食日减，卧床不能行动。余诊之，曰：脉虚迟细，乃年衰气血亏损，真阳不足所致。当服六君子汤加姜、附、当归，以温中

---

① 金：原作“经”，据文义改。

② 旗：清代以“旗”为最大军政编制单位，有满洲、蒙古、汉军各八旗，此指原驻地。

益气，使气足脾运，而痰喘自止。

少寇胡筠庄，痰喘气急，卧炕半年，百药罔效。余曰：寸尺细弱，关脉弦滑，系真阴肝肾亏损，营卫俱虚，阳衰土败之象。急用人参三钱，熟附二钱，速救元阳，希冀万一。服数帖，少效。易以大补元煎、六君子，重用参、附，日渐见效。讵病者忽说满房多鬼，奇状百出，宅中夜作怪响，因害怕而喘发，时昏时明，常索吃食，靡有饱时。适婢女在旁吃肉，伊瞥见，攫而食之，陡生癫狂，脉亦乍大乍小，忽数忽迟。殆知此病为祟所侵，不久而逝。闻其在西曹①办案从刻②，或有冤抑而然，则执法者可不留心造福耶？

阿京卿，气短喘急，提不能升，咽不能降，气道噎塞，手足厥冷，病势危剧，脉息微细无神。此元海无根，亏损肝肾，子午不交，气脱症也，经曰真元耗散，喘出于肾，气之上奔③是也。急用真元饮④加人参、肉桂，以冀天佑可耳。

大宗伯胡印渚太翁，感冒痰喘，服发散消痰药而喘促愈甚。余曰：脉虚迟涩，乃高年血气不足，肺肾虚寒，痰火内郁，风寒外束，而致喘急呕恶也。当服金水六君煎加熟附、生姜，辛温散邪，兼养肺肾，则痰喘自止。

曹定轩道长，脉浮滑数，此肺感风寒，阳明火盛，以寒包热，故声粗气急而为哮喘也。宜投五虎汤，凉而兼散，自愈。

麻黄一钱　茶叶二钱　杏仁三钱　石膏五钱　甘草五分

加姜枣，水煎，温服。

---

① 西曹：刑部的别称。

② 刻：严苛。

③ 真元耗散……气之上奔：语见《医方集解·理气之剂》。

④ 真元饮：当作“贞元饮”。

中丞徐晴圃，秋冬遭凉，或微感风邪，必咳嗽痰喘，劳碌受热即汗出。余曰：右寸虚数而滑，乃真阴不足，肺气虚损。盖肺主皮毛，肺气虚则腠理不密，风邪易入，劳则必毛窍开而汗液泄，经曰劳则喘息[1]汗出，所以喘嗽而汗出也。当用古方猪肺丸，润以补肺，则诸症自已。取雄猪肺一具，去管，不可落水，用童便浸一昼夜，洗净，再以童便煮极烂，捣如泥，入藕汁、梨汁、萝卜汁，约共一碗，用糯米炒黄磨粉，酌和为丸桐子大，每晨以开水送下四五钱。糯米用铜锅炒。童便须十岁上下孩子，不吃葱蒜腥荤者为佳。

南路司马汪柳湖太翁，年逾七旬，患气短喘促，神昏懒言，饮食不入，能坐不能卧，势已垂危。延余往，视六脉微细，系阳衰气怯，营卫败剧之候。法在不治，幸两尺重按有根，若能惟余是听，可救十中之一。每帖用人参、当归各三钱，熟地八钱，桂、附各钱半，日投两帖，小效。以原方加五味、蛤蚧，服数剂，脉旺气缓，喘减食粥。后以峻补元气，俱重用参、附，调摄三月而安。

亚相英煦斋，每早入朝，偶感风寒，及遭凉气，即咳嗽痰喘，气急声粗，呕恶食少，秋冬严寒，喘嗽尤甚。余曰：脉虚浮滑，此肺气虚乏，则腠理不密，易感风邪，以致痰涎壅盛，而为哮喘之恙。且知喘有夙根，故遇感冒即发，遇劳亦发也。先以华盖散及金水六君煎加减参用，甚效，继以保肺清金、益气固表之剂乃安。按此证未发时以扶正气为主，即发时以祛邪气为先，惟哮喘痼疾，猝难除根耳。

杨氏，喘急胸胀，呕吐痰涎，不能躺卧，脉浮紧滑。系肺

---

① 息：原作“且”，据《素问·举痛论》改。

虚感寒，气逆膈热，故致哮喘也。宜投定喘汤，以散寒疏壅、清热降气。

富氏，诊脉滑弦数，系风邪客于肺俞，怒气郁于肝经，故致喘嗽气逆，痰涎壅盛也。即用苏子降气汤，以散郁和中、疏壅除痰。

喘促诸剂

定喘汤

白果　麻黄　半夏　款冬花　苏子　杏仁　黄芩　桑白皮　甘草

加姜枣煎。

苏子降气汤

苏子　半夏　前胡　厚朴　当归　甘草　肉桂　橘红

加姜煎。

华盖散　治肺风痰喘。

麻黄去根节　紫苏子炒　杏仁炒，去皮尖　橘红　桑白皮炒　赤茯苓去皮，各一钱　甘草五分

水一钟，姜五片，枣一枚，煎服。

六君子汤

四味回阳饮

六味回阳饮

大补元煎俱见中风

贞元饮

五福饮俱见伤寒

金水六君煎见腰痛

百合固经汤见咳嗽

泻白散见暑证

痰　饮

大京兆费西墉，气急痰多，吞酸嗳腐，脉虚迟涩。由于脾虚胃弱，厚味茶酒过度，水谷湿热停积膈中，土衰不能制水，迟于运化，而气急痰饮之疾生焉。宜用六君子加熟附、干姜、益智仁、白豆蔻，以温中益气、燥湿除痰。

宽京卿，痰多食少，吞酸嘈杂，胸膈痞满，手臂酸痛，右手指麻木不利，诊右关沉滑。系脾寒胃弱，不能运化水谷，壅滞中焦，遂多停痰留饮，走注肢节而然。当服理中化痰丸加熟附、片子姜黄、威灵仙，使气足脾运，则湿痰除而臂痛亦止矣。

吴山尊学士，饮食后胸膈膨闷，咳嗽多痰，脉滑数大。此缘酒食不节，过饮则脾湿，多食辛热油腻则生痰，痰壅于中脘，故满闷，火气流入肺中，故嗽。议投顺气消食化痰丸，则诸证自愈。

农部蒋沛畬，体胖痰多，胸中饱闷，气逆恶心，脉迟虚软。此脾胃亏损，中焦气虚，不能运化，痰饮结聚所致也。当用香砂六君子加石菖蒲、益智仁、干姜，以健脾燥湿。

工部黄在轩，素好饮，得肝气痛，发时胸胁作胀，气逆眩晕，痰多食少，四肢倦怠。余曰：左关弦数，右关沉滑，皆由肝虚血燥，木旺侮土，过饮则脾湿不能运化，故气滞痰结，壅塞清道而然也。当用六君子加柴胡、木香、泽泻，以补脾利湿、疏气逐痰。遂服数剂，小效。间以八味逍遥散并除湿汤，肝气湿痰俱减。后以六君子加归、芍、石菖蒲、益智仁、干姜，以神曲糊丸，姜汤送下而愈。

方伯顾修圃，脉沉迟细，系阳衰气弱，脾胃虚寒，不能运化水谷，故胸膈痞闷，饮食不思，呕吐痰涎。按此不必见痰治痰，但投附子理中汤温补中焦，使阳气健运不息，则阴浊痰涎自不窃踞矣。

廉访查篆仙，诊脉沉迟而滑，乃年衰胃弱，食物迟于运化，痰饮水气停蓄心下，故呕吐吞酸，胸膈满闷，痰多喘急。即服苓术二陈煎加当归、肉桂，以和胃祛寒、顺气除痰。

观察胡砚农，夏月贪凉，即肩转痠痛，手臂罢[①]软冷疼。所服散风疏筋及温补诸剂，均无效。余曰：体胖面黄，两眼胞如烟煤，右关沉细，此脾湿胃寒，土虚不能制湿，以致痰停中脘，痰饮流入四肢，故令肩臂痠痛，两手罢软也。宜用导痰汤加片子姜黄、苍术、威灵仙、石菖蒲。仲景云病痰饮者，当以温药和之，兼以蔬食养其胃气。

都匀太守吴七泉，患痰喘气促，咳嗽呕恶，胸满懒食，脉浮滑数。系感冒风寒，饮食不节，脾湿不能运化，故痰滞气逆，壅塞胸次而然。宜用六安煎加枳壳、藿香、苏叶、生姜。服之甚效，更以香砂六君子加当归、神曲、谷芽而愈。

中丞汪首禾，任道长时患痰涎呕嗽，服清气化痰丸，致气急不能食，诊右关沉滑。乃脾胃虚寒，湿痰停积中脘，若服前丸，则脾土益虚矣。《准绳》曰：痰之生，由于脾气不足，治痰宜先补脾，脾复健运之常而痰自化矣[②]。当用六君子加熟附、益智、煨姜。服未一月，而痰清呕止，饮食益进。

雷，脉迟细弱，此元阳不足，土虚胃寒，故食物迟于运化，痰饮内积中焦所致。当投附子理中汤加制半夏、官桂，以理脾通阳、温中化痰。

---

① 罢：通“疲”。《广雅·释诂》：“罢，劳也。”王念孙疏证：“罢，与‘疲’同。”

② 痰之生……痰自化矣：语本《证治准绳·杂病》。

观，头痛目弦，呕吐痰涎，身重肢冷，脉迟沉滑。系脾土虚弱，湿痰厥逆而上，致成痰厥头痛。东垣曰：太阴头痛，必有痰也。当服半夏天麻白术汤，以去湿除痰、健脾调气。

程，脉虚沉细，此痰饮停滞中脘，脾主四肢，脾滞而气不下，故上行攻臂作痛也。宜投指迷茯苓丸①，使痰行气通，则臂疼手软自愈矣。

半夏曲二两　茯苓一两，乳拌　枳壳五钱，麸炒　风化硝二钱半

为末，姜汁糊丸，姜汤送下。

松侯，体胖火盛，面赤烦热，唇燥口干，咳吐稠痰，脉洪滑数。乃酒醴过饮，厚味不节，故生热痰也，所谓火借气于五脏，痰借液于五味，气有余则为火，液有余则为痰②。宜服清气化痰丸，以治痰者必降其火，治火者必顺其气也。

全，终日好酒，体弱食少，痰喘泄泻，呕吐清水，脉虚迟涩。此土虚不能制湿，致生痰饮，气逆则喘，泛溢则吐。宜服二陈汤加白术、干姜、益智仁、葛花、白豆蔻、泽泻，以利湿消痰，顺气补土。

鹏女，多食瓜果，遂患呕吐痰涎，胸满咳嗽，头眩心悸，胁肋时胀，诊脉左弦右滑。乃木强土弱，脾湿气滞，致生痰饮，壅于胸膈，故在肺则咳，在胃则呕，在头则眩，在心则悸，在胁则胀也。当用二陈汤加白芥子、香附、石菖蒲、白芍、当归，以疏肝调气，燥湿化痰。

---

① 指迷茯苓丸："指迷"指《全生指迷方》，宋代王贶撰集，三卷。原书佚，今有据《永乐大典》所辑四卷本，其卷四有茯苓丸，但与此方不同；《医方集解·除痰之剂》有"茯苓丸"，注为"《指迷方》"；清代吴谦《删补名医方论》卷五亦载此方，名"指迷茯苓丸"。

② 火借气……则为痰：语出《医方集解·除痰之剂》。

德氏，脉弦而滑，乃肝木乘土，脾湿胃弱，则生痰饮，稠者为痰，稀者为饮，痰饮积于厥阴心包，故胸胁支满，痰饮阻其胸中之阳，水精不能上布，故气逆目眩也。宜用桂苓甘术汤加半夏、陈皮、香附、煨姜，以燥痰水而通阳气。

秦氏，视其痰喘昏迷，舌强不能言，脉浮数滑。此心脾不足，风邪乘之，而痰与火塞其经络，故神迷舌强而难语也。急投涤痰汤以开窍通心，燥湿祛痰，利气解郁，使痰消火降，则经通而舌柔矣。

牛女，左关弦急，右关迟涩，系木旺土湿，以致中脘气滞，痰涎不利，而为气痰也。当服三仙丸，南星、半夏以燥肺胃之痰，香附疏肝开郁，以快三焦之气，使气行则痰行也。

施氏，胸膈痞满，嗳吐酸水，脉沉迟弱。乃胃寒脾湿，水谷津液停滞不流，壅塞中脘，清道不通，凝聚而为痰饮。《原病式》① 曰：积饮，留饮积蓄而不散也。水得燥则消散，得湿则不消，以为积饮，土湿主否②故也。宜服二陈汤加白术、熟附、干姜、桂枝，以温中燥湿，则饮浊自消矣。

痰饮诸剂

理中化痰丸

人参　白术　干姜　茯苓　炙甘草　半夏

顺气消食化痰丸

半夏　胆星　青皮　陈皮　莱菔子　苏子　山楂　麦芽　神曲　葛根　杏仁　香附

---

① 原病式：即《素问玄机原病式》，金代刘完素撰。

② 否（pǐ 匹）：阻塞。原作“病”，据《素问玄机原病式·六气主病》改。

姜汁和，蒸饼糊丸。

清气化痰丸

半夏　胆星　橘红　枳实　杏仁　瓜蒌仁　黄芩　茯苓

姜汁糊丸，淡姜汤下。

苓术二陈煎　治痰饮水气停蓄心下，呕吐吞酸等证。

猪苓　白术　泽泻　陈皮　半夏　茯苓　炙甘草　干姜

三仙丸　治中脘气滞，痰涎不利。

南星曲　半夏曲各四两　香附二两

糊丸，姜汤下。

金匮桂苓甘术汤

茯苓　桂枝　白术　甘草

导痰汤

半夏　陈皮　茯苓　甘草　胆星　枳实

加生姜煎。

六君子汤

香砂六君子汤

附子理中汤

涤痰汤俱见中风

二陈汤见伤寒

除湿汤见湿证

六安煎见咳嗽

半夏天麻白术汤见眩运

八味逍遥散见经脉

遗　精

侍御王心斋，梦遗失精，忧愁劳倦，每触即遗，渐至不已，脉弱软涩。此思虑劳伤过度，中气不足，心脾虚陷所致。当服归脾汤，去木香，加山茱萸、山药。如重用人参，尤能心安气畅，精固神完。

铨部陈远雯，体质素弱，滇南试差旋京，忽患精滑，小便后及梦寐间均有遗泄。余曰：脉虚弦数，此气虚思虑而劳神，阴亏心肾而不交。令服远志丸，甚效。嗣以前方去茯苓，合六味地黄丸，加金樱、五味熬膏为丸，服之而愈。

总戎富芝亭，遗精白浊未止，忽小便不利，下部胀痛，按脉大弦数。系酒食过度，湿热闭结下焦，火伏阴中也。先用大分清饮加黄芩、黄柏，以清热除湿，俟小水通利，再治遗浊之疾。

孝廉周石书，久患梦遗失精，每劳心思虑，神不守舍，合眼则梦泄不常，诊左脉旺弦数。此必始于欲念，成于不谨，积渐日深，致精气大亏，肾气不固，精道滑而遗泄不禁也。宜以柏子养心丸收养心气，但久患思想伤阴，尤当以持心为先，若徒恃药饵而欲望全愈，难矣。

胡司马述：幼得梦遗精滑，三旬时怕成劳瘵，故戒酒断欲，而梦泄亦减，及中年欲念偶动，则精随浊而遗。余曰：脉息虚数，乃真阴不足，精气亏损，虽寡欲有年，而心有妄思，外有妄遇，以致君火摇于上，相火炽于下。盖心，君火也，万物所感则易于动，心动则相火翕然随之，虽不交会，精亦暗流而渗泄矣。宜服远志丸加莲蕊、芡实、石莲子，金樱膏为丸，以交心肾而固精气。

孝廉徐阆斋，梦遗滑精有年，痰饮漫溢，诊肝脉弦数，脾部迟弱。乃真阴不足，相火易动，肝肾多热，而易于疏泄，脾湿胃弱，致生痰饮，停滞中焦。第脾喜香燥，肾喜滋润，二者兼治为难，宜早服经验猪肚丸①，以治遗泄，饭后间服②加味二陈汤，以利湿化痰。

祥，据述十五岁完娶后得梦遗精滑，嗣当差劳役即头目眩晕，腰疼足痠，夜间睡着即遗。余按脉虚弦数，尺部尤旺，缘知识太早，气血未充，耗损真阴，以致虚火上炎，精气滑脱而然。经曰：阴精所奉其人寿，阳精所降其人夭③。凡少年初省人事，精道未实者，以惜精净心为要着，古云苟知惜命，先须惜精，苟欲惜精，先须净心④是也。即服知柏地黄丸加远志、莲须、杜仲、蔡胶，以冀渐愈。

庆，形寒气弱，精力疲惫，饮食日减，脉虚沉细。乃脾肾虚损，以致阳气不固，精道滑而遗泄不止也。即用寿脾煎加熟附、鹿角霜，温补脾肾。如投寒凉冷利等剂，何异雪上加霜乎？

景云：梦遗精滑有年，近则才睡着即泄精，身体日虚，精神困倦。余诊脉虚弦数，系先天元气单薄，心有注念，正以心为君火，肾为相火，心有所动，肾必应之，故睡着即梦遗泄也。宜服良方固真散⑤加牡蛎，此三味大能涩精，固真气，暖下元。

明，梦遗精滑已久，小便白浊，身体倦怠，精神恍惚，饮食少思，脉虚迟细。是阳衰气弱，脾肾亏损，不克收摄而然。当服家韭子丸，以补养元气。

阿述：向患梦泄遗精，迩来胃弱腰痛，精力日衰。予诊脉

---

① 经验猪肚丸：见《古今医统大全》卷七十，原方出明代陈士贤《经验方》。

② 服：原作“复”，据集古阁本改。

③ 阴精所奉……其人夭：语出《素问·五常政大论》。

④ 凡少年……先须净心：语本《景岳全书》卷二十九。

⑤ 良方固真散：“良方”指《奇效良方》，明代董宿原撰，方贤编定，六十九卷。固真散方见该书卷三十四。

迟细弱，乃脾肾虚寒，精气亏损，关锁不固所致。即投本事金锁丹①，常服自效。

武，荒于酒色，梦遗盗汗，目暗耳鸣，四肢懈惰，甚至精出带有红色，脉虚数大。系先天真气不足，房劳伤肾，精道虚滑，精气虚极之候。即用金锁正元丹，重加人参，并常服两仪膏，以益气而固精血。

钱，脉虚弦数，乃真阴亏损，心有所思，欲念时动，肾气不固，故梦遗滑泄也。宜宗丹溪用九龙丸加人参，以固精气。

陶云：久客疲劳，从未溺于酒色，而每忧愁思怒即梦遗泄。余诊脉虚迟涩，乃元阳失守，心肾不交，且忧思气滞则成郁结，故梦中遗失。宜投妙香散，不用固涩之药，但安神正气，使精与神气相依而自固矣。

韩，脉虚数大，系心肾不交，相火易动，败精渗入胞中，故梦遗白浊，肾气虚则不能管束而小便频数，膀胱有热则水道涩而清浊不分。当投萆薢分清饮，以去浊分清，使湿热去而心肾通，则气化行而遗浊自止。

朱，诊脉虚软无力，此先天素禀不足，下元亏损，肾气不守，故精滑白浊，小便无度。即用济生固精丸②，自效。

马，诊心部虚散，两尺细数，系肾亏有火，心神不安，见色动念，故多梦泄。宜服直指固精丸③，以降龙雷之火，兼涩

---

① 本事金锁丹："本事"指《普济本事方》，宋代许叔微撰集，十卷。金锁丹方见该书卷三。

② 济生固精丸："济生"指《济生方》，宋代严用和撰集，十卷。原书佚，今有据《永乐大典》辑录本及日本天明刻本等。按：该书卷四有"秘精圆（丸）"，即是此方。

③ 直指固精丸："直指"指《仁斋直指方论》，宋代杨士瀛撰集，二十六卷。固精丸方见该书卷十。

精气，而遗精自止矣。

遗精诸剂

济生远志丸[1] 治心神恍惚不宁，梦泄遗精。

人参 茯神 白茯苓 龙齿 远志 石菖蒲各二两

蜜丸桐子大，朱砂为衣，每服七八十丸，空心盐汤下。

杨氏萆薢分清饮[2] 治真元不足，下焦虚寒，或服寒凉刮药太多，小便白浊，频数无度，澄如膏糊等证。

益智仁 川萆薢 石菖蒲 乌药各等分

㕮咀，每服五六钱，水一钟，盐一捻，煎七分，食前温服。一方加茯苓、甘草。

辰砂妙香散[3] 治心气不足，惊痫，或精神恍惚，虚烦少气少睡，夜多盗汗，心虚，遗精白浊，服之安神镇心。

黄芪 山药姜汁炒 茯苓 茯神 远志甘草汤制，各一两 人参 炙甘草 桔梗各五钱 木香二钱 麝香一钱，另研 朱砂三钱，另研

为末，每服二钱，不拘时温酒调下，或用麦面汤调下。

经验猪肚丸 止梦遗泄精，进饮食，健肢体，此药神应，瘦者服之自肥，莫测其理。

白术麸炒，五两 苦参白者，三两 牡蛎左扇[4]者，炒研，四两

为末，用雄猪肚一具洗净，以磁罐煮极烂，木石臼捣如泥，

---

① 济生远志丸：方见《济生方》卷三。

② 杨氏萆薢分清饮："杨氏"指《杨氏家藏方》，宋代杨倓撰集，二十卷。萆薢分清饮方见该书卷九，名"萆薢分清散"。

③ 辰砂妙香散：出《仁斋直指方论》卷十六，治"饮酒行事，酒热瘀于心经，致成黄疸"。《景岳全书》卷五十九亦载此方，主治与本书同。本书未见该方应用，疑有误。

④ 左扇：疑为"左顾"。按古时牡蛎常称"左顾牡蛎"。

和药，再加肚[①]汁捣半日，丸如小豆大，每服四五十丸，日进三服，米饮送下，久服自觉身肥而梦遗永止。

柏子养心丸 治心劳太过，神不守舍，眼合则梦，遗泄不常。

柏子仁鲜白不油者，以纸包捶去油 茯神 酸枣仁 生地黄 当归身各二两 五味子 辰砂细研 犀角镑 甘草各半两

为末，炼蜜丸如芡实大，金箔为衣，临卧开水下。

良方固真散 治才睡着即泄精。此三味大能涩精，固真气，暖下元。

韭子一合 白龙骨一两，煅 牡蛎二两，用砂锅内煅，醋淬七遍，为末

为细末，每服三钱，空心用酒调服。或以醋糊为丸桐子大，每服五七十丸，空心盐汤下。

金锁正元丹 治真气不足，遗精盗汗，目暗耳鸣，吸吸短气，四肢瘦倦，一切虚损等证。

补骨脂一两，酒炒 肉苁蓉酒洗焙 紫巴戟去心 葫芦巴各八两 文蛤六两 茯苓四两 龙骨 朱砂各二两，另研

为细末，酒糊丸桐子大，每服二三十丸，空心温酒、盐汤任下。

金锁丹 治梦泄遗精，关锁不固。

舶茴 葫芦巴 破故纸 白龙骨各一两 木香五钱 胡桃肉三十个，研膏 羊肾三对，切开，用盐半两擦，炙熟捣膏

为末，和二膏加酒浸，蒸饼为丸桐子大，每服三五十丸，空心盐汤下。如加人参、附子，峻补元阳，其效尤速。

---

① 肚：原作“肝”，据《景岳全书》卷五十九改。

济生固精丸 治下元虚损，白浊如脂，或胞气虚寒，腰重少力，小便无度，并效。

牡蛎煅 菟丝饼 韭子 龙骨煅 北五味 白茯苓 桑螵蛸酒炙 白石脂煅，各等分

炒研，为细末，酒糊丸桐子大，每服七十丸，空心盐汤下。

直指固精丸 治肾虚有火，精滑，心神不安。

黄柏酒炒 知母酒炒，各一两 牡蛎煅 龙骨煅 莲蕊 芡实 山茱萸 远志甘草制 茯苓各二钱

为末，山药糊丸桐子大，每服五十丸，空心温酒下。

九龙丸 治肾虚精滑。

金樱子 枸杞 山茱萸 莲蕊 莲肉 当归 熟地 芡实 白茯苓各等分

为末，酒糊丸桐子大，每服五六十丸，或酒或盐汤下。

六味地黄丸

知柏地黄丸俱见中风

归脾汤

二陈汤俱见伤寒

寿脾煎见便血

大分清饮见泄泻

家韭子丸见遗溺

两仪膏见虚损

卷五

妇人经脉类

经不调

秀氏，脉虚迟细，此气血两虚，脾胃并弱，故致月经不调，腰瘘腹胀，饮食少思，肢体倦怠。宜服益母八珍丸加沉香、补骨脂、益智仁，资益坤元、补养气血，使淋带除，形体壮，经水调，则诸病自已。

朱氏，月信不调，虚热盗汗，食少不眠，胸胁胀痛，按脉弱弦数。系思虑劳伤，心虚血少，肝郁气滞，且气为血配，气滞则血亦不能行，故月候不调也。当服归脾汤加陈皮、续断，补心益脾舒肝，令气调而血和，则经行有常，自无诸疾之虞。

程氏，经水不调，头晕胸满，心腹刺痛，诊两寸浮数，左关弦急。乃胞脉心肺火盛，阴虚有热，肝郁血滞所致。宜服奇效四物汤加郁金、香附、泽兰叶、丹皮，以养血舒气，使阴血充盈，而阳火自平。

血热经早

冯氏，月经先期，腹中胀痛，脉滑弦数。系营卫不足，肝脾血燥，血虚有热而然。按王子亨曰：经者常侯也，故每月一至。太过不及，皆为不调，阳太过则先期而至，阴不足则后时而来[①]。即服奇效四物汤加香附、续断、益母草，以滋阴凉血，则经水自调。

康氏，年逾四旬，经水先期，淋漓不断，食减体瘦，腰痠腹痛，脉弱迟细。乃忧思劳伤心脾，气血虚寒，不能固摄，而经早不及期也。宜投归脾汤加杜仲、续断、五味子、熟附，以补心脾。若作血热火[②]治，恐有气血败乱之虞。

柳女，经脉先期，带浊不止，甚至兼旬或半月而来者，诊脉虚数大。此血海有热，阴虚多火，故经早而过多。按朱丹溪曰：先期而至者血热也，后期而至者血虚也[③]。当服约阴丸，以凉血滋阴，兼固涩之。

景女，按脉洪弦数，系阴亏内热，怒火动血。盖血热则善流，所以先期而来，色紫而浓，凡血热者多有先期而至也。即用约阴煎加女贞子、龟板、丹皮，以滋阴清火。

血热经迟

阿氏，月经过期，色紫成块，脉息浮数。乃阴火内烁，血热而亦每衍期者，皆水亏血少，燥涩而然也。当用加减一阴煎加当归、阿胶、女贞子，以清火滋阴养血。

血寒经迟

马氏，形气虚弱，脉沉细涩。此阳气不足，则寒从中生，而生化失期，故血寒经迟，色淡不鲜也。宜投大营煎加炮姜、熟附、吴茱萸，以温养血气。

① 王子亨……后时而来：语本《校注妇人良方》卷一。王子亨，事未详，薛己《校注妇人良方》引用其说，应为明中期或更早时医家。

② 火：当作“有火”。

③ 先期而至……血虚也：语本《丹溪心法》卷五。

痰阻经迟

张氏，经水后期，其来涩少，视其形体肥盛，脉滑而虚。乃肝经血少，气虚而痰滞于经络也。即服芎归六君子汤，使气行则痰行，而经水自调。

血虚经乱

韩氏，月事忽迟忽早，经多不调，色淡而少，行后反疼，察其形色薄弱，脉沉细涩。此三阴亏弱，肝虚不能藏血，脾土虚陷，不能统摄营气，以致血虚经乱也。宜用人参养荣汤加附子，得此温补，自然渐愈。

经期腹痛

远氏，每逢经期，腹必作痛，行后亦痛，肢体困倦，饮食减少，诊脉虚沉细。此禀质羸弱，气血虚寒，所谓经期虚痛者，于既行之后血去而痛益甚也[①]。当服大营煎加熟附、故纸、炮姜温补，自愈。

祝氏，脉大弦劲，系气滞血积，血瘀不行，故经行作疼，痛极拒按，俟经通而痛乃减也。即用通瘀煎加牛膝、桃仁，使气顺瘀行而痛自止。

潘氏，遇经期必作痛，经通而痛才减，诊脉旺弦急。乃气逆血滞，凝结不行，则留聚而为实痛。宜服姜黄散以逐瘀止痛。

姜黄　当归　蓬术　红花　桂心　川芎　延胡索　丹皮

水酒各半煎服。

杜女，十二岁，月经已通，因喜食水果，不慎寒凉，每经后脐腹撮痛，按脉沉迟细。乃先天薄弱，肝脾血虚，寒气客于

① 经期虚痛……痛益甚也：语本《景岳全书》卷三十八。

血室，以致血气凝滞，经后腹痛也。即用温经汤为宜。

党参　牛膝　甘草　当归　川芎　芍药　牡丹皮　蓬术　桂心

水煎，温服。

崩淋经漏不止

金氏，脉弦数大，乃阴虚阳搏，为热所乘，致伤冲任，血得热而妄行也。宜甘凉清热，兼以固涩，自效。

生地　芍药　续断　黄芩　丹皮　山栀　棕灰　侧柏叶炒黑

水二钟，乌梅二枚，煎七分，食远温服。

刘氏，患崩漏不止，虚损羸瘦，腹痛肢冷，按脉沉迟细。乃中气虚寒，脾胃伤损，故不能统血而妄行，冲任经虚，故月水过多，淋沥不断也。当用附子理中汤专补脾阴，使脾胃气强，则阳生阴长，而血自归经矣。

范氏，月水非时而行，淋漓不断，忽血下不止，头目眩晕，腰腹胀痛，诊脉虚细数。乃肝脾俱虚，营气不足，血不能调而妄行者，经曰阴虚阳搏谓之崩①，又云脾统血，肝藏血，二经亏损则经血暴下，失期而来，久而不止，致成崩中是也。宜用惜红煎加杜仲、香附，使经固崩止，则诸疾自瘥。

宋氏，经行不止，紫黑成块，按脉数疾。系劳动过度，损伤脏腑，冲任之气虚，不能约制经血，故经多漏下，其色黑成块者，热甚火极似水也。当服固经丸。

额氏，脉弦数大，乃阴虚血热火盛，迫血妄行，以致崩淋不止。当进徙薪饮加丹参、续断，先以清之，其血自止。

鹤氏，按脉虚数，系心脾郁结，劳损气血，致伤冲任之源，

① 阴虚阳搏谓之崩：语出《素问·阴阳别论》。

故月水过多，淋沥不断也。宜投胶艾汤，以养血益阴补阳，则经候自调矣。

朱氏，苦节①无嗣，时多忧虑，致患崩淋不止，诊脉弦数。由于忧思郁怒，先损心脾，次及冲任，故血因崩去，势必渐少，少而不止，病则为淋。即用归脾汤加柴胡、山栀、丹皮，以冀渐痊。

月水不断

文氏，月水不断，淋沥无时，按脉沉迟细。此劳损气血，郁结伤脾，以致气虚不能摄血。当用归脾汤加炮姜、莲房灰、陈棕灰、藕节，自效。

杀血心痛

汪氏，血崩而心痛甚，诊脉虚大无力。由于阴血耗散，心脾血虚，而为杀血心痛。宜宗立斋用乌贼鱼骨丸以收敛之。

乌贼鱼骨去甲，四两　芦茹一两，即茜根

为末，以雀卵捣丸小豆大，每服五七丸，鲍鱼煎汤下，以饭压之。鲍鱼即今之淡干鱼也。

滕氏说：血崩年余，兼患心气疼痛，诸药不应。余曰：面色黄瘦，脉虚细涩，盖心主血，去血过多，心无所养，以致作痛。即投十全大补汤，专用甘温以养营气。遂服十剂，小效。以原方加北五味、人参倍之，服药两月而获全愈。

热入血室

驾部周象九述：女儿月前感冒，适逢经至，客邪治退，惟昼则神清安静，夜则寒热谵语，似成疟疾否？余曰：脉虚弦数，

---

① 苦节：苦守志节。

邪气虽退，但元气虚弱，尚有余热未尽，以致热入血室，非疟疾也。当服四柴胡饮加山栀①、贝母、芍药，以培助正气，兼之和解清热，庶可全瘥。

清氏，患寒热往来，口苦胁胀，脉浮滑数。系感冒风寒，邪当传里，月经适至，则邪不入府，乘虚而入血室所致。血室，冲脉也。宜用小柴胡汤加川芎、薄荷、青皮和解之剂，用以分理阴阳、调和营卫，自愈。

徐氏，脉弦劲而数，缘劳怒郁结，血燥阴虚发热，值经水适来，则热邪乘虚而入血室，热与血抟，结而不行，致有寒热如疟，暮则谵语，如见鬼状也。用加味一柴胡饮，以和解凉散之。

血枯经闭

宫詹秦易堂云：女儿自幼性傲多病，出阁后月信杳然，夜热盗汗，形气羸弱，饮食日减。余曰：脉弦细数，乃思虑过度，血虚肝燥。盖忧愁则伤心而血逆气滞，神色先散，故月水先闭，阻隔不通也。宜服八味逍遥散加牡蛎、贝母，先抑肝气，兼以解郁行经。服数剂，甚效，改用加味柏子仁丸服之而愈。

京卿查小山述：大女经水久已不通，近来骨蒸发热，饮食少思，百治罔效。予云：脉大弦数，由于阴虚血燥，胞络火盛，因过服温补阳药，以致火炎水竭，真阴销铄，故血枯经闭使然。即用清骨散先清肌骨劳热，再论活血调经之法。遂服十剂，甚效。易以八味逍遥散及调卫养荣汤、泽兰汤。逐日随证更方，调治两月，诸证悉退。惟经水不通，遂为定此丸方，服之未及三月，不惟血活经行，而体气饮食俱胜常矣。

---

① 栀：原作“梔”，据集古阁本改。

柏子仁　牛膝　卷柏　泽兰叶　续断　熟地黄　归尾　赤芍　阿胶　丹参　延胡索　刘寄奴　红花

炒研为末，用益母膏、炼蜜为丸桐子大，每空心服三五钱，开水送下。

佟氏，经水不行，腰痠腹疼，带浊频下，瘦弱不孕，饮食不甘，脉沉迟细。系气血虚寒，肝郁气滞，冲任经伤，不能滋养百骸，以致劳怯，经闭不行。当投毓麟珠加补骨脂、肉桂、沉香，温补下元、益气养血、使雪消则春水自来，血盈则经脉自至，而诸疾悉瘳矣。

癥瘕类

血癥

恩氏，月事不利，脐腹胀痛，痞块成形，根盘不散，按脉虚弦数。此由产后内伤生冷，外受风寒，以致瘀血停蓄，而为血癥之疾。即用决津煎加红花、香附，则血无不行，痛无不止。

英氏，胁下痞块，日渐坚硬不移，脐腹刺痛，经脉不利，诊脉弦急而数。系恚怒伤肝，气滞血积，则气逆而血留，皆由血动之时余血未净，而一有所逆则留滞不行，致成血癥矣。宜服通瘀煎加肉桂、牛膝，以活血行滞止痛，外以阿魏膏贴之，并用熨痞方法，可期奏效。

食癥

马氏，腹旁生一痞块，坚顽胀痛经年，诊两关弦急而滑。此缘气逆血滞，饮食叠进，不能消化，则留聚而为癥痞也。当内服消痞核桃方，外以熨痞方熨之。

严氏云：去年食后生气，即左胁作胀，渐至成块，今坚硬时痛。余诊左关弦劲，右关沉滑，此由饱餐后忿怒气逆，饮食留聚不消，则积而成癥矣。即用枳实消痞丸以行气开郁，使气足脾运，而癥乃化也。按薛立斋曰：大抵食积痞块之证为有形，盖邪气胜则实，真气夺则虚，当养正辟邪，而积自除矣①。

阿氏，腹患痞块有年，得冷则作痛，脉弱沉滑。乃饮食失节，脾胃亏损，邪正相搏，积于腹中，牢固不动，而成癥痞。即用归芍六君子加莪术、三棱，专补脾土，佐以疏导，外贴阿魏膏，罗谦甫②曰养正积自除也。

血瘕

钱氏，经水不调，小腹内结一块，疼痛作胀，按脉弦数。乃肝脾郁结，瘀血凝聚而成瘕，伏于隐僻之处，盘结胶固，非攻伐之，不易平也。即用牡丹皮散以行其血中气滞，气中血滞，使气血周流，则结者散矣。

常氏述：小产后因食水果，即月事不通，腹中生块，能大能小，腹疼胁胀。余诊脉弦滑数，此缘产后不避生冷饮食，动伤脏腑，故致经脉闭积不通，凝而为瘕也。当先用三棱煎，以疏导为主，继以养血调气之品，俟经行则瘕自消矣。

气瘕

黄氏，腹中生块，或聚或散，痛无定处，月水不行，诊左关弦急。由于郁怒伤肝，气逆胀满，阴滞凝结，而成气瘕。经曰女子带下瘕聚，盖瘕者假也，假者无形，而可聚可散者也。即用解肝煎以顺气平肝，气行则血行，经调则瘕散痛止。

---

① 大抵……积自除矣：语本《证治准绳·女科》卷三。

② 罗谦甫：即罗天益，字谦甫，元代真定（今属河北）人，师从李东垣，著有《卫生宝鉴》。此下“养正积自除”语见《卫生宝鉴》卷十四。

甘氏，小腹积块而未成形，忽大忽小，月事不通。余曰：脉虚而弦，乃气滞血聚，故每气逆则甚，气散则缓，聚散无根，而为气瘕之恙。宜用调经饮加乌药、官桂，使气调则痛止瘕散。

石瘕

和氏，月候不行，其腹渐大，脉弦迟小。此因经行时寒气入，自阴中客于胞门，遂致经血凝聚，而为石瘕也。即用四物汤加肉桂、莪术、牛膝、故纸、小茴、甘草、姜、枣煎服，自效。

酒瘕

朱氏，据述脐下结块，随气上下，胸腹痞塞胀痛，小水不利，谷食不纳，得酒则少安，不得则呕逆，而昏睡身重，面黄肌瘦。余曰：脉虚迟细，此由过饮无度，湿热之毒积于肠胃，致中气受伤而为酒瘕，即酒积也。宜用葛花解酲汤以温中利湿，则积瘕自消。

疝瘕

承氏云：小腹结块年余，腹胁胀痛，有时移动，逆气上攻，月信不准。余诊脉迟弦急，此由脏腑虚弱，阴气积内，经行又不忌生冷，致为寒邪所袭，营卫不调，而成疝瘕。经曰：任脉为病，男子内结七疝，女子带下瘕聚①。盖疝者痛也，瘕者假也，但女子不谓之疝而谓之瘕。当投导气汤加芎、归、荔枝核，用辛温以行气祛寒，则瘕消而痛止。

妇人经脉诸剂

益母八珍丸

---

① 任脉为病……带下瘕聚：语见《素问·骨空论》。

人参　白术　茯苓　川芎　当归　熟地　炙甘草　芍药　益母草

为末，炼蜜丸桐子大，空心蜜汤或酒下一丸。或为小丸亦可。

泽兰汤

泽兰叶　当归　芍药　甘草

调卫养荣汤

当归　生地　麦冬　沙参　陈皮　白术　牡丹皮　地骨皮　柴胡稍　桔梗　谷芽　甘草

加莲子、姜、枣，水煎服。

固经丸　治经行不止，及崩中漏下，紫黑成块。

龟板　芍药　黄柏　黄芩　香附　樗皮

酒丸服。

芎归六君子汤　治经水后期，其来涩少，形体肥盛。体肥而经水后期涩少者，气虚而痰滞于经络也。

当归　芎䓖　人参　白术　茯苓　甘草　橘红　半夏

加姜煎。

牡丹皮散　治血瘕。

丹皮　桂心　归尾　延胡索　牛膝　赤芍药　莪术　三棱

水酒各半煎。

清骨散

银柴胡　胡黄连　秦艽　鳖甲　地骨皮　青蒿　知母　甘草

毓麟珠　治妇人气血俱虚，经脉不调，或断续，或带浊，或腹痛，或腰痠，或饮食不甘，瘦弱不孕，服一二斤即可受胎，凡种子诸方无以加此。

人参　白术　茯苓　芍药　川芎　当归　炙草　熟地　菟丝子　杜仲　鹿角霜　川椒

通瘀煎　治妇人气滞血积，经脉不利，痛极拒按，及产后瘀血实痛，并男妇血逆血厥等证。

归尾　香附　红花　乌药　山楂　青皮　木香　泽泻

徙薪饮　治三焦凡火，一切内热，渐觉而①未甚者，先宜清以此剂，其甚者宜抽薪饮。

陈皮　黄芩　麦冬　芍药　黄柏　茯苓　牡丹皮

四柴胡饮　四为金数，从气分也，凡人元气不足，或忍饥劳倦而外感风寒，或六脉紧数微细，正不胜邪等证，必须培助元气。

柴胡　炙甘草　生姜　当归　人参

水二钟煎七分，温服。

惜红煎　治妇人经血不固，崩漏不止，及肠风下血等证。

白术　山药　炙草　地榆　续断　芍药　北五味　乌梅　荆芥穗炒

水煎，食②远服。

三棱煎　治血癥血瘕，食积痰滞。

莪术醋浸炒　三棱各三两　青皮去白　半夏　麦芽炒，各一两

用好醋一钟煮干，焙为末，醋糊丸桐子大，每服三四十丸，淡醋汤下。痰积，姜汤下。

调经饮　治妇人经脉阻滞，气逆不调，多痛而实者。

当归三五钱　牛膝三钱　山楂三钱　香附二钱　青皮　茯苓各

---

①　而：原作“血”，据《景岳全书》卷五十一改。

②　食：原作“温”，据《景岳全书》卷五十一改。

钱半

水煎，食远服。

奇效四物汤 治肝经虚热，血沸腾而崩久不止。

当归酒拌 熟地 白芍 川芎 阿胶炒 艾叶炒 黄芩

每服四钱，水煎。

八味逍遥散

柴胡 当归 白芍 白术 茯苓 甘草 丹皮 栀子

加煨姜、薄荷煎。本方去丹皮、栀子，名逍遥散。

阿魏膏 治一切痞块。

羌活 独活 元参 官桂 赤芍药 穿山甲 生地 两头尖 大黄 白芷 天麻 红花 木鳖十枚，去壳 槐柳 桃枝各半两 乱发一团

用麻油二斤四两煎，药黑去粗，入发再煎，发化仍去粗，入上好真正黄丹煎收，软硬得中，入后细药，即成膏矣。

阿魏 芒硝 苏和油 乳香 没药各五钱 麝香三钱

凡贴膏药，须先用朴硝随患处铺半指厚，以纸盖，用热熨斗熨良久，如硝耗再加，熨之二时许，方贴膏药。若是肝积，加芦荟末同熨之。

熨痞方

一层用麝香二三分，掺肉上，二层阿魏一二钱，三层芒硝一二两，铺盖于上。先用荞麦面和成条，量痞大小围住，铺药于内，以青布盖之，随烧热砖四五块，轮流布上熨之，觉腹中气行宽快，即是痞消之兆。以手烘热摩之，亦妙。内须服调养气血之药。

消痞核桃丸

莪术酒洗 当归酒洗 白芥子 急性子各四两，俱捣碎 皮硝

海粉各八两　大胡桃百枚

先以群药入砂锅内，宽水煮一二沸后，入大核桃重五钱者百枚，同煮一日夜，以重一两为度，取起晾干，先用好膏药一个，掺阿魏一钱，麝香半分，量痞大小贴住，以热手摩擦，每空心服核桃一个，三日后二个，以至三个，服完后须四物汤之类数帖，即愈。

一柴胡饮　一为水数，从寒散也。

柴胡　黄芩　芍药　生地　陈皮　甘草

约阴丸　治妇人血海有热，经脉先期或过多者，或兼肾火而带浊不止，及男妇大肠血热便红等证。

当归　白术　芍药　生地　茯苓　地榆　黄芩　白石脂醋煅　北五味　丹参　川续断各等分

炒研为末，蜜丸服。

人参养荣丸

十全大补汤

附子理中汤俱见中风

四物汤

归脾汤

小柴胡汤俱见伤寒

大营煎

解肝煎俱见腹痛

加减一阴煎见咳嗽

葛花解酲汤见湿症

枳实消痞丸见脾胃

柏子仁丸见肝证

导气汤见疝气

决津煎见产育

胶艾汤见胎孕

胎孕类

安胎

明氏，胎气不安，腰疼腹痛，时有下坠之势，诊脉虚滑数。此脾肾不足，气血俱虚，无所营养而然。宜服八珍汤加杜仲、续断，补养气血，托住胎元，加意戒慎，则胎可保不堕。

褚氏，脉滑大弦数，系肝郁气滞故致胸腹胀满，呕吐酸水，而胎气不安。宜投解肝煎加枳壳、香附、藿香，使气顺而胎安。

严氏，怀孕四月，胎元不安，呕吐清水，胀满便溏，脉虚迟小。乃脾胃虚寒，气逆不顺所致。即用温胃饮，但温其中而胎自安。

齐氏，诊脉滑数，系血虚有火，故烦渴喜凉，胎气内热不安。当以凉胎饮加黄柏，使胎得凉则安。

李氏，胎动不安，有时下血，腰腹作痛，脉虚滑数。乃脾肾素弱，血虚气郁所致。即用安胎寄生汤加杜仲、阿胶、芎归，以益血而安胎。

胡氏，妊娠胎动，腹痛胁胀，内热烦渴，日哺潮热，饮食少思，按脉大弦数。此缘母病怒伤肝火而致胎动。当宗薛氏用小柴胡汤加山栀、牡丹皮，但疗其母而胎自稳。

黄氏，脉疾而不散，知其怀孕五月，乃缘冲任经虚，血少有热，故胎动下坠，腰痛烦闷，食少体倦也。宜用四物汤加白术、黄芩、石斛、杜仲、续断，以清热养血，使腰痛止，烦热除，而胎必安。

恶阻

相国王伟人孙媳，怀孕三月，患恶心呕吐不止，烦闷胀满，吐痰水甚多，粥浆不入，诸医无效，形困势危。余诊之，曰：脉洪滑数，此脾虚气滞，胃火多热，中脘停痰所致。即用竹茹汤加知母、黄芩、麦冬，以止呕清痰。遂连进二剂，次日呕减神舒，脉洪亦缓。以原方加人参、枇杷叶，其呕恶全止，并思饮食。继以六君子加竹茹、黄芩、归、芍调摄，乃安。

皖臬广定山夫人，经闭不行，恶心呕吐。余诊六脉滑疾不散，心部独动而甚，其胎已结三月。伊云：内子续娶十载，从未坐喜。近服通经行血之药，尚且不行，其非胎可知。余答：以脉见滑数，证见恶阻，且左手脉大于右，必是男胎无疑。通经破血之药，切不可服，即用二陈汤加竹茹、砂仁、姜汁，以和胃止呕。遂服数剂，甚效，继以养血安胎调理而愈。嗣获男，喜母子安然。

葆工部夫人，受胎三月，呕吐痰水，胸腹胀满，见食即恶，按脉滑疾不散。系脾胃虚弱气滞而致恶阻也。宜服人参橘皮汤，以益胃和中，则呕恶自止。服之甚效。嗣伊问：如将来呕恶复发，此方可常服否？余曰：凡胎妊三月余而呕吐渐止者，盖胎元渐大，则脏气仅供胎气，故无暇上逆矣，无须过虑。

白氏，怀孕两月，嗜酸择食，肢体困倦，呕逆胀满，诊脉滑数而软。乃脾胃气弱，痰食滞于胸膈，以致呕逆不食也。宜用六君子汤加枳壳、砂仁、藿香、生姜，以益气豁痰，其呕恶自止。

顾氏，脉数弦滑，系胃气怯弱，缘受胎妊娠，则冲任上壅，气不下行，而呕吐恶心，胀满不食也。当用半夏茯苓汤加枳壳、香附，以疏壅滞，使气顺则呕止而胎亦安矣。

胎气上逼

玉氏，脉滑弦急，此怀孕将理失宜，郁怒伤肝，以致气逆胀满，上逼胸膈。即投解肝煎加枳壳、香附，以疏肝行气。

胡氏，受胎三月，呕恶胸闷，气逆上冲，脉息虚滑。乃脾寒气弱，痰饮停于胃脘，致胎气上逼而然。宜用六君子加砂仁、藿香、姜汁，其呕逆自已。

一方，治胎气上逼，热痛下血，或烦闷困笃，用葱二十茎，水浓煮，饮之，胎未死即安，胎已死即下，未效再服。若胎动烦躁，唇口青黑，手足厥冷，须用当归汤。

妊娠卒然下血

王氏，受胎五月，骤然下血，寒热头疼，腹痛而胁胀，左关脉弦数大。系郁怒气滞，肝火上冲，则气逆血动而暴至也。当服小柴胡加芍药、炒山栀、白术、茯苓，自效。

李氏，怀孕三月，忽下血不止，烦渴腹疼，诊脉疾滑大。乃冲任经虚火盛，迫血妄行，以致胎气内热不安。即用凉胎饮，以止血而安胎。

德氏，据述受妊六月，地滑失足，腰闪几跌，即腹疼下血。余曰：脉见疾滑，此缘触损胎气，胞宫受伤，而致血动不止。即用胶艾汤倍加人参，以养血益阴，兼固其气，使血循经养胎，则无漏下之患矣。

一方，治顿仆胎动，用川芎末二钱，酒下二三服，胎生即安，胎死即下。

又方，治同前，用砂仁和皮炒，为末，每服二钱，米饮下，腹热即安。

胎漏

农部牛次原云：内子怀孕下血，腰痠腹痛，有时下坠，食少倦怠，恐有小产之虞。余诊脉滑虚数，乃肝脾气滞，血热多火，冲任失守，不能约制，故血滑胎漏而易动。宜服固胎煎加续断、桑寄生，以养营调气，其胎可保安适。

阮氏，妊娠下血，烦热便秘，脉疾数大。系三焦多火，故血热而胎漏也。即投惜红煎加黄芩、炒山栀，先清其火，则血止而胎自无虞。

汪氏，怀妊，经水时下，服凉血之药，下血亦甚，食少体倦。余按脉虚细数，皆由血去太多，脾气虚而不能摄血也。即服归脾汤以引血归脾，其漏自止。

数堕胎

侍御王鹤亭云：内人怀孕，每到三月即小产，诸药不保。余曰：凡胎孕不固，无非气血损伤之病。盖气虚则提摄不固，血虚则灌溉不周，所以多致小产。故善保胎者，必当专顾血虚，宜常服胎元饮为主而加减用之，其次则芍药芎归汤。又，薛立斋法①治血虚血热，数堕胎者，于调补之外，时值初夏，教以浓煎白术汤下黄芩末二钱，与数十帖，得保而生，亦可法也。

太史饶晴芗述：内子每受胎，刚到五月必腰痛，因痛即小产。虽加意调摄，而仍然痛堕。予云：凡胎怀十月，经养②各有所主，所以屡见小产堕胎者，多在三个月及五月七月之间，而下次之堕必如期复然，正以先次伤此一经，而再值此经，则遇关不能过矣。况妇人肾以系胞，而腰为肾之府，故胎妊之妇最虑腰痛，痛甚则坠，不可不防。故凡畏堕胎者，必当察此所

---

① 薛立斋法：此法见《证治准绳·女科》卷四，系引《格致余论·胎自堕论》所载“贾氏妇”堕胎案。

② 经养：十二经脉随受孕之月的不同而营养胎胞。参见《备急千金要方》卷二“徐之才逐月养胎方”。

伤之由而切为调摄，凡治堕胎者，必当察此养胎之源而预培其损，保胎之法，无出于此。若待临期，恐无及也。宜用当归散加杜仲、川续断，此二味即千金保孕丸，合配为丸，怀孕宜常服之。按徐东皋曰：二方[①]治妊妇腰背痠痛，善于小产者，有养血清热之功，能夺化功之妙，真安胎之圣药也。

妊娠瘛疭

祝氏，怀妊，忽手足抽掣，胎动腹痛，按脉浮弦数。此阴虚血少，肝经风热。盖热为阳，风主动，肝风相火而为瘛疭也。宜用钩藤汤加柴胡、炒山栀、黄芩、白术，以清火散风、益气养血，使风热去，则瘛疭止而胎亦安矣。

万氏，怀孕，四肢不能伸缩，服祛风燥湿之剂，头晕神昏，食少痰甚，手足抽搐不已。余诊脉弦虚数，系营卫虚损，肝火血燥所致。即用八味逍遥散，服数帖，肝火退。更以八珍汤加黄芩、山栀、钩藤钩，调理半月，乃安。

子肿

周氏，怀孕六月，面目虚浮，肢体俱肿如水状，脉浮迟虚。此由脾虚挟湿，水与血抟，水气流溢，故令面目肢体浮肿，所谓胎水是也。宜投全生白术散，以扶土利湿而肿自消。

子气

唐氏，怀妊三月，足指发肿，渐至腿膝，按脉浮滑数。系冲任经虚，素受血风，因妊娠而足肿，喘闷妨食，指缝出水，是为子气，非水肿也。即服天仙藤散，以疏气活血、散郁除湿，

---

① 二方：据《古今医统大全》卷八十五，指千金保孕丸、泰山磐石散二方。

则肿消而胎安。

子烦

方氏，两寸浮大滑疾，此心肺虚热，故致心惊胆怯，烦闷，胎动不安也。宜投竹叶汤，使热清烦除，而胎气自安。

子嗽

葛氏，按寸脉浮数，乃火邪克金，故咳嗽不已，胎气不安。即用紫菀汤，以清火润肺，使虚火下降，则嗽止而胎安。

子痫

关氏，怀孕，项强筋挛，语涩痰盛，诊脉浮弦急。系肝火血燥，复伤风邪。盖阴主静，阳主动，风为阳邪，风火相炽，致有子痫之疾。即投羚羊角散加竹沥，以散风邪而平肝火。

妊娠转胞

洪氏，据云受胎六月，脐下作痛，小便不利。余诊脉滑虚数，此胎压尿胞，故脐痛溲闭，因血气虚弱，痰饮壅滞以致之。即宗丹溪用参术饮，以补气养血消痰，使气得升举，而胞自通也。遂连服十剂而愈。

子淋

赵氏，怀孕六月，小便涩少，心烦闷乱，按脉大而数。乃膀胱小肠虚热，虚则不能制水，热则不能通利，致成子淋。当用安荣散，其淋沥烦闷自痊。

麦冬　党参　当归　滑石　通草　细辛　甘草

加灯心，水煎服。

马氏，怀胎，小便赤涩淋沥作痛，诊左寸浮大而数。由于心经血虚蕴热，且心与小肠相表里，故致淋闭烦闷也。即用忘忧散以通淋，利小便而安心神。

真琥珀不拘多少　萱草根一握

以琥珀为细末，每服五分，浓煎萱草根调服。

子悬

观氏，胎气不和，凑上胸腹，心腹胀满作痛，诊脉数大。由于下焦气实，相火旺盛，举胎而上，上逼心胸，而成子悬也。当服紫苏饮以顺气和血、止痛安胎。

苏叶　当归　川芎　芍药　党参　陈皮　大腹皮　甘草

加生姜二片，水煎，空心温服。

胎前痧痛

孙氏，怀妊五月，骤患心腹绞痛，吐泻交作，胸膈烦闷，按脉弦数，疾徐不伦，脉症不符。此时令不正，痧气陡发，壅塞气分所致。急当刮放兼施，内服香苏散加藿香、砂仁、莱菔子、厚朴，以利气止痛。次日复视，知其如法刮之，胸背肩臂发出红点无数，更以顺气和胃之剂，诸症悉退。

吴氏，受胎将及六月，胸腹疼痛，霍乱吐泻。余察其沉昏不语，左手脉伏，询知腿弯青筋已见，系痧气壅于血分，急宜刺刮并行。遂刺出紫血，并刮出红点，神苏病减。继用荆芥、防风以散痧，陈皮、厚朴、砂仁、乌药以顺气，丹参、银花、益母草、桑寄生以解毒活血安胎。

胎孕诸剂

全生白术散①　治妊娠面目虚浮，四肢肿如水气，名曰胎肿。

① 全生白术散："全生"指《全生指迷方》。白术散方见该书卷四。

白术一两　陈皮　姜皮　大腹皮　茯苓各半两

为末，每服二钱，米饮下。如未应，佐以人参、甘草。

羚羊角散　治妊娠虚风，颈项强直，筋脉挛急，语言蹇涩，痰涎不利，不省人事，名曰子痫。

羚羊角镑　独活　枣仁　五加皮　苡仁炒　防风　当归　川芎　茯神　杏仁去皮尖，各五分　甘草　木香各一分

加生姜五片，水煎，温服。

钩藤汤　治妊娠胎动腹痛，面青冷汗，气欲绝。

钩藤钩　当归　茯神　桑寄生　人参各一钱　桔梗钱半

水煎服。如有烦热，加石膏。

固胎煎　治肝脾多火多滞而屡堕胎者。

黄芩二钱　白术一二钱　当归　芍药　阿胶各钱半　陈皮一钱　砂仁五分

水钟半煎服。

胎元饮　治妇人冲任失守，胎元不安不固者，随证加减用之，或间日或二三日，常服一二剂。

人参随宜　当归　杜仲　芍药各二钱　熟地二三钱　白术钱半　陈皮七分，无滞者不必用　炙甘草一钱

水煎，食远服。

凉胎饮　治胎气内热不安等证。

生地　芍药各二钱　黄芩　当归各一二钱　甘草七分　枳壳　石斛各一钱　茯苓钱半

水煎，食远温服。

参术散　治妊娠转胞。

当归　熟地　芎䓖　芍药　人参　白术　陈皮　半夏　甘草

加姜煎，空心服。

竹茹汤 治胃热呕吐。

半夏姜汁制 干葛各三钱 甘草二钱

为末，每服二钱，水一钟，姜三片，竹茹一弹许，枣一枚，同煎七分，去柤温服。

当归饮 妇人妊娠，宜常服之。

当归 川芎 芍药 黄芩 白术

为末，酒调服。

当归汤 治胎动烦燥，或生理不顺，唇口青黑，手足厥冷。

当归 人参各二三钱 阿胶炒 甘草炒，各一钱 连根葱白一握

水四碗煎四味至半，去滓下葱，再煎一碗，分二服。

胶艾汤 治妊娠顿仆，胎动不安，腰腹疼痛，或胎上抢，或去血腹痛。

阿胶炒，一两 艾叶数茎

二味以水五升煮取二升，分三服。

安胎寄生汤 治妊娠下血，或胎不安，或腰腹作痛。

桑寄生 白术 茯苓各五分 甘草一钱

水煎服。

竹叶汤 治妊娠心惊胆怯，烦闷不安，名曰子烦。

茯苓 麦冬 黄芩各三两

每服四钱，竹叶五片，水煎服。

天仙藤散 治妊娠三月之后，足指发肿，渐至腿膝，饮食不甘，状似水气，或脚指间出黄水，名曰子气。

天仙藤洗，略炒 香附 陈皮 甘草 乌药等分

每服三五钱，加生姜、木瓜各三片，紫苏三叶，水煎，食前日进三服。

人参橘皮汤 治妊娠脾胃虚弱，气滞恶阻，呕吐痰水，饮

食少进，益胃和中。一名参橘散。

人参　陈皮　麦冬　白术各一钱　厚朴制　茯苓各等分　炙甘草三分

加竹茹一块，姜水煎，温服。

半夏茯苓汤　治妊娠脾胃虚弱，饮食不化，呕吐不止。

半夏泡，炙黄　陈皮　砂仁炒，各一钱　茯苓二钱　甘草五分，炒

用姜、枣、乌梅，水煎服。

紫菀汤

紫菀　天冬一钱　桔梗五分　甘草炙　桑白皮　杏仁三分　竹茹一分

入蜜温服。

香苏饮

香附炒　紫苏二钱　陈皮去白，一钱　甘草二分

加姜葱，煎服。

六君子汤见中风

二陈汤

四物汤

小柴胡汤俱见伤寒

解肝煎见腹痛

八珍汤见痢疾

八味逍遥散见经脉

温胃饮见痢疾

归脾汤见伤寒

惜红煎见经脉

产 育 类

催生

陈氏，临产累日不生，视其形气困倦，脉未离经，此由坐草试汤太早，用力妄施，以致力乏气怯难生。亟用滑胎煎重加人参，以助其气血，令儿速生。按方书云：凡气虚无力，难于传送者，必用独参汤，随多随少，接济其力，皆为催生要法①。

陆氏，临产经日难生，而气体殊非虚弱，余因试捏其手，中指本节尚未跳动，问知胎水少来，腹痛不甚，或作或止。按此名曰弄胎，非当正产之侯，宜多服达生散以补养气血，宽心候时，无庸催也。

托氏，产难经日，腹痛已甚。视其形体壮盛，别无危象，此缘初产，胎滞不生，由于水血下多，子道干涩难出也。即投经验滑石散。遂用此，果效。

滑石飞过，一两　白蜜　香油各半盏

将油、蜜慢火熬热三四沸，掠去沫，调滑石末，顿服。外以油调于产妇脐腹，上下摩之，立效。古法用滑利之物如猪脂油、白蜜、酥油、葱白、葵子、牛乳、滑石、榆白皮之类润之，亦济急之法也。

胞破产难

彭氏，产难，数日不生，稳婆说是胎未顺而胞先破。余曰：此缘胞破久而水血干，产路涩则儿难下。急用大料四物汤助其气血，并浓煎葱白汤熏洗下焦，使其暖而气达，则自然顺下。

---

① 凡气虚……催生要法：语本《景岳全书》卷三十九。

若持久力乏，血皆耗涸，则危矣。方书云：当用八珍汤料一斤，益母草四两，水数碗煎熟，不时服之。或以黄芪、芎、归数斤，以大釜煎，药气氤氲满室，使产母口鼻俱受其气，亦良法也①。

禄氏，临产经日不生，察其脉形尚充，别无危证，此由于郁闷安逸，气血壅滞，以致胎元不能转动，宜速用脱花煎催之，连进三帖，顿然分娩。

一方，以紫苏煎汤熏洗。大抵遇严寒时月，产久伤冷，气血必凝，此熏洗之法亦要法也。外以淋汤，内以羊肉汤，必效。

一方，令产妇以自己发稍含口中，令其恶心作呕，即下。亦治胞衣不出。

胞衣不出

任氏，胞衣不出，余察脉症，但觉气怯无力而不痛胀，此气血疲弱，不能传送，停阁②不出也。速用决津煎加人参酒炒、红花各一钱，以补气行血，其胞衣自出。

景氏，胞衣不出，视知血渗胞中，停蓄既久，以致胀痛喘急，非逐血破血不可也。即投夺命丹，热酒吞服，使血散胀消，其衣自下。按景岳曰：有以恶露流入胞中，胀滞不出者，盖儿既脱，胞带必下坠，故胞在腹中形如仰叶，仰则盛聚血水而胀碍难出，惟老成稳婆多有识者，但以手指顶其衣底，以使血散，或以指摸上口，攀开一角，使恶露倾泻，则腹空自落矣。又一法，以本妇头发搅入喉中，使之作呕，则气升血散胞软，亦自落矣。凡胎胞不出者，授以此法，甚效③。

---

① 当用八珍汤……亦良法也：语本《景岳全书》卷三十九。

② 阁：同“搁”，止而不行。《说文通训定声·豫部》：“阁，凡止而不行皆谓之‘阁’。”

③ 有以恶露……甚效：语本《景岳全书》卷三十九。

一方，用蓖麻子仁一两，研烂，贴母右足心，衣下速洗去，缓则肠亦出。如肠不收，即以此膏涂脑顶，则肠自入。

一方，用红花一两，酒煮浓汁服。

一法，用产妇鞋底炙热，熨小腹上下，即出。

一方，用皂角刺烧为末，每服一钱，温酒调下。

气脱血晕

庆氏，新产面白，眼闭口开，手冷，六脉细微。此产时血既大行，则气随血去，故致昏晕不省，是气脱证也。速用人参三五钱，急煎浓汤，徐徐灌之，以冀即苏。若少迟延，或疑参补，则无及矣。

黄氏，胎胞下后，骤然眼黑头眩，神迷不语，昏不知人。余察其形气脉气尚不大虚，此胞胎既下，产母气力疲倦，躺卧太早，恶露不下，乘虚上攻，而致血晕也。当服失笑散，以行血止痛。

一产妇，猝时昏晕，药有未及，宜烧秤锤令赤，用器盛至床前，以醋沃之，或以醋涂口鼻，令酸气入鼻收神，即醒。或用破旧漆器，或用干漆，烧烟熏之，使鼻受其气，皆可。

子死腹中

梁氏，产期将近，因孩子玩耍，向腹一撞，忽然腹痛血多，腰痠下坠。余曰：凡胎脉必滑疾数大，今两手反见细弱，且舌青面赤，是触伤胎元，子殒腹中不下。亟投脱花煎加人参，助其气血，当速去其胎以救其母①，连服数帖，则胎逐②而下。视其死胎，已青色将腐矣，产妇安然无恙。

---

① 当速去其胎以救其母：此句疑在“亟投脱花煎加人参”句上。

② 逐：疑为“遂”。

柴氏，产难连日，问其腹中不动，只觉腹痛阴冷重坠。余曰：两手脉息微细，似有若无，且月份已过，产母面赤舌青，皆见胎死腹中之象。亟先用当归一两，川芎七钱，酒水合煎服，探之，若未死则子母俱安，须连进数帖，若已死，即用麝香五分，官桂末三钱，葱汤调下，即出。

补遗方：治胎死腹中，用红花以酒煮汁，饮二三碗，即下。

新法下胎方：用当归一两，厚朴三钱，陈皮二钱，入酒水各一碗，煎至一碗，加朴硝三五钱，再煎十余沸，去渣热服，死胎即下。

又方，治子死腹中，用平胃散一两，水酒各一钟煎一钟，入朴硝三钱再煎，温服，其胎化水而下。

交骨不开

翁氏，产难三日，询据稳婆说系交骨不开。余曰：此阴气不足，阴不足则气不达，所以不开，不开则产必艰难。即投加味芎归汤补而开之，自有奇效。遂连服二剂，顿然分娩。

生过男女妇人发一握，烧存性　败龟壳一个，或占过者亦可，酥炙

川芎　当归各一两

上味每用一两，水煎服，不问生死，胎即下。

立斋医按①载：上舍②怀德之室，产门不开，两日未生。服前药一剂，即时而产。怀德传服此方，用者无有不验。

章氏，产难经日不下，问系产门不开。余视其形体消瘦，精神委顿，乃阴气虚弱，以致血气不能运达而然。当仿薛氏治

---

① 立斋医按："立斋"即明代医家薛己，其医案著作《内科摘要》未载此案，此案见其《女科撮要》卷下。又，医按，即医案。

② 上舍：此上原衍"一"字，据《女科撮要》卷下删。

法，即用加味芎归汤，并以无忧散斤许煎熟，时时饮之，以助其血，果未半日而生。

产门不闭

钟氏，玉门不闭，发热恶寒，神气困惫，六脉细微。此由阴气大虚，不能收摄所致。宜投补中益气汤，三剂而寒热退。又以十全大补汤加五味子，补而敛之，服数帖而玉门敛。

金氏，产门不闭，阴挺突出肿痛，小便淋沥不禁，诊脉虚弦数。系产后气血俱虚，忧思伤脾，阴虚血热而然。先服八味逍遥散，火退肿止。更以归脾汤数帖，乃愈。

一治产门不闭外敷药方，用白及、龙骨、诃子、烂蛇壳、黄柏等分，为细末，先用紫苏叶汤洗拭净，后敷此药，即愈。

子宫不收

丁氏，据述产后子宫不收而外坠，余诊脉虚细涩，此缘临产用力太过，以致血亏气陷。即服补中益气汤加醋炒芍药，敛而举之，外以黄芪、硫黄煎汤熏洗，并用硫黄散敷之。

一方，硫黄散：用硫黄、乌鲗鱼骨、五味子为末，掺患处。

又方，用蛇床子炒，乘热布裹熨患处。亦治阴痛。

又方，用荆芥、藿香、臭椿根、桑白皮煎水洗之。或用麻油汤熏洗。

产后子肠不收

鹏氏，产后子肠不收，脉沉迟细。皆由禀质素弱，胎前失于调摄，以致元阳不足，气虚下陷使然。宜投举元煎专补阳气，并用外治诸方。如法行之，而肠即上①。

① 上：原作“止”，据文义改。

产后阴脱

永氏，产后，稳婆说其阴若脱肛状。余曰：此趋①产劳力，努送太过，致阴下脱。即内服当归散，并用外治诸方，自收。

当归　黄芩各一两　猬皮烧存性，三钱　白芍五钱　牡蛎二钱

为末，每服二钱，温酒、米汤任调。忌登高举重。

又方，用蛇床子五两，乌梅十四个，煎汤，乘热日洗数次，即效。

一方，用枳壳、诃子、五倍子、白矾煎汤熏洗。若不收，再灸顶心百会穴，数壮即上。

按方书所载有六逆产，一横生者，二倒生者，三偏生者，四碍生者，五坐产者，六盘肠产者。临产母肠先出，子产而肠未收，故曰盘肠产。诸逆产所以少见者，因老练有识稳婆皆能以手法治之，无须医药故也。嘉庆壬戌年，余寓南昌客邸，适其家儿妇难产，产母肠先出，子产而肠未收，合家惊忙。余曰：此名盘肠产，不必骇怕。即用醋、水各半盏，默然噀②产母面背，每噀一缩，果数噀而肠尽收无恙。深叹前贤著书立方之法，俱有确见而收神效，故将治盘肠逆产诸方附录于产育类之后，以备善医者猝遇此证，得有把握，应手奏效。

一盘肠产，书载赵都运恭人每产则大肠先出③，然后产子，既产之后，其肠不收，甚以为苦，医不能料。后在建昌得一坐

---

① 趋：通“促“。《说文通训定声·需部》：“趋，假借为‘促’。”

② 噀（xùn 迅）：（含水等）喷。

③ 书载……大肠先出：该案见《妇人大全良方》卷十七引杨子建《十产论》，后世医书如《医学纲目》《证治准绳·女科》皆有载录。又，《妇人大全良方》卷十七“大肠”作“子肠”。恭人，古时诰封制度，四品官员的夫人封“恭人”。

婆法，以醋半盏，新汲水七分，和匀，噀产母面，每噀一缩，三噀收尽，此良法也。

丹溪治产后肠不收，用香油五斤煎热，盆盛俟温，令产母坐油盆中，约一顿食，时以皂角末吹入，鼻中嚏作，肠收。

又方，蓖麻子十四粒去壳，研如膏，贴产母头顶心上，其肠上即揩去。

又方，肠出，盛以洁净漆器，浓煎黄芪汤浸之，即收。

一法，治盘肠产，用半夏末少许搐鼻中，肠自上。

一法，用大纸捻①以麻油润渗，点着吹灭，以烟熏产妇鼻中，肠即上。

一法，横逆产难，令产母仰卧，以小针刺儿手脚心三五次，用盐擦之，手脚即缩上，转身即生。

治横逆产理不顺，用伏龙肝细研，每一钱酒调服，其土从儿头上戴出，妙。

产育诸剂

滑胎煎 胎气临月，宜常服数剂，以便易生。

当归三五钱 川芎七分 杜仲二钱 熟地三钱 枳壳七分 山药二钱

水煎，食前服。

达生散 妊娠八九月服数十剂，则易生。或加砂仁、枳壳。如兼别证，以意增减。

人参 白芍 当归 白术 陈皮 紫苏 大腹皮酒洗，晒干 炙甘草

① 捻：原作“燃”，据《景岳全书》卷三十九改。

入青葱五叶，黄杨脑子①七个，煎服。

保生无忧散 临产服之，补其血，顺其气，或胞胎肥厚，根蒂坚牢者，皆可使之易产，又治小产瘀血腹痛。

当归 川芎 白芍 乳香 枳壳 南木香 血余等分

每服二三钱，水煎，日二服。若胞衣既破，其血已涸，或元气困惫，急用八珍汤斤许，水数碗煎熟，时饮救之，饮尽再制，亦有得生。

良方夺命丹② 治瘀血入胞，胀满难下，急服此药，血即消，衣自下。按此方颇有回生丹之功，用下死胎，必效，须用当归方。

附子炮，半两 干漆碎之，炒烟尽 牡丹皮各一两

为细末，另用大黄末一两，以好醋一升同熬成膏，和前药丸桐子大，温酒吞五七丸。一方有当归一两。

决津煎 治妇人血虚经滞，不能流畅而痛极者，当以水济水，若江河一决而积垢皆去，宜用此汤随证加减主之，此用补为泻之神剂也。

当归 泽泻 牛膝 肉桂 熟地 乌药

水煎，食前服。

失笑散 治恶露不行，心包络痛，或死血腹痛，恶血阻而不行，上冲于包络，下阻于腹中，皆闷而作痛。

蒲黄 五灵脂

等分为末，煎膏，醋调服。

举元煎

---

① 黄杨脑子：黄杨树叶梢。

② 良方夺命丹："良方"指《妇人大全良方》，宋代钱乙撰，二十四卷。夺命丹方见该书卷十八。

人参　黄芪　炙甘草　升麻　白术

水钟半煎七八分，温服。

独参汤　治诸气虚气脱，及反胃呕吐，喘促，粥汤入胃即吐，凡诸虚证垂危者。

用人参二两，水一升煮取四合，乘热顿服，日再进之。兼以人参煮粥食之，尤妙。

脱花煎　凡临盆将产者，宜先服此药催生最佳，并治难产经日，或死胎不下，俱妙。

当归　肉桂　车前子　川芎　牛膝　红花催生者不用此味亦可

水二钟煎八分，热服。或服后饮酒数杯，亦妙。

补中益气汤见暑证

十全大补汤见中风

四物汤

归脾汤俱见伤寒

八珍汤见痢疾

八味逍遥散见经脉

产后类

产后腹痛

黄氏，产后小腹鞕实作胀，痛极拒手，自下上冲心腹，诊脉大弦牢。此由恶露不尽，瘀血留滞，而作实痛也。即用通瘀煎加桃仁、延胡索，速去其血则痛止矣。

奎氏，新产后呕吐不食，心腹疼痛，四肢厥逆，脉虚迟细。系阳气虚弱而阴邪入脏所致。宜服九蜜煎，以补阴祛寒。

富述：内子新产后腹痛不止，医者说系儿枕痛，乃母胎中宿血也，服失笑散数剂，无效。更延医，亦云瘀血所致，用行血驱逐之剂，反口噤昏愦，手足发搐。余曰：脉弱微细，此血气虚极之变症也。急投十全大补汤加炮姜，三帖而苏。继以峻补之品调理，乃愈。

杨，据云内人产后患儿枕腹痛，医皆认为瘀血，用行血之药，仍痛更甚。余诊脉息虚细，系血气俱虚，而非瘀血也。即用殿胞煎以养血祛寒，其痛自止。凡新产之后，多有儿枕腹痛者，摸之亦有块，按之亦微拒手，故古方谓之儿枕，皆指为胞中之宿血。惟景岳先生以此为大不然，夫胎胞既去，血亦岂能独留？盖子宫蓄子既久，忽尔相离，血海陡虚，所以作痛。胞门受伤，必致壅肿，所以亦若有块，而实非真块。肿既未消，所以亦颇拒按。治此者，但宜安养其脏，不久即愈。余每遇见儿枕腹痛，俱宗此法，无不奏效，故记之。

江氏，产后腹痛，亦无胀满，惟喜手揉按热熨，脉迟虚细。此体气素弱，新产血气随胎而去，故更形羸弱而腹痛也。当用黄雌鸡汤以温补之。

郝氏，产后胸中胀满，呕而兼痛，诊右关沉滑。系饮食不节，停滞中脘，胃寒气逆作痛也。即用排气饮加半夏、山楂、麦芽、生姜，以行气疏消，则胀痛呕逆自止。

唐氏，产后腹中时痛，呕吐食减。余曰：脉虚迟缓，此不由产而由脏气之不足，脾胃虚寒而然也。即以六君子汤加炮姜、熟附、芍药，温中祛寒，则呕痛自止。

何氏，脉沉迟细，由于产当冬月，寒气入腹，故脐下胀痛，手不可近，此产后气血不足之寒证也。即用当归生姜羊肉汤以养血调荣、散寒止痛。

当归三两，生姜五两，羊肉一斤，煮汁去肉，入前药煎服，加葱、椒、盐亦可，日三服。

产后发热

托氏，产后发热，头晕汗多，烦渴喜冷，视其体气壮盛，面赤唇干，脉见数滑。皆由既卧暖炕，复烤炭火，此调摄太过，火盛于内，里热之极所致。宜用清化饮加地骨皮、熟石膏，其火热烦渴自已。

颜氏，脉浮大无力，系产后气血暴损，虚火妄动，血随火上，以致头晕神昏，口噤眼花。即服清魂散加当归、益母草，以疏风清神、益气养血。

奇氏，观其肌肤发热，目赤面红，烦渴引饮，脉大而虚，重按无力。此产后气血损伤，故血脱发躁也。即用当归补血汤。若再服寒凉，作热症治之，则误矣。

炙黄芪一两　当归三钱

水一钟半煎八分，食远服。

吴氏，憎寒发热，头疼身痛，呕恶多痰，诊脉浮紧数。由于临盆露体，风寒邪气乘虚而入，此产后外感而非内伤也。当用三柴胡饮加川芎、制半夏、苏叶，略加解散即自痊，可勿谓新产之后不宜表散也。

产后乍寒乍热

佟氏，产后乍寒乍热，骨节疼痛，懒言恶食，阳虚自汗，诊脉洪大而虚。总由气血虚损，阴阳不和，阳气陷入阴中所致，所谓阳盛则乍寒，阴盛则乍热①是也。宜服补中益气汤以升阳补中，则寒热诸虚自已。

---

① 阳盛……则乍热：《妇人大全良方》卷二十一作“阴胜则乍寒，阳胜则乍热”，是。

蓐劳

金氏，新产后虚汗不止，头晕昏沉，气力困疺，按脉迟细弱。系坐草艰难，过劳心力，致成蓐劳，即产后劳倦也，当服母鸡汤，以补气止汗。

人参　黄芪　白术　茯苓　麻黄根　牡蛎煅，各三钱

用母鸡一只，去毛杂净，水六七碗同药煮至三碗，随意饮之。

杨氏，产后眩晕倦怠，发热自汗，百节疼痛，饮食不甘，脉见虚数。乃阳盛阴虚，蓐劳内热，即产劳是也。宜以五福饮加芍药、黄芩、地骨皮，以补五脏气血亏损，兼清虚热。

产后喘促咳嗽

查氏，产后气短似喘，呼吸促急，提不能升，咽不能降，气道噎塞，脉息细微。此缘血去阴虚，孤阳无主，故气穷短促，而浮脱于上，此实肝肾不接，无根将脱之兆，非感风痰气滞也。经曰：肝苦急，急食甘以缓之。速用贞元饮加人参，以济之缓之，可冀渐效耳。

戴氏，产后咳嗽呕恶，多痰喘急，胸胁不快，诊脉虚浮滑。此产后阴虚，血气不足，外受风寒所致。宜用金水六君煎加白芥子、杏仁，以疏散祛痰而兼养阴。

胡氏，右寸浮数而滑，乃产后热血上攻，留于肺经，故咳嗽不已。即用陈氏二母散①加桔梗、桑白皮、地骨，以清痰止嗽。

蒋氏，诊脉大浮滑，系产后肺气虚，腠理不密，故外邪感

---

① 陈氏二母散："陈氏"即陈自明，宋代医家，撰《妇人大全良方》二十四卷。二母散方见该书卷二十二。

而咳嗽所由作也。先用六安煎加苏叶、当归，以散邪涤痰。再进补脾固卫之剂，则痰喘气急自愈。

产后恶露不止

那氏，产后下淡血而津津不已，脉沉细弱。乃肝脾气虚，不能收摄，而血不能止。宜服寿脾煎加鹿角霜二钱，为末，搅入药中服之，单救脾气，则统摄固而血自归源。

产后恶露不下

明氏，产后血脉不行，心腹胀满，脉大弦数。系恶露留滞，瘀血上冲而然。速投卷荷散，以行血止痛。

初出卷荷　红花　当归各一两　蒲黄隔纸炒　丹桂各半两

为细末，每服三钱，空心盐酒调下。

章氏，产后恶露不下，心神烦闷，腹痛昏沉，按脉弦滑数。由于瘀血停滞，心肝忧郁，痰血塞于心窍所致。法用荷叶散加郁金，以行血消瘀，破血解郁。

干荷叶二两　桃仁去皮尖，麸炒，半两　刘寄奴　蒲黄各一两　郁金五钱

上㕮咀，每服四钱。童便一盏，生姜三片，大黄一分，煎至六分，热服，不拘时。

哈媪，产后血运，发热咳嗽，痰多胸胀，脉大滑数。此缘新产躺卧过早，恶露不能下行，以致败血入肺。急用童便加姜汁、韭汁，乘热饮之，以降火滋阴、润肺散瘀。

产后发痉

图氏，产后脊背反张，头摇口噤，脉弱沉细。此去血过多，冲任经虚，误服风痰发散之剂，故致元气亏极，血液枯燥而发痉也。即投十全大补汤以峻补元气，庶可望痊。若仍用前药，

则速其危矣。

范氏，产后戴眼项强，恶寒面赤，四肢拘急，脉伏弦紧。皆由亡血阴亏，筋无所营，故邪得以袭之，因而成痉。按此不必去邪，但用八珍汤气血并补，则微邪自不能留，而强直拘挛诸证俱痊矣。

张氏，产后神昏语涩，遗尿不知时，脉虚细数。系血虚热甚，阴分郁结，神无所依，不能收禁也。即服千金白薇散①，用白薇、芍药加人参、当归等分，酒调服。

产后大便秘涩

宋氏，据云产后十日大便不通，腹满觉胀，欲去不能。余曰：脉息虚缓，此缘肠胃虚弱，火燥津枯，结在直肠所致。宜用猪胆汁导法，并用人乳润之。若服苦寒疏通，恐反伤中气也。

常氏，询其产后大便秘涩，数日不通，饮食如常，腹中亦不胀痛，诊脉虚细数。乃失血亡阴，津液不足而然。即用五仁丸加阿胶、枳壳，以润之。

产后不语

丁氏，产后不语，诊左寸虚数。乃心虚血热，不能通津于舌，则舌强不能言语。宜服七珍散，以补心气。

产后脬破

驾部张星阶夫人，生产后不能小便，而淋沥不断。余曰：想系产后伤动脬破，所以终日不得小便，但淋湿不干耳。宜服补脬饮，自效。

---

① 千金白薇散：方见《张氏医通》卷十五，治“妊娠肺热遗尿”，用白薇、芍药二味。

生黄丝绢一尺，剪碎　白牡丹根　白及各一钱

俱为末，用水一碗同煮至绢烂如饧，空心顿服。服时不得作声，作声则不效。

产后诸剂

殿胞煎　治产后儿枕疼痛等证，神效。

当归五七钱或一两　川芎　炙甘草各一钱　茯苓一钱　肉桂一二钱或五七分

黄雌鸡汤

当归　白术　熟地　黄芪炒　桂心各半两　小黄雌鸡一只，去头足肠翅，细切

先将水七碗煮鸡汁至三碗，每用汁一碗，药四钱煎，日三服。

九蜜煎

当归　熟地各三钱　芍药酒炒焦　茯苓各钱半　炙草　干姜炒　肉桂　北细辛各一钱　吴茱萸制，五分

五仁丸

杏仁去皮，麸炒　桃仁同上制　柏子仁　松子仁各五钱　郁李仁一钱，麸炒

五仁研膏，炼蜜杵，为丸桐子大，每空心服三五钱，清米饮下。

七珍散　治产后不语。

人参　石菖蒲　生地　川芎各一两　细辛七钱　防风　朱砂各半两，另研

共炒研为末，每服一钱，薄荷汤调服。

陈氏二母散 治产后热血[1]上攻，留于肺经，咳嗽喘促。

知母 贝母 人参 桃仁 杏仁俱去皮尖 茯苓等分

每服五钱，姜水煎服。

清魂散

泽兰叶 人参 川芎 荆芥 甘草

为末，温酒调下。

十全大补汤

六君子汤

三柴胡饮俱见中风

五福饮

猪胆汁导法

贞元饮俱见伤寒

补中益气汤见暑证

八珍汤见痢疾

寿脾煎见血证

金水六君煎见腰痛

排气饮见霍乱

六安煎见咳嗽

通瘀煎见经脉

失笑散见产育

清化饮见便血

---

① 热血：《妇人大全良方》卷二十二作“恶露”。

乳病类

乳少

广氏云：产后因乳少，服药通之，致乳病肿胀，发热作渴，头目昏痛，大便涩滞。余曰：脉虚弦数，此气血不足，而不能生化，肝胃火盛，故乳肿汁少。宜服玉露散以凉膈压热下乳，其肿胀自消。

人参五分　茯苓　当归　芍药　川芎各一钱　桔梗　白芷　甘草各八分

加葱白五根，水煎，食后服。

庆氏，乳少而迟。余曰：妇人乳汁乃冲任气血所化，故下则为经，上则为乳。今产后乳少迟者，由气血不足，其为冲任之虚弱无疑也。宜用猪蹄汤以补化源而兼通利。用八珍汤加黄芪、漏芦、陈皮、木通，先以猪蹄煎汁二碗，煎药服之。

王氏，乳汁不来，视其体肥脉滑。此痰气壅盛，故乳滞不出也。当服漏芦汤，使壅者行之。

赵氏，产后无乳而脉证无恙，乃气少血虚，脉涩不行，故乳汁未能通畅。宜用涌泉散，以木梳于乳上梳下，其汁自通。

胡氏，脉虚缓小，由于气体素弱，产后冲任经虚，故乳汁少来。宜用广济方①，以七孔猪蹄四只煮汁，加土瓜根、漏芦、木通各三两，着少米、葱、豆豉，煮稀粥食，皆能通经下乳。

---

① 广济方：指唐玄宗所纂《开元广济方》，原书佚，此方见《证类本草》卷十八，称“（猪）四蹄，主行妇人乳脉，滑肌肤，去寒热，《广济方》载其法云……”，则用为方名为是。

乳汁自出

朱氏，询知产后烦恼而乳自出，诊左关脉大弦数。系肝经怒火上冲，故乳多胀痛而溢。宜内服加减一阴煎以止之，外用温帛熨而散之。

吹乳　妒乳

钟氏，产后吹乳，缘儿饮乳，为口气所吹，致令乳汁不通，壅结肿痛。即服连翘金贝煎加天花粉，外用南星末敷之，更以手揉散之，迟则多成乳痈。

姚氏，新产后乳房作胀，脉大滑数。此因儿饮之少，乳不畅泄，余乳蓄结作胀，以致肿痛不消，憎寒发热，遂成妒乳。即用瓜蒌散，瓜蒌一个，乳香二钱，研匀，酒煎温服，并速吮通之，以免成痈。

吹乳妒乳，但未结成痈，或成痈未作脓者，蔓荆子捣烂，酒泡服，以渣敷患处。

又方，用红小豆酒研烂，温服，渣敷患处。

妇人乳头生小浅热疮烂痒，以芙蓉花，或根或叶，干，为末掺之。

乳头裂痛，取秋后冷落茄花裂开者，阴干，烧存性，水调涂。

一方，若肿不消，用大麦芽二三两炒熟，水煎服，立消。

一方，用陈皮三钱，甘草一钱，水煎服。

一方，治吹乳乳痈肿痛，用萱草根，擂酒服之，以渣掩患处。

《袖珍方》：用猪牙皂角，去皮蜜炙，为末，酒服一钱。

又，诗云：

妇人吹奶法如何？皂角烧灰蛤粉和。

热酒一杯调八字，管教时刻笑呵呵。

乳内结核

周介严室人，产后乳内生核，肉色如故，五心发热，肢体倦瘦，诊两关弦数而滑。乃肝脾二脏郁热，气血壅滞而然。速服瓜蒌散，用瓜蒌一个，乳香二钱，以酒煎，先治之。外用南星为末，以温汤调涂，甚效。继用八味逍遥散及归脾汤，乳核日消。后服此丸，遂愈。

熟地四两　蒲公英　当归各二两　白芍　贝母　橘叶　泽兰　女贞子　茯苓各两半　远志五钱　川芎八钱　青皮七钱，醋炒　夏枯草一两

为末，炼蜜为丸。

乳痈　乳岩

刘氏，产后左乳肿痛，肉色焮赤，憎寒壮热，头痛烦渴，诊两关浮大弦数。此属胆胃二腑热毒，气血壅滞而成乳痈也。即用人参败毒散以解表清热，更以神效瓜蒌散及八味逍遥散，连服二十余剂，其肿消痛止。

定氏，产后患乳疮五年，百治无效。余视右乳肿如大腕，内溃深洞，脓水不绝，皆由肝脾二脏郁怒，气血亏损，故初起小核，结于乳内，积久渐大，由核而痈而岩，以致气血败坏，为难疗之疾。勉用加味归脾汤①，以②延岁月。

蔡氏，右乳痈肿如桃，内热晡热，胸膈不利，食少汗多，形体消瘦。余曰：脉息细微，此缘治痈过服苦寒之剂，故致肝

① 汤：原字漫漶，据集古阁本补。
② 以：原字漫漶，据集古阁本补。

脾受伤，气血亏损之极。亟用十全大补汤加远志、贝母，以冀渐痊，外用隔蒜灸之，以木香饼熨之，间服八珍及补中益气汤，调理半年，气血复而痛止痈消。

玉氏，左乳患疮经年，溃烂脓清，赤汁滴沥，脉弦细数。此由恼怒气血郁结，医药迟误，致成疮如岩穴。法在难治，幸年轻质赋尚壮，宜服归脾汤加丹皮、炒山栀，常以药水葱汤熨洗，搽以茅草灰药，间以神效瓜蒌散、八味逍遥散，日渐见效。嗣用八珍、十全大补等汤，调理年余，计用人参二斤，竟获全愈。

李氏，缘怒后两乳肿痛，寒热头疼，脉浮弦紧。此肝经气滞，兼感风邪而然。即服人参败毒散三剂，表证已退。更服小柴胡加芎、归、远志、枳壳、蒲公英数帖，乃痊。

乳病诸剂

神效瓜蒌散 治乳痈及一切痈疽初起，肿痛即消，脓成即溃，脓出即愈。治痈之方甚多，独此方神效，瘰疬疮毒尤效，凡一切痈疽余毒，皆宜用之。

瓜蒌二个，研烂 当归酒洗 生粉草各半两 乳香 没药各一钱

上用酒煎服，良久再服。如不能饮，以酒水各半煎之。如数剂不效，宜以补气血之药兼服之。

连翘金贝煎 治阳分痈毒，或在脏腑肺膈胸乳之间者，此方最佳，甚者连用数服，无有不愈。

金银花 贝母土者更佳 蒲公英 夏枯草各三钱 红藤七八钱 连翘一两或五七钱

用好酒二碗煎一碗，服，服后暖卧片时。火盛烦渴乳肿者，加天花粉；若阳毒内热，或在头顶之间者，用水煎亦可。

涌泉散 下乳。忌食姜椒辛辣饮食。

王不留行　瞿麦　麦冬　龙骨各二钱

上用猪蹄汁一碗，酒一杯煎服，以木梳于乳上梳下。

漏芦汤　治妇人肥盛，脉气壅结，少乳。

漏芦　土瓜根各二两　蛇蜕一条

上共为末，酒调下二钱。

八珍汤

人参败毒散俱见痢疾

加减一阴煎见咳嗽

八味逍遥散见经脉

归脾汤

小柴胡汤俱见伤寒

十全大补汤见中风

补中益气汤见暑证

茅草灰方见杂症

妇女杂证类

某寡妇，不时寒热，脉上鱼际，此血盛之症。用柴胡汤加生地黄治之而愈。但畏风寒，此脾胃气虚，用加味归脾、补中益气二汤兼服而止。

某妇，因夫久出经商，发寒热，月经旬日而止。服降火凉血药，内热益甚，自汗盗汗，月经频数。余曰：脉弱而弦数，内热自汗，乃肝郁脾虚也，月经频数，乃血不归脾也。用归脾汤、六味丸而愈。

某室女，时发寒热，肝脉弦长而出寸口。当用小柴胡汤加生地、乌梅。治之而愈，既嫁而诸证悉瘥。

按《仓公传》与《褚氏论》，皆云：师尼寡妇，独阴无阳，欲心萌而不遂，是以恹恹①成病，以致乍寒乍热而类疟状，久则为劳。又有精闭②白淫，痰逆头风，膈气痞闷，面䵟瘦瘠等证，皆寡妇之病。诊其脉，独肝脉弦，出寸口而上鱼际，皆血盛而致。经云：男子精盛则思室，女人血盛则怀胎③。观其精血，思过半矣④。

李氏，病愈后小便出屎，此阴阳失于传送，名大小肠交也。先用五苓散，三剂而安。又用补中益气汤，始愈。

庆氏，小便出血，医以四物、蒲黄之类，更加发热吐痰。加芩、连之类，又饮食少思，虚证蜂起，诊肝脉弦而数，脾脉弦而缓。此系肝经风热，为沉阴之剂脾伤⑤，不能统摄其血发生诸脏而然也。宜用补中益气汤、六味地黄丸而瘥。

常氏，尿血，面黄体倦，饮食不甘，晡热作渴。此脾胃气虚，不能摄血归经。余用补中益气汤以补胃气，用归脾汤以解郁结，更用八味逍遥散以调养肝血，乃愈。

查氏，久患心痛，饮食少思，诸药到口即吐。余以为脾土虚弱，宗薛氏用白术一味，同黄土炒，去土，每服一两，以米泔浸，煎浓，徐服少许，数日后自能大饮，用二斤余，乃愈。

黄氏，每怒心腹作痛，久而不愈，脉弦数滑。此肝火伤脾气也，用炒栀子一两，生姜五片，煎服而痛止。更以二陈汤加山栀、桔梗，乃不复发。

某氏，询其时疫病后患头重不举，眼花耳鸣，头面烘热，

① 恹（yān 烟）恹：精神萎靡貌。

② 精闭：《妇人大全良方》卷六作“经闭”。

③ 男子精盛……血盛则怀胎：语见《普济本事方》卷十。

④ 按仓公传……思过半矣：语本《妇人大全良方》卷六。

⑤ 脾伤：疑为“伤脾”。

胸中烦闷，甚至百节解散，里急胯痛。予谓：此病新瘥即与夫交接者，名曰阴易。宜服烧裙散①，用男子旧裈②裆着左腹者剪取一块，烧灰，每日三服，白汤下。不应，易用参附汤温补而愈。

恩氏，不进饮食年余矣，日饮清茶果品之类，诊两关二脉弦浮，按之微而结滞。余曰：由于肝脾气郁所致。即用六君子加木香、吴萸，下痰积甚多，饮食顿进，形体渐充。静养两月，仍服加味六君子汤而康。

扎女，十七岁，患咳嗽吐血，治总不效，诊脉弱极数，甚而六至。瘵症已具，甚为可忧。反其唇，视有白点，予云：此虫蚀肺所致，当宗葛仙翁③治法，急寻獭肝一具，阴干杵末，水下方寸匕，日三服，未愈再服。不信，果咳脓而殁。方书云：大凡久嗽，当视其两唇，若上唇有点，虫蚀上部，下唇有点，虫蚀下部④。

按《元珠》云：虫瘵多有兄弟互相传染，甚至绝户，此乃冤牵相缠及风水，所以虽有符文法水下虫之方，然虫去而人亦亡。若能平素保养，亦可免矣⑤。

---

① 烧裙散：当作“烧裈散”。

② 裈（kūn 坤）：满裆裤。

③ 葛仙翁：即葛洪，字稚川，自号抱朴子，东晋丹阳郡句容（今属江苏）人，著有《神仙传》《抱朴子》《肘后方》等。又，獭肝治劳瘵，方见《肘后备急方》卷一。

④ 大凡久嗽……虫蚀下部：语本《校注妇人良方》卷五。

⑤ 元珠云……亦可免矣：语见《校注妇人良方》卷五。又，《元珠》，即《玄珠》。清代避康熙帝名讳，改“玄”为“元”。复按唐代王冰《黄帝内经素问注序》有“辞理秘密，难粗论述者，别撰《玄珠》，以陈其道”语，则王冰曾撰《玄珠》，原书已佚，今传《素问六气玄珠密语》为后人伪托，且其中未论及劳瘵。

周氏，怀抱久郁，唇裂内热，肿起白皮，皱裂如蚕茧。治以消痰降火，虚症悉具，盗汗如雨。余曰：脉虚弦数，其症名为茧唇，由于气虚血热，汗郁而然也。即用当归六黄汤，内黄芩、连、柏俱炒黑，三剂而盗汗顿止。仍以归脾汤、八珍散兼服，元气渐复。更以逍遥散、归脾汤间服，百余剂而唇亦愈。

某孀妇，耳内外作痛，不时寒热，脉上鱼际。此血盛之症。用小柴胡加生地以抑其血，乃愈。又项间结核如贯珠，寒热晡热，用加味归脾汤、八味逍遥散调补肝脾而痊。

金女，耳下肿赤，寒热口苦，月经不调，小腹内结一块。系肝火气滞而血凝也。先用小柴胡加山栀、川芎、丹皮，又用柴胡清肝散而愈。

瑚氏，患瘰疬少寐，年余而溃，脓水淋漓，月经五六十日一至。误服通经丸，展转无寐，午前恶寒，午后发热。余曰：由于忧思郁结伤脾所致。即用归脾汤作丸，午前以六君子汤送下，午后以逍遥散送下，月余得寐，半载后经行如期，年余而疮亦痊。

禄氏，患瘰疬，遍身作痒，按脉大而弱。此气血俱虚，不能荣于腠理。以十全大补汤治之而愈。大凡溃后，午前痒作气虚，午后痒作血虚，若作风症治之，必死。

张氏，怀抱郁结，不时心腹作痛，寒热倦怠。服行气化痰等剂，遍身结核，大小不一，二十余枚，诸药不应。余用加味归脾汤而痊。

福氏，项间结核，不时寒热，左目紧小，头项振掉，四肢抽搐。此肝火血虚风热也。用八味逍遥散加钩藤钩，数剂诸症渐退。又以八珍汤调理，乃瘥。

杨氏，患赤游风，晡热痒甚。余用清肝养血之剂，彼夫不信，乃服大麻风药，臂痛筋挛。又服化痰顺气之剂，四肢痿弱，以致腹胀而殁。

朱女，患赤游风，赤晕如霞，作痒发热。用加味小柴胡汤加生地、连翘、丹皮而愈。大凡女子天癸未至，妇人月经不调，受惊着恼，多有此症。

石氏，素患头晕，不时而作，月经过期而少，脉弱迟细。此中气虚损，不能上升而头晕，不能下化而经少。当用补中益气汤而愈。后因劳仆地，月经如涌，乃劳伤动火，用前汤加五味子，三剂而痊。按前症虽云气无所附，实因脾气亏损耳。

洪氏，缘忿怒身发疙瘩，痛痒寒热。乃肝火血燥，宜用小柴胡汤加山栀、黄连。治之而愈，后口苦胁痛，小便淋漓，复用前药，全愈。

曹室女，十四岁，天癸未至，身发赤斑痒痛，按左关脉弦数。系肝火血热而然。即用小柴胡汤加山栀、生地、丹皮，遂服四剂而痊。

某氏，喉间作痛旬日余，突肿如赤杨梅状，二月后面肿，遍身筋骨作痛。余以为此时行杨梅疮也，当宗薛氏，先以萆薢汤数帖而平，更用四物加萆薢、黄芪，十余剂诸证悉退。

齐氏，因忿怒而唇肿，用消毒之药，唇胀出血，半年矣。余曰：左关弦急，右关迟弱，此肝木克脾土而伤血也，须养脾胃、滋化源为主。彼执用前药，状如翻花瘤而殁。

王氏述：每产后齿龈皆动，逾日乃止，系气血虚而火动也。后复怀妊临月，余付十全大补汤二剂，令产后煎服，其齿不动如故。

祝氏，善怒，舌痛烦热。服降火化痰药，前症益甚，两胁作痛。又服流气饮，肚腹亦胀，经行不止。此肝虚不能藏血，脾虚不能摄血，而前药复伤也。即用加味归脾汤加五味子而愈。

齐氏，患鹤膝风症，肿痛寒热。先用大防风汤二剂，又用八味逍遥散五帖，月余肿痛渐退。惑于速效，另服祛风败毒，虚症蜂起。乃用前方为主，佐以十全大补汤而消。又服大补元煎，月余而愈。

蒋氏，患鹤膝风，虽溃而肿不消，朝寒暮热，饮食不思，经水三四月一至。此属肝脾气血俱虚也。宜用补中益气、加味归脾二汤，各三十余剂，肿渐消而寒热止。又佐以大防风汤，月余而能步履，再月余经行如期。又服六味丸、八珍汤，三月而敛。

按：妇人鹤膝风症，因胎产经行失调，或郁怒亏损肝脾，而为外邪所伤。或先腿脚牵痛，或先肢体筋挛，既而膝渐大，腿渐细，如鹤之形故耳。

某氏，精神恍惚，妄有所见，梦与鬼交，时或昏昧痰热，言语杂乱，诊脉迟数，大小不匀。由于七情亏损，心血神无所获而然。宜服茯神散以安神定志，则正气复而神自安。

某室女，亦患前症，脉来乍大乍小，乍短乍长。按此似属鬼祟之象，当灸鬼哭穴，以患人两手拇指相并，用线紧扎，当合缝处半肉半甲间灼艾灸七壮，若果是邪祟病者，即乞求免灸，云我自去矣。身佩辟瘟丹，亦妙。

按方书云：人禀五行秀气而生，承五脏神气而养。若调理失节，血气虚衰，则鬼邪干其正，隐避而不欲见人，时独言笑，或时悲泣，是其候也。脉息迟伏，或如鸟啄，或绵绵而来，不知度数，面颜不变，亦其候也①。

① 人禀五行……亦其候也：语见《古今医统大全》卷八十二。

妇女杂症诸剂

柴胡清肝饮 治肝胆三焦风热怒火，以致项胸作痛，或头目不清，或耳前后肿痛，或寒热体疼。

柴胡　黄芩　人参　山栀　川芎　连翘　桔梗　甘草

上水煎服。

大防风汤 治阴虚邪袭，腿膝肿痛等证。

防风　附子　熟地黄　牛膝　白术　羌活　人参　川芎　肉桂　黄芪　芍药　杜仲　甘草

水煎服。

神仙秘法 取劳虫，须先择良日，焚香祷祝，令病人面向福德方①服，神效。

青桑枝　杨柳枝　梅枝　桃枝俱向东者，各七茎　葱白七茎　青蒿一握，如无以子代　阿魏一钱　真安息香一钱

上用童便一升半煎一升，入阿魏，再煮数沸，入朱砂半两，小槟榔半两，麝香半钱，五更并天明各进一服，下白虫尚可治，以淡粥补之，用药调理，三五月再服，以除病根。如虫黑，已入肾，不可救矣。

生地黄丸 治师尼寡妇室女乍寒乍热，或项间结核，肝脉弦长而出鱼际。

生地黄二两，酒拌杵膏　秦艽　黄芩　硬柴胡各五钱　赤芍药一两

上为末，入生地，加炼白蜜少许，丸如桐子大，每服三十丸，乌梅煎汤下，日进二服。

茯神散 治妄有所见，言语杂乱，时或昏昧痰热。

---

① 福德方：古时占卜术所谓于本人吉利的方向。

茯神一两，朱砂拌炒　茯苓　人参　石菖蒲各一钱　赤小豆五分

水煎服。

辟瘟丹

虎头骨二两　朱砂　雄黄　雌黄　鬼臼　皂角　芜荑仁　鬼箭羽　藜芦各一两

上为末，炼蜜丸弹子大，囊盛一丸，男左女右，系臂上，及用一丸当病人户前烧之，一切邪鬼不敢近。

小柴胡汤

归脾汤

二陈汤

四物汤俱见伤寒

补中益气汤

五苓散俱见暑证

当归六黄汤见汗证

八珍汤见痢疾

八味逍遥散见经脉

十全大补汤

六味地黄丸

大补元煎

六君子汤

参附汤俱见中风

萆薢汤见遗精

卷六

杂　症[1]

杂证

制军温慎余夫人，面赤多热，时以开水拧布擦脸为快，脉浮弦数。此肝虚血燥，心肺蕴热。经曰：肝热病者左颊先赤，心热病者颜[2]先赤，肺热病者右颊先赤[3]。其喜热水熨面者，缘头面皮肤有风，藉热气以散之也。当进八味逍遥散加白芷、甘菊、淡竹叶、灯心，以养血疏肝，则头面风热自散矣。

皖臬富竹泉，右颈中间连生三核肿，痛处如杯大。余曰：六脉洪数，似成马刀侠瘿疽[4]之象。外证非余所善，速延疡科医治，迟则核破可虞。廉访固求治之，遂令服真人活命饮，外敷金黄如意散，中核肿突破头，用茅草灰方搽之，贴以膏药，其小核以围药铁井栏箍之，并用败毒托补之剂，流出脓血十余碗，两月而安。

口疮

秦，口疮三月，糜烂恶臭，不能吃食。问其每饮茶汤喜热恶冷，嗳出臭味馊腐酸胖[5]，六脉细弱，形困气倦，乃思虑劳

---

① 杂症：此题原缺，据文例补。

② 颜：额。

③ 肝热病者……右颊先赤：语本《素问·刺热》。

④ 马刀侠瘿疽：痈疽的一种，见《灵枢·痈疽》。

⑤ 胖：疑有误。

伤，肝脾郁结，寒水乘心，火不归原，非胃热实火也。即用八味地黄汤引火归原，自可见效。

口舌

巴京卿云：口舌生疮糜烂，久服苦寒之药，并搽黄连散，俱无效。余曰：脉虚迟涩，此劳伤心脾，逼起无根虚火，而非实热也。宜投理阴煎反治之，外用官桂噙咽，自效。

松将军，舌下肿出如舌，胀满痛硬，饮食不进。余云：此为重舌，又谓之子舌，皆因心火上炎，热壅舌根故也。当用砭针刺去其血，用蒲黄、冰片为末，常刷舌上。次早肿略退，能咽唾，惟舌赤而硬，仍以针刺出紫血，即以黄连煎汁，细细呷之，专泻心火，旋服清胃降火之剂，而肿消舌软如常矣。

唐，口舌生疮，满口牙龈肿烂，脉浮洪数。系上焦积热，阳毒炽盛也。外用寒水石、牙硝、硼砂、冰片、黄连、胡黄连、黄柏、青黛为末搽之，内服咸寒苦甘之药，以泻上中二焦实热，使热清火降，则肿消而痛止。

连翘　大黄　甘草　栀子　黄芩　薄荷　生地　黄连　石膏　竹叶

眼目

京卿陈伯恭，视物昏花，翳膜遮睛，痛涩眵泪，诊脉浮数。此肝肺停留风热，风邪所乘，热气上攻，故翳障目涩多泪。宜服八味还睛散，自痊。

白蒺藜　防风　甘草　木贼　山栀仁各七钱　草决明一两　青葙子二钱半　蝉蜕二钱

上炒，为细末，每服二钱，食后麦冬汤调服。

侍御张船山，两目昏暗，眵泪羞明，左关浮大弦数。系肝经风热上攻于目。即用密蒙花散加黄连、黄芩、枳壳，以散风清热而磨翳障。

密蒙花　羌活　白蒺藜　木贼　石决明各一两　甘菊三两　黄连　黄芩　枳壳各五钱

炒，为细末，每服二钱，食后茶清调下。

刺史徐约之，久患目疾，渐至昏如雾露，眼前黑花。余视其瞳子，并无热壅遮隔，惟珠色青蓝，微兼绿色。脉虚弦数，皆由房劳过度，真阴肝肾虚损，水亏血少，阴火上炎，以致神水散大，瞳子无光，《纲目》[1]谓其有翳在黑睛，内遮瞳子而然也。当服石斛夜光丸，滋养肝血而壮肾水。若不戒房帷，加意清心保惜，恐有失明之虞。忆道光五年，余起病[2]进京，晤查君小山，双眸全瞎，嗣一月后见其目明如故，问如何得愈。据述延有河间李姓者，令茹素，居于净室，关闭不通风气，以布缠头，用井水常浇头面，七日后用针在黑珠里面拨刮，问我看见人物否，答以不甚明晰，随又拨刮，越刮越明，亦不甚疼，竟获全明。余面询李君何以神奇如此，伊云得异人指授，相传六代，只能治好目失明，而不能治胎瞎久瞎，亦不会医治目疾。余按龙木禅师[3]论瞳子内障，闻有巧手妙心，能用金针于黑珠内拨去云翳，取效最捷。此虽闻之而实未见其人，乃于查君处竟获见此奇术，惜秘而不传，故笔之，以俟后之贤者留心访

---

① 纲目：指《医学纲目》，明代楼英撰，四十卷，此下所引见该书卷十三。

② 起病：治病。

③ 龙木禅师：即龙树菩萨，印度佛教高僧，约生活于公元2世纪至3世纪间，著有《中论》《大智度论》等。汉地隋唐时期有托其名而成之《龙树论》，唐代白居易《眼病二首》诗即有“案上漫铺龙树论，盒中虚贮决明丸”句。

习焉。

范见田，双目赤肿，隐涩难开，翳膜遮睛，诊左关浮数。系肝经风热，毒气上攻，以致瘀肉赤烂，内外翳障。即用蝉花散，以散风清热。

耳证

胡司马述：两耳重听多年，时聪时沉，每服补药及食辛辣热物，或大便燥结，即耳闭目眩，且耳响如风雨声，时得大便溏泻乃聪。余诊脉浮大滑数，系肝火上干肺胃，痰饮停滞中焦，且目为肝窍，胆脉络于耳，二经火盛，故目眩耳聋。先服当归龙荟丸通平上下三焦之火，兼以行气通窍，使诸经之火渐平，即宜滋阴壮水，或可稍聪。但暴聋多易治，久聋者难为力耳。

韩刺史，两耳常鸣，忽聋闭不通，脉虚弦数。系真阴肾水不足，肝经血虚气逆，虚火上乘，壅塞清道所致。经曰：肝病者，耳无所闻，气逆则耳聋不聪①。所谓浮而聋者，皆在气也②。宜晨服六味地黄丸加归、芍、远志、石菖蒲、活磁石，壮水以制阳光，填阴以镇逆气，暮服四物汤加山栀、柴胡、木香、石菖蒲，以养血清火、疏肝顺气，而闭者自开矣。

鼻病

观察张菊洲来函云：向来鼻流浊涕，每晨起即打喷嚏数十甚至百余，治已渐止，秋气甫动，忽而大发。余复曰：想系肺金虚热，腠理不密，每遭凉受热，邪气袭入皮毛，山根气道阻塞，故有喷嚏，时流浊涕也。大都鼻病无他，非风寒外感，则内火上炎，如外感者，宜服苍耳散以散风热，内热者，当用清

---

① 肝病者……耳聋不聪：语本《素问·脏气法时论》。

② 所谓浮而聋者……在气也：语出《素问·脉解》。

化饮以清阴虚诸火。

瑚都统，鼻流浊涕，臭不堪闻，脉浮数大。此因过饮酒醴，嗜食肥甘热物，火由寒郁，以致湿热上薰，津汁溶溢而下，离经腐败，故作臭，名为鼻渊，又名脑漏是也。宗河间用防风通圣散一两，加薄荷、黄连各二钱，以治之。

戴，鼻流浊涕不止，诊脉浮数。乃风热烁脑，血液下渗而然。经曰：脑渗为涕①。又曰：胆移热于脑，则辛頞鼻渊。鼻渊者，浊涕下而不止也②。宜服苍耳散，使清升浊降，风热散而脑液自固矣。

米云：久得鼻渊，头脑隐痛，眩运不清。服清火散风药，不效。余曰：脉沉细弱，乃营卫不足，精气亏损。鼻渊虽为热证，然流渗既久，即火邪已去而流仍不止，以液道不能扃③固也，故新病者多由于热，久病者非尽为热证。按此非峻补气血不可，即用大补元煎，以速培本元。

吴，鼻生瘜肉，不闻香臭。予曰：鼻为肺窍，气清则鼻通，气热则鼻塞。今脉浮数大，是湿热壅盛，蒸于肺门，故生瘜肉，犹湿地得热而生芝菌也。内宜散风清火，外用枯矾为末，加硇砂少许，吹鼻中，或以绵胭脂裹塞鼻中，数日即能消化。

辛夷　白芷　升麻　细辛　川芎　甘草　木通　黄芩　栀子等分

为末，每服三钱，以清茶调下。

陈，面生酒齇赤鼻，右寸浮数。此好饮过甚，湿热乘肺，薰蒸面鼻，血热风燥之故。内宜清火凉血，外用白矾、硫黄、

---

① 脑渗为涕：语出《素问·解精微论》。

② 胆移热于脑……下而不止也：语本《素问·气厥论》。

③ 扃（jiōng）：关合。

乳香等分为末，棉裹擦之，或用茄汁调敷患处，更妙。

生地　芍药　丹皮　地骨皮　石斛　麦冬　黄芩　炒山栀　茯苓

声喑

广，音哑无声，咳嗽痰喘，脉虚细数。乃阴虚劳怯，精竭而移槁于肺，肺燥久嗽，而为喑也。宜单用燕窝，煨烂食之，或用百合丸。然劳损已成，全在清心保养，带病延年，徒恃药饵，无益耳。

百合　百药煎　甜杏仁去皮尖　诃子　苡仁等分

上为末，鸡子清和丸弹子大，临卧噙化。或用蜜丸亦可。

蔡，右寸浮数而滑，系风寒袭于皮毛，则热郁于内，肺金不清，闭塞喉窍，致为声喑。宜投六安煎加桔梗、苏叶、前胡以散之，外用萝卜捣自然汁，入姜汁少许，时时细饮之，自效。

喉痹

阿，咽痛项肿，延及头面颈项俱肿，烦热作渴，饮水难入，脉浮洪数。此染天行瘟疫之气，邪热壅甚，上攻头项，而为瘟毒喉痹，最凶之候。急用普济消毒饮以清诸经火毒，兼泻阳明之热，服三帖，其头项肿痛尽消。随用清咽降火之剂，乃痊。按瘟毒喉痹，燕都①北方尤多，余每遇斯证，皆用东垣普济消毒饮，无不应手奏效。

咽喉

那，咽喉左边红肿，圆突如珠。余曰：脉浮数大，此为单乳蛾，乃痈疖之类。缘过食热物，烟酒之毒结于喉间，故多至

① 燕都：今北京一带。春秋战国时燕国国都蓟在今北京，因称。

出毒。即宜刺出其血，内服清火败毒之剂，外以加味二连散频吹。遂如法治之而愈。

马，咽喉痛塞，喉咙满片红肿，脉洪滑数。乃系缠喉风证，多不成脓。不必刺血，即服抽薪饮加山豆根、元参、射干，以清热降火，外以玉钥匙吹之。烦热作渴，用雪梨汁及绿豆汤任意食之，其肿自消。

沈，满喉红肿生疮，脉虚细数。此喉癣之疾，皆由阴虚劳损水亏，虚火上炎所致。即服知柏地黄汤，并用牛黄益金散吹敷之，以冀渐痊。

刘，咽喉时痛，口燥舌干，唇焦牙疼，津短烦渴，痰嗽多呛，诊脉虚弦数。乃肾水亏损，真阴失守，虚火上炎，致成阴虚喉痹之疾。即以六味地黄汤加贝母、麦冬、蔡胶、女贞子，壮水以制阳光，而咽喉口舌自清矣。

胡，患喉痹三月，医者用清咽降火之药，不效，反痰多食减，腹泻怕冷，倦怠气怯。余曰：脉弱沉细，系劳伤过度，阳虚气竭，火不归元，则无根之火客于咽喉，乃格阳喉痹，上热下寒也。即投镇阴煎冷服，并用蜜附子含咽，以冀渐痊。

范子舟乃郎，鱼骨刺于喉中，饮食难入。延余视之，曰：用药无益，即强令其饱食，以指探吐，当借饮食之势涌而吐之，使之上出，则如拔刺之捷也。遂如法服食，得吐而愈。古云：诸物哽于喉中，或刺或骨，必有锋芒之逆，所以刺而不下。凡下而逆者，反而之上则顺矣。方书云：若芒刺既深，必欲推下，非惟理势不能，必且迟延，或饮食既消，无可推送，以致渐肿，则为害非浅矣。凡诸骨哽，或以饧糖一大块满口吞而咽之，或用韭菜煮略熟，勿切，吞下一束，即裹而下，亦妙[①]。

齿牙

宗室晋公云：牙齿浮动常疼，发时服散风清火药无效。余询其齿痛而牙床不肿，嚼物则浮突不实，易于摇动，脉虚弦数，此先天禀亏肾虚，牙齿不固，非风火虫病也。宜进六味地黄丸加骨碎补，自效。

张景岳云：种齿之法，古有晨昏叩齿之说，虽亦可行，然而谷谷震动，终非尽善之道。余每因劳因酒，亦尝觉齿有浮突之意，则但轻轻咬实，务令渐咬渐齐，或一二次，或日行三四次，而根自固矣。又凡于小解时，必先咬定牙根而后解，则肾气亦赖以摄，非但固精，亦能坚齿。故余年逾古稀而齿无一损，亦大得此二方之力[②]。

《金丹全书》云：今人漱齿，每以早晨，是倒置也。凡一日饮食之毒积于齿缝，当于夜晚刷洗，则垢积尽去，齿自不坏，故云晨漱不如夜漱，此善于养齿者。今观智者每于饭后必漱，则齿至老坚白不坏，斯存养之功可见矣[③]。

卫，牙床腐烂，右关弦数。此热毒蕴蓄，致成走马牙疳。谓之走马者，言其急也。宜用清胃饮内泻阳明之火，兼以绿豆饮常服之，外用冰白散搽之，并宗丹溪法，日用干北枣烧存性，同枯白矾敷之，自效，迟则防其齿牙脱落难治也。

---

① 诸物……亦妙：语本《景岳全书》卷二十八。此段文字中二“哽”字原皆作“硬”，并据集古阁本改。

② 种齿之法……二方之力：语本《景岳全书》卷二十八。谷谷：象声词，描摹叩齿的声音。

③ 金丹全书云……可见矣：语本《景岳全书》卷二十八。《金丹全书》，《四库全书总目》著录有《百子金丹》十卷，又名《百子金丹全书》，明代郭伟编，或即是此。

屠，牙床肌肉间肿痛糜烂，右关滑数。乃烟酒不节，过食肥甘厚味，以致湿热蓄于肠胃，而上壅于经。宜服加味清胃散以清火邪，并暂戒烟酒甘腻诸物。

查，虫牙疼痛不已，按其病不在经而在牙，皆由肥甘湿热化生牙虫，以致蚀损蛀空，牙败而痛。当服抽薪饮，外用藜芦为末，塞牙孔中，勿令咽汁，有涎吐之。

癫狂

孝廉戴节夫，十三岁时得羊癫疯，已五十年矣，每发时神志昏迷，数日方苏，诊脉虚滑弦数。系先天不足，神气未实，为惊怖所触，以致气逆痰滞，壅闭诸经，故生癫疾。宜先投服蛮煎以行心肝二脏滞气，开心窍，清虚痰，使正旺痰除，继以薛氏紫河车丸峻补先后天二本亏败，待其元气来复。嗣伊母急要见功，令服攻痰克削之剂，不半载而殁。文端公止生孝廉一人，又少亡无后，良可哀也。

初太史，乃郎完娶日，新人进门时忽狂笑不止，甚至眼斜神呆，语言颠倒，是夜未能成婚，按脉洪滑数。此缘新婚妄喜，痰火相凝，格塞心窍，故舌本强而笑不休也。即服涤痰汤以开窍通心、祛痰泻火。后视其脉变弦急，昏迷狂乱，已成癫疾之象，想系前世孽病①，非药力所能治也。

张孝廉说：兄弟性素多疑，因屡试不售，得癫病年余，且不知有男女之道，终日作闹。余曰：心肝二脉弦急，此谋为失志，郁结在心，屈无所伸，怒无所泻使然。宜用苦参为末，蜜丸桐子大，每服三钱，并用苦参、羚羊角煎汤频服，以泻心肝邪热。嗣闻其如法服之，虽癫疾未能全除，而得生数男，亦快

---

① 孽病：因前世恶因而患的疾病，为佛教说法。

事也。

卒中煤毒

何，晚餐后骤然叫唤呻吟，恹恹欲绝，视其头卧炕门，煤火旺极，昏然不知人事，脉洪大滑疾。此食填上脘，先感寒邪，复中煤毒所致。即令移卧凉屋，用甜瓜蒂、赤小豆为末，以酸齑水灌之，少顷吐宿食数碗，人即苏醒，次晨投以藿香正气散而瘥。

阁学翁潭溪，年逾古稀，两手颤动，不能捉笔，食减痰多，诊脉沉迟细。此阳衰气怯，脾寒停痰，且肺主治[①]节，虚则痰滞食少，两手软短而发颤也。宜用补中益气汤加熟附、姜黄、益智仁、石菖蒲益气温中，兼进六君子加桂、附、归、芍，服之颇效。后以此二方加减参合为丸，服至六斤，饮食如常，手亦能握管作书矣。

同里陈肖生，工画，侨寓京师，患臂痛痠麻，两手软短，不能举动。余诊之，曰：左手弦急，右迟细，由于肝血不足，脾湿气虚，风寒之邪乘虚袭臂，邪气相搏，致手软而不为人用也。即投蠲痹汤，以入手臂而祛寒湿。遂服数剂，甚效。更以补中益气汤加桂枝、姜黄、威灵仙、桑枝，兼用十全大补汤调理，两月乃瘥。

侍郎李小松云：心中怏怏动摇，不得安静，无时不作。余曰：左寸浮大而散，此由遇事烦沉，用心太劳，每一经思虑便觉跳动，皆心血不足，似成怔忡之恙。治法当用清镇汤以养心血、调心气，兼清热豁痰，自效。

茯神朱砂拌炒　远志　石菖蒲　枣仁　柏子仁　石莲　当归

---

① 治：原作“肢”，据文义改。

生地　贝母　麦冬　胆星

临川大尹赖虹桥，左寸虚数，两关弦滑。此心血不足，虚火炽甚，则火郁痰生，痰火相搏，而为怔忡之疾。当先用二陈汤加石菖蒲、黄连、山栀、竹沥、姜汁，以清火化痰，继以安养心血之剂，乃痊。

皖藩蒋调元，缘被议后蓦然惊惕，时动虚烦，呕涎，体倦自汗，坐卧不安，诊脉弦滑数。由于心虚胆怯，气郁生涎，外有所触，忧郁恍惚，虚火上冲，故心下筑筑然跳动，而成惊悸之证。即用温胆汤加羚羊角、菖蒲、麦冬，兼以加味归脾汤调理，半月乃安。

黄东坞，未馆选①时，体质素弱，苦志研摩，骤然心胸筑筑振动，恍惚惶惕，无时得安，诊脉大虚数。由于心劳太过耗心血，神志不静，致有惊悸不寐之恙。当投柏子养心丸，间用天王补心丹，并用猪心一个劈开，入朱砂末于内，纸包煨熟，食之。

健忘

抚州太守邱滋畬云：少时记心尚可，近来遇事多忘，且食少不眠，精神短少难支。余曰：脉弱迟细，缘勤政劳心，思虑过度，心血不足，则记前失后，命火元阳不充，故眠食不安，且年已半百，皆气血渐衰所致。宜服归脾汤，间用人参养荣汤。服之甚效，后用十全大补汤并八味地黄丸峻补气血，调摄数月而安。

赣县大尹龙肃斋，常患目疾，嗣多健忘，诊脉虚弦数。乃劳心太过，心肝血虚，精神散越，致遇事善忘也。宜服养心汤，

---

① 馆选：入选翰林院任职。

间用归脾汤，以龙眼肉熬膏为丸，常服而愈。

太息

南昌太守杨星园，被议[1]后忽忽[2]不乐，终日嗟叹。余诊左关弦劲，右脉细涩，由于心脾拂结，肝气失调，故善太息。不宜补剂及闭气之品，当进调息饮加合欢皮、萱草，以蠲忿忘忧，使心脾调和，则五脏自安，神明自畅，而欢乐无忧矣。

苏子　郁金　降真香　橘皮　甘草　砂仁　当归　延胡索　香附　合欢皮　萱草

周二尹，署奉节县事。嘉庆二年夏间，值各帅追剿贼匪至夔府，时有索伦，兵弁拥至奉署，需索夫马过站，不遂，该兵弁非常蹧跶[3]。伊既受其大辱，又怕误差，即行投缳[4]，该家属赴府，禀知前情。予即先往，视其缢于床架，身犹未冷，急令轻轻抱起解绳，切勿割断绳索，安放平坦，手裹衣物，紧塞谷道，不令泄气，提发向上，揉其项痕，捻圆喉管，脚踹两肩，二人将笔管入耳内，不住口吹气，不住手按摩胸前，刺鸡冠血滴口中，以皂角末搐鼻，即得呼吸，眼开苏醒。后用官桂汤及粥饮与食，以润咽喉，竟获救活。渠系短见，自愧难以恋栈，讨解[5]湖北饷差，适该省大获胜仗，经大帅附片[6]保其接济粮饷，竟以知府升用，旋升补夔府。伊虑无子嗣，缺繁[7]又难以展布，仍忧郁而逝。按其缢而得生，复超擢美缺，自系福命之

---

① 议：议处。
② 忽忽：失意貌。
③ 蹧（zāo 遭）跶：即“糟蹋”，作践之义。
④ 缳（huán 环）：绳套。
⑤ 解：押运（银粮等）。
⑥ 片：名帖。
⑦ 缺繁：谓公事繁多。

厚，又不久而殁，种种皆奇，造化弄人，真同黄粱一梦①耳。

杂症诸剂

官桂汤

肉桂　干姜　制半夏　厚朴　陈皮　甘草

真人活命饮　治一切痈疽肿毒初起未消者。

金银花　陈皮　当归　防风　白芷　甘草节　贝母　天花粉　乳香　没药　皂角刺　穿山甲

用好酒煎，毒在上饱服，毒在下饥服，善饮者多饮酒，以行药势。忌酸物铁器，酸性收敛，凡药多忌铁。

加味金黄如意散　治一切疮疡，无名恶毒，及跌扑伤损，火丹天泡，肌肤焮赤，壅肿乳痈，丹毒癣疮等证。

天花粉半斤　川大黄　姜黄　白芷　川黄柏各四两　厚朴　生粉草　陈皮　苍术　天南星各一两六钱　生半夏　黄芩各一两　樟脑　雄黄各五钱

共为细末，收贮勿令泄气，以清茶同蜜少许调药如糊，如半阴半阳恶疮，加烧酒调敷。凡敷疮，只箍四围，中留钱孔，使毒气外出，干则易之。

神效茅草灰方　治一切疮疡肿毒，顽恶诸疮，痈疽发背，疔疮对口。用之未成脓者内消，已成脓者即溃，真止痛消毒提脓之圣药也。此休宁汪家秘不肯传，经胡姓窥知而窃焉。因屡用屡效，百发百中，故录以传之。

茅草灰一钱　真轻粉二钱　真麝香五分　明雄黄一钱五分

共研细末，以磁瓶收贮，勿泄香气。将患处中间以针挑破，搽上此药，外贴膏药，消肿提脓拔毒，自疮起至收口，始终只

---

① 黄粱一梦：典出唐代沈既济《枕中记》。

用此药，无有不效。取灰之法，用屋上陈烂茅草烧灰，乘火未熄盛入竹筒，塞口存性。按屋上败茅草多受雨露霜雪之气，其性寒而解毒，兼能燥湿故也。

秘传围药铁井栏 敷一切恶毒，即收敛消肿，神效。

牛粪灰晒干烧灰，用新磁罐盛之，干处加倍用 铁线草① 草乌 文蛤 白及 白蔹 贝母心 陈小粉②炒极黄色，各等分

上为末，用高醋熬热，调药如糊，敷疮四围，中留钱孔，以出毒气，干则易之。疮势恶甚者，用飞龙夺命丹等药，出汗，无不效。

石斛夜光丸

石斛 人参 生地 熟地 麦冬 天冬 茯苓 防风 草决明 黄连 犀角 羚羊角 炙草 川芎 青葙子 枳壳 牛膝 五味子 山药 白蒺藜 肉苁蓉 杏仁 枸杞子 菟丝子 菊花

蝉花散

蝉蜕 甘菊 谷精草 羌活 白蒺藜 甘草 草决明 栀子 密蒙花 防风 荆芥穗 蔓荆子 木贼 川芎 黄芩

苍耳散

白芷 薄荷 辛夷 苍耳子

为末，葱茶汤调下。

防风通圣散

防风 荆芥 连翘 麻黄 薄荷 川芎 当归 白芍 白术 山栀 大黄 芒硝 黄芩 石膏 桔梗 甘草 滑石

① 铁线草：见《证类本草》卷三十，味微苦，无毒，能疗风，消肿毒。
② 小粉：小麦洗去面筋后澄淀的淀粉。

加生姜、葱白煎。

玉钥匙 治风热喉痹及喉缠风。

月石 牙硝 白僵蚕 冰片

上为细末，每用五分，以竹管吹入喉中，立愈。

牛黄益金散 治虚火炎上伤肺，咽喉生疮破烂。

黄柏为末，用蜜丸，炙数次，以热为度，另研为极细末 白硼砂 白僵蚕净，各钱半 牛黄三分

用蜜调如稀糊，涂敷患处。或丸如龙眼大，含化咽之。按此必加冰片半分方妙。

蜜附子 治隔阳咽闭，吞吐不通，及脏寒闭塞等证

用大附子一枚，去皮脐，切作大片，用蜜涂炙令黄，含口中咽津，甘味尽，再涂蜜炙用，或易之。或用炮附子，以唾津调，涂脚心。一方用肉桂含之。

加味二连散 治口舌生疮糜烂，及咽喉肿痛闭塞，极效方。

生黄连二钱 胡黄连钱半 薄荷叶钱半 冰片五分 生黄柏 儿茶 硼砂 青黛 人中白各一钱

上为细末，磁瓶收贮，勿泄香气，用芦管常吹患处，唾涎即愈。

飞龙夺命丹 治一切疔疮毒疮，出汗则愈，神效。

干蟾酥二钱，乳化 没药 硼砂 寒水石煅 雄黄各二钱 乳香 朱砂 血竭嚼成饼者真 枯矾各一钱 轻粉 冰片各五分 蜈蚣一条，去头，酒浸焙干 蜗牛四十九个，研为膏，或无亦可

各研为细末，取蜗牛、蟾酥研匀，入诸末熟杵，丸绿豆大，朱砂为衣，每服四五丸，嚼葱白一口，吐在手心，将药包葱内，用温酒吞下，须臾汗出，或少吐泻，毒即解。

蠲痹汤 治周痹及手足冷痹，脚腿沉重，或身体烦疼，背

项拘急。

当归　赤芍药煨　黄芪　姜黄　羌活各钱半　甘草五分

水二钟，姜三片，枣二枚，不拘时服。

紫河车丸　治癫痫。

紫河车肥大者，一具　人参　当归二味酌用，为末

上将河车生研烂，入二药捣，丸桐子大，每服五七十丸，日进三服，人乳化下。按此方凡先天不足，后天亏败者，俱可随宜增用药物，照此制服，无不可也。然河车必用酒顿熟方善，虽薛氏之意用其生气，但生者腥腻，恐不利于胃气，且此物既离本体，尚何生气之有？亦不过取其应求之性味，为血气之资而已。矧①人之血气本皆热物之所养成，故饮食之类凡生用熟用，其补泻有甚相远者？岂熟之即无益而生之果无碍耶？余故曰熟之为宜。

服蛮煎　此方性味极轻极清，善入心肝二脏，行滞气，开郁结，通神明，养正除邪，大有奇妙。

生地　麦门冬　芍药　石菖蒲　石斛　川丹皮极香者　茯神各二钱　陈皮一钱　木通　知母各钱半

水钟半煎七分，食远服。

大补元煎

涤痰汤

六君子汤

人参养荣汤

十全大补汤

知柏地黄汤

---

① 矧（shěn 沈）：何况。

六味地黄汤

八味地黄汤

八仙长寿丸俱见中风

归脾汤

理阴煎

二陈汤

四物汤俱见伤寒

普济消毒饮

温胆汤俱见瘟疫

藿香正气散

补中益气汤俱见暑证

抽薪饮见淋浊

养心汤见虚损

镇阴煎

清化饮

天王补心丹

清胃散俱见血症

六安煎见咳嗽

柏子养心丸见遗精

八味逍遥散见经脉

当归龙荟丸见眩运

小儿诸证

嘿风　撮口　脐风

农部柳宜斋云：小儿生才一月，哭不咂乳。余视其眼闭口噤，吮乳不得，此噤风症也。即宗田氏①，用天南星为末，加片脑少许，以指蘸姜汁，擦牙龈，开口后用牛黄，以竹沥调服一匙，随以猪乳滴于口。如法治之，乃愈。

给谏刘藜轩，生女未及一月，忽口噤喘急，声不能出，口吐白沫。予看牙龈有泡，四肢柔直，脐旁青肿，此因剪脐短少，束缚不紧，牵动风入脐中所致。急将口内小泡挑破，去其毒水。用撮风散，僵蚕二枚，蜜调，敷唇口中，又以桑树白汁涂之。余与伊在京同寓，知其乳母肝脾素多郁热，助儿为患，令服八味逍遥散兼治其母，大小安然。

景京卿子，甫及三月，啼不吮乳。幼医皆作胎惊治之，不应。视其眼闭气急，啼声如鸦，舌上如粟，聚唇撮口，乃由胎中受热，兼初生不慎，风邪入脐，流毒于心脾，遂致撮口恶候。别无治法，只用艾灸脐中，或可望痊。灸后次日，形气略苏，口舌和，欲咂乳，令服甘草煎汤，取吐风痰，继用益脾散补之而愈。

阿铨部子，初生十日，面青舌强，不能吮乳。察其齿龈有泡如粟，脐肿腹胀，系断脐之后为水湿风邪所侵，致成脐风。按症无药可疗，惟用艾灸脐中，或有生机。灸后形气稍转，以甘草汤咂之，竟得啼声，吮乳而愈。按景岳先生曰：凡撮口脐风，治法多端，无如灸法②。不用服药便安，亦良法也。

按《婴童百问书》③曰：初生噤风、撮口、脐风，三者一种病也。噤风者，眼闭口噤，啼声不出，舌上聚肉如粟米状，

---

① 田氏：指《田氏保婴集》，一卷，不著撰人名氏，元代杜思敬《济生拔萃方》载其书。

② 凡撮口……无如灸法：语本《景岳全书》卷四十。

③ 婴童百问书：即《婴童百问》，十卷，明代鲁伯嗣著。

吮乳不得，口吐白沫，大小便皆通，自满月至百二十日见此，名曰犯风噤；撮口者，面目黄赤，气息喘急，啼声不出，若口出白沫而四肢冷者，不可救，其或肚胀青筋，吊肠卵疝，内气引痛，皆肠胃郁结不通致之，撮口为[①]恶候，一月内见之尤急；脐风者，断脐之后为水湿风冷所乘，风湿之气入于脐而流于心脾，遂令肚胀脐肿，身体重着，四肢柔直，日夜多啼，不能吮乳，甚则发为风搐。若脐旁青黑，撮口不开，是为内搐，不治，爪甲黑者即死。其或热在胸中，伸引努气，亦令脐肿。《千金》论云：小儿始生，其气尚盛，若有微患，即须下之。若不时下，即成大疾，疾成难疗矣[②]。

又薛氏云：若浴后拭脐不干，风入作疮，令儿撮口，甚者是脾虚也。若频撮口，是气不和也，益黄散主之[③]。

急惊风

玉子，三岁，颊赤唇红，牙关紧急，搐搦反张，壮热痰壅，脉浮洪数。此肝邪风热，热甚则风生，风属肝木，阳盛阴虚，而致急惊风症。宜以利惊丸除其热痰。

周子，周岁，脉浮数大，系肝经有热，外挟风邪，风火相搏，故发热抽搐，目瞤筋挛，牙关紧急，呕吐痰涎。此急惊之候，当用抑肝散加半夏、橘红、薄荷，以解表祛痰。

王女，两周，口噤痰涌，发热抽搐，面青便秘。印堂左腮赤甚，由于心肝二经风热相搏，乃急惊形病俱实之症。即投泻青丸料加炒黄连煎服，颇效，又以小柴胡汤加山栀、钩藤钩

---

① 为：《婴童百问》卷一作“最为”二字。

② 初生……难疗矣：语本《婴童百问》卷一。

③ 若浴后……益黄散主之：语本《证治准绳·幼科》集之一引《小儿药证直诀》。

而安。

唐子，四岁，忽患惊风，按脉浮数洪紧。此内有实热，外挟风邪，心经受热而积惊，肝经生风而发搐。亟用琥珀散疏风清热，服三日，风热顿退。更服四物汤加钩藤钩、羚羊角、归、芍，以养肝血，乃愈。

福，据述小子六岁，前因坐车跌伤足膝，即搐搦颤动，左腮色青，眼斜反张。余曰：左关无脉，乃惊则气散，又兼风热郁滞所致。幼科诸书皆以小儿急惊因闻大声，或惊而发搐，搐止则如故也。宜宗薛氏，先用四君子加升麻、柴胡、钩藤钩。二剂，其脉即至，病亦减。更以四物加柴胡、防风、钩藤钩，生血补肝。

齐子，五岁，忽患惊风，诊脉浮大弦滑。乃肝受风邪，邪气盛而风生热，热生痰，痰热客于心膈间，则风火相搏，故其形症急暴而痰火壮热，致为急惊之侯。即用薛氏抑青丸加胆星、天竺黄、钩藤钩，以治肝热急惊搐搦，风痰壅盛。

慢惊风

观察余鹭门，任刑曹时，李郎七岁，患惊风两月，治俱不应。予视其神困气促，面色淡白，四肢逆冷，吐泻食少，脉迟沉细，此因急惊屡发，屡用攻泻，则脾损阴消，胃弱阳败，而变为慢惊，即幼孩劳怯症也。宜用六君子加熟附、炮姜，以温补脾土而回元阳。遂连服数剂，间用温胃饮、养中煎，日渐见效。后以附子理中汤调理三月，乃痊。

太守邱滋畬孙，四岁，吐泻未止，饮食不纳，复患惊跳搐搦，乍发乍静。视其气怯神倦，昏睡露睛，脉迟细涩，系病后误服药饵，故脾胃损伤，阴中无阳，致成慢惊。亟投四味回阳饮速救阳气，若仍投逐风驱痰[①]之药，反促其危也。

金子，三岁，慢惊月余，医皆不应。察其口鼻气微，昏睡露睛，手足瘛疭，肢体逆冷，脉息迟细，乃脾虚生风无阳之症。《内经》曰为慢脾风，言脾虚受病也。宜用五味异功散加白附子、僵蚕、干姜，温补脾土。

黄女，八岁，停食吐泻，服消导利食之剂，更加咬牙发搐。余曰：面色青白，眉唇抽动，手指逆冷，脉虚迟细，此皆脾胃虚寒，因药致伤，复被肝木所乘，而成慢惊矣。遂用六君子加木香、柴胡、升麻、熟附，三帖顿愈。

阿子，生未两月，患壮热吐哯，身体强直，手足抽掣，目反直视。察其病状，似胎惊风症之象。按薛氏所论，此症多因娠妇忿怒惊恐，调摄乖常，或挟外邪，内伤于胎，盖母有所触，胎必感之，当用猪乳膏拭儿口中，或用惺惺散加漏芦，令母煎服，使药通乳中，儿病自愈矣。如法治之，果效。

夜啼

纪子，三岁，夜啼不安，面青手冷，脉息迟细。此阳虚脾寒，且夜属阴，阴盛则脾脏之寒愈盛，脾为至阴，喜温而恶寒，寒则腹中作痛，故曲腰而啼。《保婴》[②] 等书云夜啼有二，曰脾寒，曰心热也。宜服钩藤饮，可期奏效。

舒子，两周，面白手冷，口鼻气微，至夜则神怯，惊惕啼哭，忽叫忽止。乃阴盛阳虚，心气不足所致，当服秘旨安神丸以安养神气，其惊啼自已。

牛子，四岁，夜啼不止，一见灯火，愈加啼叫。察其面赤

① 痰：原作“疾”，据集古阁本改。

② 保婴：即《保婴撮要》，明代薛己撰，二十卷。

舌燥，口中气热，小便短赤，由于心经受热，心属火，见火则烦热内生，两阳相合，故仰面而啼。宜用导赤散，以导丙丁之火由小水而出也。

唐女，未及周岁，哭不吮乳，脸红唇赤，口舌干燥。系心经蕴热，故至夜则啼叫不安。即用无择灯花散①，灯花二颗，研细末，以灯草煎汤调，涂口中，乳汁送下，日三服。一法用灯花涂乳上，令其吮之，亦妙。

庆子，甫及半周，夜啼吐乳，面白唇青，乃脾胃虚寒，为冷气所乘。按《小儿直诀》云：夜啼者，小儿筋骨血脉未成而多哭，脾脏冷而痛也②。遂用温白丸兼以六君子汤而愈。

发热

熊子，六岁，脉浮紧数，乃外感风寒，邪气在表，故身热无汗，咳嗽多痰，鼻塞流涕也。宜服六安煎加苏叶、前胡、桔梗，以解散祛痰。

茹子，八岁，发热头痛，畏寒拘急，胸膈胀满，嗳气恶食，脉浮紧滑。此风寒外感，饮食内伤，表里兼病而然。即用香苏饮加川芎、白芷、杏仁、枳壳、神曲、半夏，以散外邪而消内壅。

广女，四岁，发热吐泻，胸腹膨胀，脉虚沉滑。由于初断乳时果饵食物杂啖，停蓄中脘，脾虚不能运化，滞于肠胃所致。当用保和丸消而化之，不必攻补也。

和子，十岁，发热数月，服解表升散及寒凉清热之剂，遍

---

① 无择灯花散："无择"即陈无择，著有《三因极一病证方论》十八卷，"灯花散"见该书卷十八。

② 夜啼者……冷而痛也：语本《小儿药证直诀》卷上。

尝无效。余视其面黄体瘦，神气困惫，饮食不纳，脉虚细数，乃脾肾虚损，阴虚发热，即小儿劳损弱症，亦名童子劳是也。即用六味地黄汤，以滋阴壮水。遂服十余剂，热稍退。以原方加女贞子、地骨皮、龟板，甚效。又以生脉散、归芍异功散，间以补中益气汤，热退思食，计服药二百帖，方获收功。

徐子，三岁，发热月余，间日一发，俱作疟治，不应。余曰：脉来虚数，此为潮热似疟而非疟热。按钱仲阳①云：潮热者，时间发热，过时即退，来日依时发热，此欲发惊也②。当用黄龙汤加薄荷、地骨皮、钩藤钩，其热自止。

金子，两周③，身热喘嗽，时哭无泪，烦渴溺少，脉浮数大。乃心经火盛，郁热上灼肺金。宜投泻白散加山栀、木通、黄芩、淡竹叶，以祛心肺之火，则热退嗽止。

章子，五岁，身热呕哕，作渴饮冷，舌焦唇燥，小便短赤，脉大而数。系温邪内陷，热伤肺胃而然。即用玉露散，以辛寒解肌泻热。

京卿查小山三郎，七岁，外感发热，取汗至再而热不退。服清凉滋阴药，不应。更用苦寒推荡，反致饮食不思，气怯神倦，呕恶泄泻。余诊脉浮迟涩，此表里俱虚，气不归元，而阳浮于外，所以再热，非热症也。即用六神散加粳米煎和其胃气，则收阳归内而自凉矣。立方后，伊去人参，加地骨皮、青蒿服之，其热更剧，因复延视。余曰：系表热，去后又发热者，非人参大补元气不可。遂信服原方数剂，热减思食。复加黄芪、

---

① 钱仲阳：即钱乙，宋代医家，字仲阳，祖籍钱塘（今属浙江），后迁东平（今属山东），著有《小儿药证直诀》三卷。

② 潮热者……欲发惊也：语出《小儿药证直诀》卷上。

③ 两周：两岁。

炮姜，肌热全退。又加熟附、归、芍调摄，月余而愈。

亚相李麓坪，当检讨时，令爱十龄，感冒发热咳嗽。服参苏饮而痰盛喘急，腹胀不食。诊右寸浮数无力，关部沉滑，乃脾肺虚而为风邪所袭。宜用六君子加苏叶、桔梗、杏仁。二剂，诸证顿止。继以异功散加麦芽、神曲、归、芍，乃痊。余曰：知先生素精医道，何以不治，反延他人耶？答以家有疾病，从来不肯自医耳。

外感发热弗药可愈

按《景岳全书》云：凡小儿偶然发热者，率由寒热不调，衣被单薄，柔弱肌腠，最易相感，感则热矣。余之治法，不必用药，但于其熟睡之顷，夏以单被，冬以绵被，蒙头松盖，勿壅其鼻，但以得暖为度，使其鼻息出入皆此暖气，少顷则微汗津津，务令上下稍透，则表里通达而热自退。若冬月衣被寒凉，汗不易出，则轻搂着身，赤体相贴，而上覆其面，未有不汗出者。虽寒邪甚者，两三次微汗之，无有不愈。再此法如行于寅卯之际，则汗易出而效尤速①。

齁船

李亚白孝廉云：小子三岁，月前感冒咳嗽，近则乳食不纳，形气萎顿，病势日甚，幼医皆回难治。余视其上气喘急，面唇青色，痰涎黏如胶漆，喉间若拽锯声者，此为齁船。按《经济》论齁证，肺经受风寒，因咳嗽，肺停冷血生痰，致使腑脏有热，

① 凡小儿……而效尤速：语本《景岳全书》卷四十。

睡卧不安，故成齁鮯，咽喉间如拽锯之声①。即用吴子玉方三两服，渐效。

白色信石一字，并下豆粉炮研过用　生南星　枯矾各一钱　鹅管石　硼砂各五分②　绿豆粉　雄黄各一钱五分

上为末，糊丸如萝卜子，临卧冷茶清吞下五丸。

吐泻

朱子，六岁，呕吐泄泻，胸腹胀痛，脉沉迟涩。由于饮食生冷不慎，停滞胃脘，寒湿伤脾，不能运化，所谓胃寒则呕，湿盛则泄，气滞则痛是也。宜用藿香平胃散加茯苓、生姜。

学士吴三尊幼郎，七岁，吐泻腹胀，饮食不纳。服消伐药，不应。余视其面黄肌瘦，肢体清凉，神气疲倦，脉迟细软，此饮食停滞，脾胃虚寒，迟于运化所致。当用六君子加肉豆蔻、煨木香，以温中益气、补土实肠。

道长张船山季女，八岁，暑热多食瓜果，患呕恶吐泻，肚腹作痛，诊脉沉迟细。乃脾气虚弱，生冷寒湿之气伤胃，盖胃伤则呕吐，脾伤则泄泻，脾胃俱伤，则吐泻并作。即用七德丸以温脾调气，则吐泻腹疼自已。

牛女，四岁，盛暑皮肤蒸热，吐泻烦渴，脉浮虚数。乃感冒暑气，盖暑为阳邪，暑必兼湿，暑湿于心则烦，于肺则渴，于脾则吐利。宜用四味香薷饮加赤苓、木瓜、泽泻，以散暑和脾、利湿清热。

武女，九岁，呕吐痰涎，胸膈胀满，脉迟沉滑。系寒湿伤

---

①　按经济……拽锯之声：语本《婴童百问》卷十。按《经济》，未详何书，《婴童百问》明刻本卷十同，人民卫生出版社排印本卷十作“《圣济》”。

②　分：原脱，据集古阁本补。

脾，痰食壅滞中脘，胃虚气逆而然。宜投二陈汤加制厚朴、藿香、砂仁、干姜，温中和胃、健脾豁痰。

田子，五岁，暴患霍乱吐泻，烦渴便赤，寒热交作，脉浮滑大。此感不正时气，饮食失宜，寒湿伤胃使然。即投六和汤，去参、术，加紫苏，调和六气，兼散表邪。

常子，初生半月，吐乳啼叫，手足指冷。察其形色脉症，似属胃弱虚寒之象。即以参姜饮，用人参三分，炙甘草二分，煨姜五分，水煎数沸，不时灌之。初灌半匙仍呕，次日灌之微呕，再日灌之欲呕，此后每服二三匙，渐加至数匙，不呕而愈。

福子，十岁，诊脉洪大滑数，此多食炙煿甘甜之物，滞积胃口，胃火内热，故烦热作渴，时欲饮冷，呕吐不已也。即投泻黄散加黄芩、石斛、麦冬，以清胃热，则呕吐自止。

曹子，初生下吐，按《小儿直诀》云因秽恶下咽故也，用木瓜散主之。凡初生，急须拭去口中恶血，否则啼声一发，秽物咽下，致生诸病。又薛氏按芽儿初生之患，多因乳母不慎七情，不节厚味，传儿为病，当审其因以调治其母，前所用之药，恐脏腑脆嫩，不能胜受，治者审之①。余按此无药可投，只用生姜、甘草各三分，煎汤，绵渍汁，令咂之，生姜止呕吐，甘草又能解胎毒耳。

痢疾

宫詹张耐轩子，四岁，下痢赤白，里急后重，腹痛时作，用香连丸而止。后伤食，痢复发，欲呕少食，用五味异功散加木香三分，黄连、吴茱萸各二分，数剂而痊。

冯鹭庭太史女，五岁，作泻不食。服克伐之剂，变痢，腹

① 芽儿……治者审之：语出《证治准绳·幼科》集之一。

痛后重。用补中益气汤并香连丸，又用木香助胃膏、六君子汤而愈。

永工部子，八岁，食炙煿水果之物，作泻饮冷，诸医不效，肌体消瘦，饮食少思。余宗薛氏，用黄连三钱酒拌炒焦，为末，入人参七钱，粥丸小豆大，每服四五十丸，不拘时白汤下。服讫，渐愈，又用异功散加升麻，服月余而痊。

太史袁岘冈子，六岁，久痢，里急后重，欲去不去，手足指冷。此胃气虚寒下陷也。宜用补中益气汤加木香、补骨脂，倍加升麻、柴胡，乃愈。

刺史沈巡梅幼子，三周，伤乳食，不时呕吐。服消导之药，变痢不止。即用六君子加木香服之，渐减，嗣以七味白术散而愈。

大尹方桐山子，七岁，伤食吐泻，变赤痢，后重腹痛，先用香连丸而愈。又饮食过多，胸腹胀痛，用保和丸，一服痛止，又以异功散加木香而愈。

疟疾

侍郎叶琴柯孙，八岁，先因停食腹痛，服峻厉之剂后患虐，日晡而作。余曰：形体羸弱，脉虚迟细，系脾肺虚寒，元气下陷所致。当以补中益气汤加熟附、煨姜。不信，泛行清热消导，前证益甚，食少泄泻。复延视之，余朝用前药，夕用归芍六君子汤，一月乃痊。

太史施琴泉孙，六岁，患虐三月，服和解之剂，无效。视其虚羸气促，热渴作呕，舌燥唇干，脉弦滑数，由于感受风热暑邪，只用发散而未清热，以致火灼肺胃，热盛于内，故但热而不寒。即用竹叶石膏汤以清肺胃虚热，则炎蒸退而津液生矣。遂服三剂，热退渴解，易以生脉散，数帖乃愈。

给谏刘藜轩女，五岁，疟疾将愈，饮食过多，腹胀发热，大便不通，用消积丸、保和丸、异功散调理脾胃而愈。后饮食果饵不节，寒热吐泻，先用胃苓散，吐泻止，又以异功散加柴胡、升麻，寒热亦退。

太史席子远乃郎，四岁，患疟，兼便血盗汗，年余矣。审乳母素有郁怒，寒热便红，余用加味归脾汤，间用八味逍遥散，儿以归芎异功散加制首乌、五味子，月余母子俱愈。

内翰金载围仲郎，六岁，患疟，每午前先寒后热。服消导之剂，腹胀作呕，四肢浮肿，延绵不止。余用香砂六君子汤加炮姜而呕止肿消，后以补中益气汤，间用归芎异功散，半月乃痊。

疳证

阿子，六岁，询其患惊风后，复潮热作渴，饮食不思，面黄体瘦，肚大溏泻。余视形气脉症，皆因病后脾胃亏损，用药过伤，不能传化饮食，内亡津液，虚火妄动，而成疳症。即用胡黄连丸先止热渴，随服蟾蜍丸，旬日后热退渴止。更以加味异功散调理脾胃，诸症悉除。

长女，五岁，察其体黄瘦削，皮肤干涩而有疮疥，肚大嗜土，发稀不生，脉弱细数。乃脾胃虚损，饮食滞积，而成脾疳。当服四味肥儿丸加干虾蟆，以冀渐瘥。

施子，三周，面黄肌瘦，肚胀泄泻，发热不乳。医皆用大芦荟丸、如圣丸及泻青丸，久而不愈。余按其初病为热疳，过服寒凉峻厉之剂，致脾胃虚损，津液耗伤，久病变为冷疳，钱仲阳云诸疳皆脾胃之病，内亡津液之所作也①。亟投五味异功

① 诸疳……之所作也：语本《小儿药证直诀》卷上。

散加白芍、煨木香，甚效。以原方加熟附、炮姜，大为温补，乃痊。

齐子，四岁，嗜食泥土，困睡泄泻，遍身如疥。此脾经内外疳症，杨氏云疳者干也，在小儿为五疳，在大人为五劳，总以调补胃气为主①。先用四味肥儿丸，后服六君子，乃愈。

章女，八岁，遍身生疮，面色痿黄，腹胀内热，大便不调，饮食少思，倦怠口干。即用大芦荟丸治其肝脾，否则恐成无辜疳②症。

清子，五岁，观其皱眉多啼，呕吐清沫，腹中作痛，肚胀青筋，唇口紫黑，摇头齿痒。此失乳饭蚤③，食肉又太蚤，伤胃停蓄，甜腻化为蛔虫，致成蛔虫之症。即服下虫丸为宜。

吴子，四岁，面色痿黄，眼胞微肿，作渴腹胀，饮食少思，腹中一块，按之移动，小便澄白，大便不实，治久不愈。余曰：系脾疳之患，当用四君子汤加山栀、芜荑，兼服四味肥儿丸，自愈。

史子，三周，面黄颊赤，发热作渴，睡中惊悸。此心经内疳症。即以四君子加炒黑黄连、芎、归为主，佐以秘旨安神丸而痊。

盗汗

甘子，三周，常多盗汗虚汗，面赤唇燥，烦渴便少，音重干咳。由于心经火盛，火旺克金，而见多汗烦热之疾。先用导赤散，后用生脉散，补肺清心而愈。

---

① 此脾经……调补胃气为主：语本《保婴撮要》卷八。

② 无辜疳：古人认为其为疳症的一种。

③ 蚤：通“早”。《广韵·皓韵》：“蚤，古借为早暮字。”

曹女，十一岁，烦热，自汗盗汗，脉洪滑数。系肝脾火盛，内热薰蒸，血热而汗出所致。即用当归六黄汤加麻黄根，以滋阴泻火固表，其汗自收。

祝子，未及两周，睡中盗汗。察其内无火症，又无火脉，乃心气不足之象。宜用人参三五分，煎汤与服。按张景岳云：余之儿辈有于襁褓中多盗汗者，但以人参一钱煎汤，与服，当夜即止。久不服参，必又汗出，再服再止，其效如神。凡养儿者，亦可以此为常法①。

和子，四岁，常多盗汗，脉息虚数。此元气未充，腠理不密，所以极易汗出。故凡饮食过热，或衣被过暖，皆能致汗，在东垣诸公皆曰此是小儿常事，不必治之。然汗出太多，终是心血气分之虚，当用团参散，使阳气外固，则阴液内藏而汗自止矣。

庆子，四岁，盗汗少食，闻药即呕。此胃气损伤所致。当用浮小麦炒，为末，每服少许，以乳调服，兼旬呕止乳进，佐以六君子汤，乃痊。

痞块

那子，七岁，胁间生有痞块，食少体瘦，日渐胀痛。余曰：两关弦滑，皆由口腹无节，见食必啖，食上加食，脾胃化之不及，则胃络所出之道以致渐有留滞，留滞不已，则日以益大而成痞。即用杨氏启脾丸，外用消痞膏贴之，自效。

人参　白术　陈皮　青皮　神曲　麦芽　砂仁　厚朴　干姜各一两　甘草五钱

上炒研为末，炼蜜为丸弹子大，每服一丸，食前细嚼，米

① 余之儿辈……为常法：语本《景岳全书》卷四十一。

饮下。

癫痫

陆子，四岁，发热面青，其眼上窜，手足拳挛，时常抽掣，脉浮弦紧。此气血未充，神气未实，汗出解脱，风邪乘虚伤肝而为风痫。即服消风丸，先散肝风，再用定痫利痰之剂。

杨子，三岁，啼叫不乳，眠睡恍惚不安，气短息数。由于幼小血脉不敛，骨气不聚，为风邪所伤，惊恐所触，其邪在心，故积惊成痫。遂投虎睛丸，先祛心经邪热，更用钱氏蛇黄丸及七宝镇心丸，顿安。

那女，七岁，吐痰困倦，发热神昏，胸腹膨胀，大便不通，脉息弦滑。系食时得惊，停宿结滞，痰食相凝，而成食痫也。即用妙圣丸，先消其积，续以清神汤并断痫丹疗之。

钱子，七岁，发热抽掣，仰卧，面色光泽，脉息浮数。此病在六腑肌肤，为阳痫症也。当投化风丹以凉风化痰，退热定搐。

刘子，四岁，面色黯晦，身体不热，手足微冷，不抽掣啼叫，按脉沉迟细。是为阴痫，病在五脏骨髓，最为难疗之疾。即用代赭石散以治阴阳痫病，继用蝎虎散。或宗薛氏只令其恣饮人乳，亦可。

金女，六岁，眼直目牵，口噤流涎，肚膨发搐，项背反张，终日不醒。按此为痉痓之恙，法在难治，先用星苏散使其苏醒能言，再论进剂。

查子，三岁，秋初暴凉，忽抽搐似痫. 服化痰祛风之药，益甚。余视其面色黄白，搐过则气息淹淹，此元气虚弱所致，当用六君子、补中益气二汤而愈。

按《小儿直诀》云：凡治五痫，皆随脏治之，每脏各有一兽之形，并用五色丸治其[1]病也。发而重者死，病甚者亦死。若反折上窜，其声如犬，症属肝也；若目瞪吐舌，其声如羊，症属心也；若目直腹痛，其声如牛，症属脾也；若惊跳反折手纵，其声如鸡，症属肺也；若肢体如尸，口吐涎沫，其声如猪，症属肾也。又《别录》所载五痫，曰马痫、牛痫、猪痫、羊痫、鸡痫，即今人所谓羊癫猪癫也，此不过因其声之相似，遂立此名[2]。又《千金方》云小儿之痫有三，风痫、惊痫、食痫，及阴痫阳痫之说。夫发痫者，小儿之恶病也，调理之法，惟以风、惊、食三种，阴阳二症，别而治之。盖阳症不可用温，阴症不可用寒，风痫先为之散风，惊痫则为之利惊，食痫则先为之消积，继以定痫等剂主之。总由血滞心窍，邪气在心，积惊成痫，治宜通行心经，调和心血，顺气豁痰，又其要也。再小儿有热有痰，不欲乳哺，眠睡不安，时常惊悸，即发痫之渐，速以紫霜丸导之，时间量与紫霜丸，减其盛气，则无惊风痫瘹[3]之患。若诸痫喑不能言者，用南星调猪胆汁少许，名星苏散，啖之辄效。如钱氏五痫丸并南星散，以菖蒲煎汤调下，甘遂猪心汤以和苏合香丸，皆治痫之要药也，故表而出之。

溺白

赵子，五岁，便如米泔，溺器中少停，尤浑浊。察其形气不足，面黄肌瘦，脉来虚数，乃饮食不节，脾胃虚弱，复兼湿热所致。宜用六君子加炒黄连、泽泻，以补土而利湿热。

盛子，五岁，尿白如泔。服利湿消导药，不应。按汤氏云：

---

① 其：原作“小”，据《小儿药证直诀》卷上改。

② 遂立此名：《景岳全书》卷三十四此下有“可见癫痫无二”。

③ 瘹（diào 吊）：狂病，此指惊痫搐振之病。

小儿尿白者，由乳哺不节，过伤于脾，故使清浊不分，而尿白如米泔也，久则成疳，亦心脾伏热兼而得之①。宜投萆薢分清饮以疏脾土，消食化积，通利小腑。

变蒸

京卿范书度孙，半周，烦热啼哭，吐乳溺少。幼医作惊风治，用化痰定惊、解表清热之药，俱不应。余视其身热微汗，唇舌色红而润，形症尚属温和，此发热名为变蒸，非惊风体热也，勿药自愈。按《全婴方论》② 云：变蒸者，以长气血也。变者上气，蒸者发热也。轻则体热虚惊，耳冷微汗，唇生白泡，三日可愈；重则寒热脉乱，腹痛啼叫，不能乳食，食即吐哯③，五日方愈。古方以黑散子、紫丸子主之。窃谓此证小儿所不免者，虽勿药可也。况前药乃属峻厉，非惟脏腑不能胜，抑反伤气血，慎之。又丹溪云：小儿变蒸，是胎毒散也④。凡遇变蒸，身必发热，或有惊惕，而口中唇舌俱不改色，热或轻重，而精神与常无异，口中气出温和，其与伤寒相似，但耳冷尻冷，上唇中心发泡，状如鱼目珠者是也，数日自愈，切不可妄投药饵。

解颅

杜说：小子四岁，头缝不合，未识能合否？余按《小儿直诀》云：解颅者，生下⑤囟门不合也，长必多愁少笑，目白睛多，面色皖白，肢体消瘦，皆为肾虚⑥。宜依钱氏用地黄丸加

---

① 汤氏云……兼而得之：语本《婴童百问》卷八。
② 全婴方论：儿科专著，南宋郑端友著。
③ 哯（xiàn 陷）：不呕而吐。
④ 小儿变蒸……胎毒散也：语出《丹溪心法》卷五。
⑤ 生下：《小儿药证直诀》卷上作“年大”。
⑥ 解颅者……皆为肾虚：语见《张氏医通》卷十一。

鹿茸，以补其肾，兼补其母，更以软帛紧束儿首，使其易合，外用封囟散敷颅上。

囟陷

恒子，五岁，囟门下陷。按巢氏云：小儿始因脏腑有热，渴饮水浆，致成泻利，久则血气虚弱，不能上充脑髓，故囟陷如坑，不能平满①。此乃胃虚脾弱之极。宜用参苓白术散或调元散急扶元气，外贴以乌附膏。生川乌、附子、雄黄为末，用葱根叶同药杵烂，熬膏，贴陷处。又用狗头骨炙黄为末，鸡子清调，涂囟门。

囟填

唐氏子，患囟填，囟门肿起也。脾主肌肉，乳哺不常，饥饱无度，或寒或热，乘于脾家，致使脏腑不调，其气上冲，为之填胀，囟突而高，如物堆起，毛发短黄，自汗是也。薛氏论囟陷囟填，俱属禀气不足，或五疳久病，元气亏损②者。按此柔软红色，乃热气冲上而肿者，宜服泻青丸，外用封囟散敷之。

齿迟

纪女，四岁，牙齿不生。按巢氏云：禀受肾气不足者，即髓不强，盖骨之所络而为髓③，髓不足，故不能充于齿，所以齿生迟也④。宜用芎黄散，川芎、干地黄、山药、当归、芍药、甘草各等分，研末，白汤调服，或时以药末擦牙龈，齿即生也。

---

① 小儿……不能平满：语本《诸病源候论》卷四十八。

② 囟陷囟填……元气亏损：语见《张氏医通》卷十一。

③ 骨之所络而为髓：《诸病源候论》卷四十八作“齿是骨之所终而为髓之所养也”。

④ 禀受肾气……齿生迟也：语本《诸病源候论》卷四十八。

外取雄鼠去肉，取脊骨为末，擦牙龈上，日三次，冀齿渐生。

语迟

庆子，五岁，不能言。按巢氏云：小儿四五岁不能言，盖人之五脏[①]以心之声为言，所不能言者，由在胎时其母卒有惊怖，内动于儿脏，邪气乘于心，使心气不足，舌本无力而不能言也[②]。宜服钱氏菖蒲丸，以意加减，久服取效。

石菖蒲　丹参　天门冬　赤石脂　人参

为末，蜜丸如麻子大，食后开水下二三丸。《圣济总录》[③]有黄连。

小儿杂证

脾败阳虚

相国蒋砺堂，任赣南道时，长郎六岁，伤风发热，医者见其体弱，不敢解散，只用寒凉清热，延绵月余，病势甚危。余视其面白羸弱，懒言气促，肢体逆冷，食少溏泻，脉息细微，此缘过服寒凉，以伤阳气，故致脾胃虚寒，元气败极。亟用四味回阳饮加白术，速救元阳，迟则恐有虚脱之虞。主家畏参、附，以病重勉服之。服后说胃中嘈辣难过，合家怨服前药，拟用萝卜汁解之。余视脉证如前，其所以难过者，因脏腑娇嫩，不能受姜、附之热辣，然脾得温补即安。少顷果熟睡，醒来觉饿而索粥，次日神苏脉旺。以原方倍加参、附，嗣以附子理中

---

① 五脏：《诸病源候论》卷五十此下有“有五声”。

② 小儿……不能言也：语本《诸病源候论》卷五十。

③ 圣济总录：又名《政和圣济总录》，宋徽宗政和间所编方书，题宋徽宗撰，二百卷。

汤、异功散、六君子汤，逐日增减，调摄而痊。

双乳蛾

农部欧梅龛次女，五岁，烦躁啼哭，气急声哑，乳粥难入，药不沾滴。医皆以惊风难治。余看其唇红颊赤，口舌干燥，咽喉两旁红肿，中间圆突如珠，此火毒结于喉间，致成双乳蛾，非惊风重证也。即用针刺患处，出血甚多。投以雄黄解毒丸，痰涎涌出。又用加味二连散吹之，少顷神苏哭止，且能食乳。复用抽薪饮以清咽降火，末药频吹，更以服蚕煎加桔梗、射干、山豆根，数剂而愈。若作惊风，不用针刺出血，几致不起。

性急阴虚

农部蒋沛畲乃郎，八岁，性情急躁，时觉虚火上浮，体瘦食少，按左脉数急右脉缓滑。乃先后天不足，肝虚血燥，脾湿多痰而然。脉虽急而无恙，盖性急脉亦急也。宜晨服六味地黄丸，以补真阴先天之不足，饭后服资生丸，以滋益元气，保和脾胃，此二方可谓脉证相当，久服自然见效。

自笑不休

文女，八岁，忽自笑不休，神昏失志，诊心肝两部浮弦数滑。乃邪热攻心，则自笑不休，固由心火热甚，亦由肝经风火痰血塞于心窍所致。宜用止笑散加减为丸，以清心疏肝，利窍豁痰。服未两月而痊。

黄连　生地　麦冬　犀角　丹砂　甘草　栀子　石菖蒲　川郁金　茯神　贝母　当归

上炒研为末，加竹沥、姜汁为丸。

颈项生核

蒋女，十岁，项生数核如豆粒，按之则动而微痛，脉数弦滑。系肝胆经风热血燥，过食厚味，延及足阳明胃经，蕴热颈项，结成痰核也。宜投二陈汤加夏枯草、黄芩、连翘、桔梗、牛蒡子、花粉、木香，间服八味逍遥散及归脾汤，俱加贝母、远志，以夏枯草煎汤代茶，外用大红膏醋熬，调敷患处，月余核小而软，后服此丸方，诸核全消。

生地四两　当归　赤芍　元参　茯苓　海藻　贝母　郁金各两半　连翘去心　白蔹各一两　远志去心　橘红各八钱

上为末，用夏枯草八两熬膏，杵为丸桐子大，空心服三钱，以开水送下。

风热

江女，头面皮肤时作瘙痒，眼昏生翳，胸膈膨闷，按脉浮数滑。此血虚风热上攻头目，生冷伤脾，痰停中脘所致。宜服消风散，每服三钱，茶汤送下。

治小儿吞铁物方

夔府刑[①]友桂月村乃郎，五岁，以脚踢铁球口含玩弄，不觉吞入咽腹，其父母号呼求治。余曰别无良法，即宗张景岳治王氏子吞铁钉法，用活磁石二钱，朴硝四钱，并研为末，令以熬熟猪油加蜜，和调药末。遂如法于午间吞之，至夜半忽解下一物，大如龙眼，莹如莼菜，药护其外，拨而视之，则铁球在其中矣。景岳曰：本草所载铁畏朴硝，盖硝非磁石，不能使药附铁，磁石非硝，不能逐铁速出，非油则无以润，非蜜则未必吞，合是四者，则着者着，逐者逐，润者润，同功合力，裹护

① 刑：疑为“邢”。

而出矣。嗣余见蔡葛山相国[①]集中所载治小儿吞铁物方曰：吾校四库书，坐[②]讹字夺俸者数矣。惟一事深得校书力，吾一幼孙，偶吞铁钉，医以朴硝等药攻之，不下，日渐尪弱。后校《苏沈良方》[③]，见有此方，作方试之，果验，乃知杂书亦有益也。方用剥新炭皮，研为末，调粥三碗，与小儿食，其铁自下。依方试之，果炭屑裹铁钉而出。此书世无传本，惟《永乐大典》收其全部。苏沈者，苏东坡、沈存中也，二公皆好讲医药，宋人集其所论为此书云。

小儿诸剂

撮风散

直僵蚕二枚，去嘴略炒

为末蜜调，敷唇口中。

甘草汤 治撮口，取吐风痰。

生甘草一钱

上锉细，煎服，令吐出痰涎，却以猪乳点入口中。

益脾散

茯苓 人参 草果 木香 甘草 陈皮 厚朴 苏子

上等分，姜枣煎服。

利惊丸 治小儿急惊风，痰盛发热潮搐。

青黛 轻粉各一钱 牵牛末半两 天竺黄二钱

上为末，白面糊丸如芡实大，薄荷汤下。

---

① 蔡葛山相国：即蔡新，字次明，号葛山，清代大臣，历任吏、礼、兵、刑、工等部尚书，官至文华殿大学士，并任《四库全书》正总裁。

② 坐：因……而获罪。

③ 苏沈良方：又名《苏沈内翰良方》，宋代沈括曾集《良方》十卷，后人将苏轼《医药杂说》内容与之合编，成《苏沈良方》，今有十卷本。

泻青丸

当归　龙胆草　川芎　防风　大黄　羌活　山栀仁等分

一方加甘草、芍药。上为末，蜜丸，沙糖汤下。

钱氏黄龙汤　治发热不退，或往来寒热。

柴胡　赤芍药　黄芩　甘草

上姜枣水煎。

玉露散　治伤热吐泻。

石膏　寒水石　甘草

上为末，每服五分，白汤调下。

团参散　治心虚血热，自汗盗汗。

人参　当归等分

上为末，用雄猪心一个切三片，每服二钱，以猪心一片煎汤调服。或用水煎服亦可。

钱氏益黄散　治脾土虚寒，寒水反来侮土，而呕吐不食，或腹作痛，或大便不实，手足逆冷等证。

陈皮一两　青皮　诃子肉炮，去皮　炙甘草各半两　丁香二钱

每服四钱，水煎服。

调元散　治小儿变蒸，脾弱不乳，吐乳多啼。

人参　白术　陈皮　厚朴制　香附各一钱　炙甘草　藿香各五分

上每服一二钱，姜枣煎服。

星苏散　治诸风口噤不语。

南星略泡，切

上每服五七分，紫苏五叶，姜四片，水煎，入雄猪胆少许，温服。

消风丸　治风痫，先宜用此药。

胆星　羌活　独活　防风　天麻　人参　荆芥　川芎　细辛

上为末，蜜丸桐子大，每服二丸，薄荷紫苏汤下。

王氏惺惺散

人参　茯苓　木香　天麻　白扁豆　陈皮　全蝎

上为末，每服半钱，姜枣略煎服。

温白散　驱风豁痰定惊。

人参　防风　白附子生用　僵蚕　全蝎各一钱　南星　天麻各二钱

上为末，面糊丸桐子大，每服一丸，姜汤下。

薛氏抑肝散　治肝经虚热发搐，或发热咬牙，或惊悸寒热，或木乘土而呕吐痰涎，腹胀少食，睡不安。

软柴胡　甘草各五分　川芎八分　当归　白术　茯苓　钩藤钩各一钱

上水煎，子母同服。以蜜丸，名抑青丸。

钱氏抑青丸　治肝热急惊搐搦。

羌活　川芎　当归　防风　龙胆草等分

上为末，蜜丸芡实大，每服一二丸，竹叶汤下。此方加大黄、栀子仁，即名泻青丸。

秘旨安神丸　治心血虚而睡中惊悸，或受惊吓而作。

人参　枣仁　茯神　半夏各一钱　当归　芍药　橘红各七分　五味子五粒　炙甘草三分

上为末，姜汁糊丸芡实大，每服一丸，生姜汤下。

钱氏蛇黄丸　治惊痫。

蛇黄三个，火煅醋淬① 郁金七分半 麝香一字，另研

上为末，粳米饭丸桐子大，每服二三丸，煎金银磨刀水化下。

断痫丸 治诸痫痰盛。

皂角盈尺者，三挺，去②皮捶③碎，用水一升浸，取汁滤渣，银器内熬成膏 白矾煅枯研细，一两半 僵蚕 南星湿纸炮熟，一两 朱砂 白附子 麝香一钱 雄黄各半两 乌蛇酒浸，取肉焙，二钱半 赤蜈蚣一条，去头足，酒浸炙

上为末，同水煮半夏糊和皂角膏，为丸桐子大，每服一丸，姜汤调下。

蝎虎散 治惊痫，屡效。

褐色生蝎虎一个，连血研

上入朱砂末并麝香少许，同研，薄荷汤调下，作一服，数年癫痫亦效。盖痫疾皆心血虚滞，生蝎可以官守④其血，继以二陈汤与之。若无生蝎，当取带性雄猪心血代用，入代赭石散中亦效。

代赭石散 治阴阳痫通用。

代赭石煅，醋淬，研为末，水飞过，日干

上为末，每服半钱，以金银煎汤和金银箔调下，连进二服。良久小儿脚胫上自有赤斑，即邪气发出，其病随瘥。若无赤斑，即难治也。

化风丹 凉风化痰，退热定搐。

---

① 淬：原作"碎"，据《小儿药证直诀》卷下改。
② 去：原作"出"，据集古阁本改。
③ 捶：原作"挺"，据《婴童百问》卷二改。
④ 官守：《保婴撮要》卷三作"管守"。

胆南星　羌活　独活　防风　天麻　人参　川芎　荆芥　炙草　全蝎各等分

上为末，蜜丸芡实大，薄荷汤下。一方加辰砂、麝香少许。

大芦荟丸　治小儿肝脾疳积发热，体瘦热渴，大便不调，或瘰疬结核，耳内生疮，牙腮蚀烂，目生云翳等证。

胡黄连　黄连　芦荟　白芜荑　白雷丸破开，老赤者不用　木香　青皮　鹤虱草各一两　麝香一钱，另研

上为末，蒸饼糊丸麻子大，每服一钱，空心白汤送下。立斋曰：内青皮以龙胆草代之，麝香不用，尤效[①]。

蟾蜍丸一名阿蛂丸　治小儿颈项结核，面色痿黄，饮食不甘，腹大发热，名曰无辜疳症，一服虚热退，二服烦渴止，三服泻痢愈。

蟾蜍一二个，夏月沟渠中深土中取腹大不跳不鸣者是，身多傫[②]者佳

上将粪蛆一勺置桶中，以尿浸之，却将蟾蜍跌死，投与蛆食一昼夜，用布袋盛蛆，置急流水中，一宿取出，瓦上焙干，为末，入麝香一字，粳米饭丸麻子大，每服二三十丸，米饮下，其效如神。

胡黄连丸　治热疳。

胡黄连　黄连各五钱　朱砂二钱

上为末，填入猪胆内，以线扎，悬挂铫中，淡浆水煮数沸，取出，研芦荟、麝香各二钱入之，饭和丸麻子大，每服一二十丸，米饮下。

紫霜丸　治惊积及变蒸发热不解，或食痫先寒后热，乳哺

---

① 内青皮……尤效：语见《保婴撮要》卷八。

② 傫（lěi垒）：《保婴撮要》卷八作“癞”。

失节，宿滞不化，腹痞便结。

代赭石　赤石脂各一两　杏仁五十个　巴豆去心膜油用，三十粒

上先将巴豆、杏仁研成膏，入代赭石、赤石脂研匀，汤浸蒸饼丸粟米大，服三五丸，米饮送下。

妙圣丹　治食痫，因惊而停食，吐乳寒热，大便酸臭是也。

代赭石二钱　巴霜三分　朱砂　雄黄　蝎稍各一钱　轻粉　麝香各一匙　杏仁二钱

上为末，枣肉丸梧子大，每服一二丸，木贼煎汤送下。

七宝镇心丸　治惊痫心热。

远志　雄黄　铁粉　琥珀　朱砂各一钱　金银箔二十片　麝香少许

上为末，枣肉丸桐子大，每服一丸，麦冬汤送下。

清神汤　治惊痫。

犀角　远志　白鲜皮　人参　石菖蒲　甘草各一钱

每服一钱，麦冬汤调下。

下虫丸　治疳蛔诸虫。

苦楝根皮　贯众　木香　芜荑　桃仁　槟榔各二钱　鹤虱　轻粉　干虾蟆三钱　使君子五十个

上为末，飞面糊丸麻子大，每服二十丸，天明清肉汁下。内加当归、黄连各二钱半，治脊疳兼疳劳。

封囟散　治小儿脑角骨大，囟门不合。

细辛　桂心各半两　干姜一钱

上为末，乳汁调，涂囟上，干时再涂，面赤为效。

苏合香丸　治传尸骨蒸，诸项劳瘵，顺气化痰，卒暴心痛，鬼魅疟疾，霍乱吐泻，赤白下痢，小儿惊搐。

苏合香油五钱，入安息膏内　安息香一两，另成末，用灰酒半升熬

膏　丁香　青木香　白檀香　沉香　荜拨　香附　米诃子　犀角　朱砂研，水飞，各一两　薰陆香①　片脑研，各五钱　麝香七钱

上为末，用安息香膏入蜜，丸如芡实大，空心沸汤化下一丸，老人四丸。

全蝎五痫丸　治小儿五痫。

赤蜈蚣一条，去头足，酒浸炙　南星二钱半　麝香一字　全蝎　防风　朱砂　远志　白附子　芦荟　延胡索各一钱　全银箔三十片

上为末，入射②，糕糊丸桐子大，每服一丸，菖蒲紫苏汤调下。

泻黄散　浅淡者③补之，黄者脾热。

藿香叶　山栀　石膏　甘草　防风

水煎，每服二钱，不拘时。

菖蒲丸　治小儿心气不足，五六岁不能言。心之声为言，儿稍长合语而迟，由妊娠时其母惊怖，内动于儿脏，邪气乘于心，使心气不足，舌本无力，故令语迟。

石菖蒲　丹参　天冬各一钱　赤石脂三钱　人参半两

上为末，蜜丸麻子大，食后开水下二十丸。《圣济总录》有黄连。

四味肥儿丸　治小儿食积五疳，目生云翳，牙根腐烂，口舌生疮，发热体瘦，肚大筋青，发稀成穗，或白秃疥疮，小便澄白等证。

芜荑　神曲　麦芽　黄连各等分

---

① 薰陆香：乳香之垂滴如乳头者。

② 射：《婴童百问》卷二作“麝”。

③ 浅淡者：指目内色泽浅淡的患者。

上为末，猪胆汁丸黍米大，每服二三十丸，木通煎汤下。

五痫丸一名五色丸　治五痫。

朱砂　真珠①各五钱　雄黄一两　水银二钱半　黑铅三两，用水银结成砂②

上为末，炼蜜丸麻子大，每服三四丸，煎金银薄荷汤下。

虎睛丸

虎睛研细　远志　犀角镑　石菖蒲　大黄酒蒸　麦冬等分　蜣螂③去翅足，二枚

上炒，为末，米糊丸梧子大，每服一二丸，竹叶煎汤或金银薄荷汤下。

六神散

人参　白术炒　山药炒，各五钱　炙甘草二钱　白扁豆炒　茯苓各一两

上为末，每服二三钱，姜枣水煎。

如圣丸　治疳热泄泻。

白芜荑炒　川黄连　胡黄连各二两半　使君子肉一两　麝香五分，另研　干虾蟆五个，酒煮杵膏

上为末，以虾蟆膏杵丸麻子大，每服一二十丸，煎人参汤调下。

雄黄解毒丸　治缠喉急痹。

雄黄一两　郁金一钱　巴豆十四粒，去皮油

面糊为丸，每服五分，津咽下。

大红膏

---

① 真珠：珍珠。

② 砂：原作“妙”，据《婴童百问》卷二改。

③ 蜣螂：“蜣”原作“蝹”，据《婴童百问》卷二改。

南星　银珠①　血竭　硝石　轻粉　乳香　猫头骨　石灰　樟脑

参姜饮　治脾肺胃气虚寒，呕吐，咳嗽气短，小儿吐乳等证。

人参　炙甘草　干姜或煨姜

水煎，徐徐服之。此方或陈皮，或荜拨，或茯苓，皆可酌而佐之。

消痞膏

三棱　蓬术　穿山甲　木别仁　杏仁　水红花子　萝卜子　透骨草晒干　大黄各一两　独头蒜②

上用香油一斤，入前药十味煎，油成以飞丹收之，后下细药。

真阿魏　乳香　没药各一两　麝香三钱

上先下乳、没、阿魏三味，后下麝香，搅匀，待冷倾水中，浸数日，用磁瓶收贮，勿使泄气。用时以白布或坚白纸摊贴，八九日一换，或见大便去脓血，勿以为异，亦有不去脓血而自愈者。若治泻痢，可贴脐腹。忌房事生冷。凡贴癥积痞块，先用荞麦面和作一圈，围住患处四边，其块上放皮硝二三两，盖厚纸，以熨斗熨令热气内达，然后去硝，用膏药贴之。上原方用白花菜同透骨草，另煎膏二两，搅入膏内收用。但白花菜惟西北方间有之，求觅不易，故余用独蒜、萝卜子代之，其功亦不减也。

参苓白术散

---

① 银珠：即银朱，人工所制赤色硫化汞。

② 独头蒜：《景岳全书》卷六十四此后有“用四个”。

人参　白术　茯苓　陈皮　山药　甘草　扁豆　莲肉　砂仁　苡仁　桔梗

共炒，为末，每服三钱，枣汤或米饮调下。

四君子汤

六君子汤

六味地黄汤

四味回阳饮

六味回阳饮

附子理中汤

香砂六君子汤

异功散俱见中风

二陈汤

消风散

归脾汤

小柴胡汤

四物汤俱见伤寒

生脉散见瘟疫

补中益气汤

泻白散

四味香薷饮

六和汤俱见暑证

竹叶石膏汤

养中煎

保和丸俱见呕吐

资生丸见泄泻

藿香平胃散见疟疾

温胃饮

香连丸

八珍汤俱见痢疾

六安煎见咳嗽

萆薢分清饮见遗精

抽薪饮

琥珀散

导赤散俱见淋浊

当归六黄汤见汗症

服蛮煎

加味二连散俱见杂症

八味逍遥散见经脉

香苏饮

钩藤饮俱见胎孕

七德丸见湿证

附

种 痘 法

按婴儿痘症，个个不免，或周岁，或二三岁，以至十数岁，必要出痘。但痘系天花，常因天行时气而出，若本年时气好，出痘保全者多，若本年时气不好，出痘保全者少。尝见一乡之中因痘而殇者，比户皆然，甚是可伤。向来福建、广东、江西地方，迩来大江南北，俱有专门种痘者。每当天时温和，不用时痘壳，恐其究有时毒，专用种痘之壳，取其毒轻而稀少。在头面在上焦之痘壳数粒，以热水润透，研成膏，用绵包裹，男左女右，塞小儿鼻内，谓之水苗，又谓之熟苗，五六七日自然身热出痘。所出之痘，轻者不过十数粒，重者不过一二十粒，痘稀而毒亦轻，万安万稳，婴儿过此一关，则后来抚养易易矣。盖天行之痘必挟病而出，或受风寒，或积饮食，或因惊吓，而所出之痘必重。况天时有美恶，节气有冷热，而所出之痘，全看造化以为轻重。今种痘之法，选择时候可以自主，而婴儿气血平和，又无疾病，况痘种又好，自然所出之痘饱满稀少矣。近日京师王公大人常用种痘之法，因少痘殇之惨，何庶民之家反疑畏而不种痘乎？若婴儿能躲出此证则已，既不能躲，与其听之天时，痘之轻重，其权在天，何如行种痘之法，痘之轻重，其权在人，有识之士，依法行之，则保全婴儿，良不少矣。

人参真伪辨

人参之称神草者，上应摇光①之紫气，下得地土之精灵，乘王气而出也，产非其地，已不足贵，况伪者哉？真人参在乾隆年间价甚昂，今射②利之辈巧伪百出，是以参价骤贱，苟不审择，误病匪浅，因将辨别之法具论之。按《本草纲目》载产人参处，及外国诸山甚多，今国朝人参都产辽东。宁古台③出者光红结实，船厂④出者空松铅塞，俱黄润纤长，有须根，多旁枝，其芦皆细小而纹，并有糙有熟，参大则全身皮糙，有半皮半熟，有质木皮糙，刮之使熟，而其皮不能尽去，仍有薄翳，名为蒙皮。再参芦上生胎一粒，色同糙参，形如花蒂，每春发枝后胎即脱，妇人数患堕胎者，取参胎整服，神效。人参内有一种泡松质大而空松，功虽同参，而力已稍逊。近有将人参做过，以短接长，谓之接货，以小并大，谓之合货。必先用水潮过，原汁已出，且有浆在内，其味易变，功力更逊，然尚系真人参也。至参价所以极贱者，据管参员弁⑤回京说，伊曾询采参夫役等，俱称真野人参山中少出，今市肆所卖皆系秧、种二参。其秧者，将山地垦⑥成熟土，或在大树朽洞腹中，先以粪土肥之，后移参苗栽之，藉人工灌溉催长成枝；其种者，将人

---

① 摇光：星名，北斗七星之第七星。

② 射：谋取。

③ 宁古台：当是“宁古塔”，清代东北重镇，为宁古塔将军治所和驻地，其地在今黑龙江牡丹江一地。

④ 船厂：今吉林省吉林市一带。清顺治时起在今吉林市松花江畔设厂造船并建立水师营，因称。

⑤ 员弁：低级吏员。

⑥ 垦：原作“悬”，据文义改。

参所结之子于十月下种，如种菜法，其力更次于秧。又冬月用大山土少拌砒霜，将种参之子去壳安种，使不至冻坏，常以肥水灌之，年余一子可得钱许。一枝但只长直，干无分支，名曰直梗子，入水煎一次，参渣即烂，嗅之亦无香味，阴亏之证忌用。故参渐伪而价遂贱，自秧、种一出，而山野真参不可多得矣。又云：每年冬季，奉天①将军例交库参，亦系秧、种之参居多，皆山中少出故也。迩来高丽参甚行，其价亦贱，红熟居多，形大而虚轻，皮纹直而粗，芦大，根少旁枝，气味补力胜于洋参。该国每年冬间贡使来京，从者随带数百斤，售于都市，并云真野参严禁不能出镜，今所售者亦皆种参也。又有一种西洋参及东洋参，形似辽东糙人参，使之潮软，用红绸密裹，以弦线缠紧，做成红熟横纹，好者充人参，次者充高丽参，而人参愈伪矣。再江淮间所产土人参，俗名粉沙参，实则荠苨也。奸商往往以沙参、荠苨、桔梗采根造作，通乱人参，而人参更伪矣。夫人参防党参、土人参、洋参、荠苨、沙参、桔梗，形俱相似，当防党参体实有心而味甘，土人参体实有心而味甘淡，洋参虽似糙参而苦寒气薄，煎之不香，荠苨体虚无心而味甜，沙参体虚无心而味淡，桔梗体坚有心而味苦。若真人参，则体实有心而味甘，微带苦，自有余味。近更有薄夫以人参汤浸取汁自啜，晒干复售，谓之汤参，全不任用，此尤不可以不察也。

渭泉氏识

① 奉天：奉天府，清顺治间设于盛京（今沈阳）。

校注后记

《临证医案笔记》，清代吴篪著，成书于清道光十六年（1836），刊行于清道光十七年（1837），全书六卷，分三十七门，各门先列医案，后附所用方药，各方在方名下叙功用主治、组成、制法、服法等。全书载案九百余则，叙方四百余首，间附历代医家有关论述。书后附种痘法、人参真伪辨。

一、关于作者

《临证医案笔记》作者为吴篪，字简菴，号渭泉，江苏如皋人。因年少多病，“取家藏《灵枢》《素问》暨李濒湖《纲目》各书读之，时有心得”（《临证医案笔记·自序》），遂废科举之业，精究医道，能按脉自治，并为人治病。后入仕途，曾任金溪县丞、太和知县等职，官至山东都转盐运使。年至七旬，以足疾告退，整理以往所治病案，成《临证医案笔记》六卷。

二、成书与刊行

《临证医案笔记》吴篪自序题署为“时道光十六年二月雉皋吴篪渭泉氏识于退耕思补之轩”，则其书著成于清道光十六年（1836）。又据其自称归田后“戢影田庐，萧然无事，因思数十年来辛苦备尝，所临之症既多，所拟之方亦众，其有疾已危殆，余投一二剂而若失者，当时用心处□□，方多湮没，缘箧中有《临证医案笔记》数卷，友人力劝行世，乃为一一检出，区别门类，择其得心应手者，类录数则以付梓”语，则其医案为平时临证所记，经整理后刊行，非专意撰写。

《全国中医图书联合目录》《中国中医古籍总目》皆著录

《临证医案笔记》有道光十六年刻本，陕西省中医药研究院图书馆有藏，书前题为“道光十六年丙申刊，树滋堂藏板”，似可定论。惟《临证医案笔记》除吴箎自序外，尚有胡调元所作的序。胡调元序署为“长汀胡调元”，按《长汀县志》，胡调元字仰甫，副贡出身，曾任刑部郎中、皖北兵备道。胡调元在序中称“如皋吴渭泉先生，学探五际，才擅九能，由宰官洊擢至转运使。顾先生于医理甚精，平时对症发药，靡不奏效如神，海内翕然称之。当先生扬历皖江时，调元适守濠州，幸得亲炙其休光，渥邀知奖，燕坐追陪，时承指示，因得稍窥灵兰奥旨，识其按病处方之微意”，显然视吴箎为先辈长者，而以晚辈自居。胡调元称吴箎归田后“课孙余闲，著其生平临证医案，凡六卷。殁后，其哲嗣燮堂邮寄来皖，俾序之以付梓人”，可见《临证医案笔记》在吴箎生前并未刊行。胡调元为《临证医案笔记》作序，署其作序时间为“时龙飞道光岁在强圉作噩”，所谓“强圉作噩”为古时一种纪年法的纪年之名，即丁酉年，亦即道光十七年，可知《临证医案笔记》的刊行时间为道光十七年（1837），而非《全国中医图书联合目录》《中国中医古籍总目》所著录的道光十六年（1836）。至于书前所题“道光十六年丙申刊，树滋堂藏板”，应是藏板处“树滋堂”所加，且误将成书之年当作刊行之年所致。

三、版本及馆藏

《临证医案笔记》现存版本四种，一为清道光十七年（1837）刻本（《全国中医图书联合目录》《中国中医古籍总目》皆著录为清道光十六年丙申刻本），二为1919年上海集古阁石印本，另有清抄本一种及民国上海鸿宝斋书局石印本。

《临证医案笔记》清道光十七年（1837）刻本陕西省中医

药研究院图书馆有藏，六册，半页八行，行二十一字。

四、体例及内容

《临证医案笔记》为医案著作，卷一列中风、伤寒、瘟疫、暑证、湿证黄疸五门，卷二列肿胀、反胃噎膈、脾胃、呕吐、霍乱、疟疾、痢疾、泄泻八门，卷三列头痛、心腹诸痛、胁痛、腰痛、疝气、眩运（眩晕）、脚气、淋浊、遗溺九门，卷四列虚损、血证、汗证、咳嗽、喘促、痰饮、遗精七门，卷五列妇人经脉类、胎孕类、产育类、产后类、乳病类、妇女杂证类六门，卷六列杂证及小儿诸证。

原书各门先列医案，后附“诸剂”。如卷一中风列宗室相国禄迪园、明相国、大司寇姜度香、王兰圃少寇、金筠庄中丞、丘道长、瞿工部、农部陈琴山太翁、温工部、景驾部、海廉访、雷观察、赣州修太守、曹江庐、运同杨米人太翁、大尹顾蕉吟、明府吴瑞峰、甘道长、方西堂方伯、给谏赵芸、尚书茹古香、董小池、相国彭文勤公夫人、大京兆阎墨园太夫人、祝京卿母、太仆卿施铁如夫人、周比部太夫人、观察张尊五太夫人等凡二十八案，后附“中风诸剂”如上中下通用痛风方、二味消风散、四君子汤、大补元煎、参附汤、十全大补汤、六味地黄汤、二阴煎、乌药顺气散、涤痰汤、顺气匀气散、大秦艽汤、六味回阳饮、地黄饮子、右归丸、独活寄生汤、理中汤、三阴煎、四味回阳饮、人参养荣汤、二丹丸、千金地黄汤二十二首，各方在方名下叙功用主治、组成、制法、服法等。

有的医案所用之方则径列于案下，如“丘道长，卒然心神恍惚，不省人事，口不能言，四肢不收，痰涎壅塞……当宗喻嘉言所用竹沥汤，消风清热开痰，其神自安，此方可频服也”，其方列于案下：

竹沥　生葛汁　生姜汁各半酒杯

上三汁和匀，隔汤炖热，陆续温服。

原书所载医案多数记有患者名氏，其间不乏显宦，如卷一治“章桐门相国”案，所谓“章桐门相国”即章煦，为清代大臣，字曜青，号桐门，浙江人，官至兵部尚书、协办大学士、太子太保。

原书部分医案下还加有按语，如卷五“某室女，时发寒热，肝脉弦长而出寸口。当用小柴胡汤加生地、乌梅。治之而愈，既嫁而诸证悉瘥”案，后引《妇人大全良方》以为按语，云：“按《仓公传》与《褚氏论》皆云：师尼寡妇，独阴无阳，欲心萌而不遂，是以恹恹成病，以致乍寒乍热而类疟状，久则为劳。又有精闭白淫，痰逆头风，膈气痞闷，面䵟瘦瘠等证，皆寡妇之病。诊其脉，独肝脉弦，出寸口而上鱼际，皆血盛而致。经云：男子精盛则思室，女人血盛则怀胎。观其精血，思过半矣。”

原书部分医案与前代医书如《儒门事亲》《景岳全书》《医方集解》《证治准绳》等文字叙述略同。

书后附有种痘法、人参真伪辨。

方名索引

四　画

五　画

六画

七　画

八　画

九　画

十　画

十一画

十二画

十三画

十四画

十五画

十六画

十九画

二十三画

总书目

医经

内经博议

内经精要

医经津渡

灵枢提要

素问提要

素灵微蕴

难经直解

内经评文灵枢

内经评文素问

内经素问校证

灵素节要浅注

素问灵枢类纂约注

清儒《内经》校记五种

勿听子俗解八十一难经

黄帝内经素问详注直讲全集

基础理论

运气商

运气易览

医学寻源

医学阶梯

病机纂要

脏腑性鉴

校注病机赋

松菊堂医学溯源

脏腑证治图说人镜经

内经运气病释医学辨正

藏腑图书症治要言合璧

淑景堂改订注释寒热温平药性赋

伤寒金匮

伤寒考

伤寒大白

伤寒分经

伤寒正宗

伤寒寻源

伤寒折衷

伤寒经注

伤寒指归

伤寒指掌

伤寒点精

伤寒选录

伤寒绪论

伤寒源流

伤寒撮要

伤寒缵论

医宗承启

伤寒正医录

伤寒全生集

伤寒论证辨

伤寒论纲目

伤寒论直解

伤寒论类方

伤寒论特解

伤寒论集注（徐赤）

伤寒论集注（熊寿诚）

伤寒微旨论

伤寒溯源集

伤寒启蒙集稿

伤寒尚论辨似

伤寒兼证析义

张卿子伤寒论

金匮要略正义

金匮要略直解

高注金匮要略

伤寒论大方图解

伤寒论辨证广注

伤寒活人指掌图

张仲景金匮要略

伤寒六书纂要辨疑

伤寒六经辨证治法

伤寒类书活人总括

订正仲景伤寒论释义

伤寒活人指掌补注辨疑

诊法

脉微

玉函经

外诊法

舌鉴辨正

医学辑要

脉义简摩

脉诀汇辨

脉学辑要

脉经直指

脉理正义

脉理存真

脉理宗经

脉镜须知

察病指南

四诊脉鉴大全

删注脉诀规正

图注脉诀辨真

脉诀刊误集解

重订诊家直诀

人元脉影归指图说

脉诀指掌病式图说

脉学注释汇参证治

紫虚崔真人脉诀秘旨

针灸推拿

针灸全生

针灸逢源

备急灸法

神灸经纶

推拿广意

传悟灵济录

小儿推拿秘诀

太乙神针心法

针灸素难要旨

杨敬斋针灸全书

本　　草

药征
药鉴
药镜
本草汇
本草便
法古录
食品集
上医本草
山居本草
长沙药解
本经经释
本经疏证
本草分经
本草正义
本草汇笺
本草汇纂
本草发明
本草发挥
本草约言
本草求原
本草明览
本草详节
本草洞诠
本草真诠
本草通玄
本草集要
本草辑要
本草纂要
识病捷法
药征续编
药性提要
药性纂要
药品化义
药理近考
炮炙全书
食物本草
见心斋药录
分类草药性
本经序疏要
本经续疏证
本草经解要
分部本草妙用
本草二十四品
本草经疏辑要
本草乘雅半偈
生草药性备要
芷园臆草题药
明刻食鉴本草
类经证治本草
神农本草经赞
艺林汇考饮食篇
本草纲目易知录
汤液本草经雅正
神农本草经会通
神农本草经校注
分类主治药性主治
新刊药性要略大全

鼎刻京板太医院校正分类青囊药性赋

方　书

医便

卫生编

袖珍方

内外验方

仁术便览

古方汇精

圣济总录

众妙仙方

李氏医鉴

医方丛话

医方约说

医方便览

乾坤生意

悬袖便方

救急易方

程氏释方

集古良方

摄生总论

辨症良方

卫生家宝方

寿世简便集

医方大成论

医方考绳愆

鸡峰普济方

饲鹤亭集方

临证经验方

思济堂方书

济世碎金方

揣摩有得集

亟斋急应奇方

乾坤生意秘韫

简易普济良方

名方类证医书大全

南北经验医方大成

新刊京本活人心法

临证综合

医级

医悟

丹台玉案

玉机辨症

古今医诗

本草权度

弄丸心法

医林绳墨

医学碎金

医学粹精

医宗备要

医宗宝镜

医宗撮精

医经小学

医垒元戎

医家四要

证治要义

松厓医径

济众新编

扁鹊心书

素仙简要

慎斋遗书

丹溪心法附余

方氏脉症正宗

世医通变要法

医林绳墨大全

医林纂要探源

普济内外全书

医方一盘珠全集

医林口谱六法秘书

温　　病

伤暑论

温证指归

瘟疫发源

医寄伏阴论

温热论笺正

温热病指南集

瘟疫条辨摘要

内　　科

医镜

内科摘录

证因通考

解围元薮

燥气总论

医法征验录

医略十三篇

琅嬛青囊要

医林类证集要

林氏活人录汇编

罗太无口授三法

芷园素社痎疟论疏

女　　科

广生编

仁寿镜

树蕙编

女科指掌

女科撮要

广嗣全诀

广嗣要语

广嗣须知

宁坤秘籍

孕育玄机

妇科玉尺

妇科百辨

妇科良方

妇科备考

妇科宝案

妇科指归

求嗣指源

茅氏女科

坤元是保

坤中之要

祈嗣真诠

种子心法

济阴近编

济阴宝筏

秘传女科

秘珍济阴

女科万金方

彤园妇人科

女科百效全书

叶氏女科证治

妇科秘兰全书

宋氏女科撮要

节斋公胎产医案

秘传内府经验女科

儿　　科

婴儿论

幼科折衷

幼科指归

全幼心鉴

保婴全方

保婴撮要

活幼口议

活幼心书

小儿病源方论

幻科百效全书

幼科医学指南

活幼心法大全

补要袖珍小儿方论

外　　科

大河外科

外科真诠

枕藏外科

外科明隐集

外科集验方

外证医案汇编

外科百效全书

外科活人定本

外科秘授著要

疮疡经验全书

外科心法真验指掌

片石居疡科治法辑要

伤　　科

正骨范

伤科方书

接骨全书

跌打大全

全身骨图考正

眼　　科

目经大成

目科捷径

眼科启明

眼科要旨

眼科阐微

眼科集成

眼科纂要

银海指南

明目神验方

银海精微补

医理折衷目科

证治准绳眼科

鸿飞集论眼科

眼科开光易简秘本

眼科正宗原机启微

咽喉口齿

咽喉论

咽喉秘集

喉科心法

喉科杓指

喉科枕秘

喉科秘钥

咽喉经验秘传

养　　生

易筋经

山居四要

寿世新编

厚生训纂

修龄要指

香奁润色

养生四要

养生类纂

神仙服饵

尊生要旨

黄庭内景五脏六腑补泻图

医案医话医论

纪恩录

胃气论

北行日记

李翁医记

两都医案

医案梦记

医源经旨

沈氏医案

易氏医按

高氏医案

温氏医案

鲁峰医案

赖氏脉案

瞻山医案

旧德堂医案

医论三十篇

医学穷源集

吴门治验录

沈芊绿医案

诊余举隅录

得心集医案

程原仲医案

心太平轩医案

东皋草堂医案

冰壑老人医案

芷园臆草存案

陆氏三世医验

罗谦甫治验案

周慎斋医案稿

临证医案笔记

丁授堂先生医案

张梦庐先生医案

养性轩临证医案

养新堂医论读本

祝茹穹先生医印

谦益斋外科医案

太医局诸科程文格

古今医家经论汇编

莲斋医意立斋案疏

医　　史

医学读书志

医学读书附志

综　　合

元汇医镜

平法寓言

寿芝医略

寿身小补

杏苑生春

医林正印

医法青篇

医学五则

医学汇函

医学集成

医学辨害

医经允中

医钞类编

证治合参

宝命真诠

活人心法

家藏蒙筌

心印绀珠经

雪潭居医约

嵩厓尊生书

医书汇参辑成

罗氏会约医镜

罗浩医书二种

景岳全书发挥

新刊医学集成

胡文焕医书三种

铁如意轩医书四种

脉药联珠药性食物考

汉阳叶舟丛刻医集二种